D1370926

Für unsere Familien

Wir bedanken uns ganz herzlich bei allen
mitwirkenden zwei- und vierbeinigen Prominenten dafür,
dass sie uns spontan ihre Zeit, Geduld und
Aufmerksamkeit zur Verfügung gestellt haben.
Ohne sie wären die folgenden Seiten niemals zustande gekommen!

Ein Teil des Verkaufserlöses kommt dem Tierschutz zu Gute!

Tiere und ihre prominenten Besitzer

very important animals

Maggie Entenfellner • Katharina Schober • Stefan Weinberger

UEBERREUTER

ISBN 3-8000-7233-5
ISBN 978-3-8000-7233-0
Alle Urheberrechte, insbesondere das Recht der Vervielfältigung, Verbreitung und öffentlichen Wiedergabe in jeder Form, einschließlich einer Verwertung in elektronischen Medien, der reprografischen Vervielfältigung, einer digitalen Verbreitung und der Aufnahme in Datenbanken, ausdrücklich vorbehalten.
Covergestaltung: Kurt Hamtil / Verlagsbüro Wien
Coverfoto: Katharina Schober
Copyright © 2006 by Verlag Carl Ueberreuter, Wien
Druck: Ueberreuter Print & Digimedia
7 6 5 4 3 2 1

Uberreuter im Internet: www.ueberreuter.at

Inhalt

Geburtsdatum:	Molly 1991, Elvis und Rosi 1996
Herkunft:	Molly aus Italien, Elvis und Rosi sind die Kinder von Molly
Wohnort:	Wien 19
Hobbys:	schwimmen
Special Skills:	Molly konnte in jungen Jahren tauchen
Besonderes Kennzeichen:	Elvis hat eine Haartolle, alle drei sind unglaublich freundlich
Reisen/Urlaub:	immer mit dabei

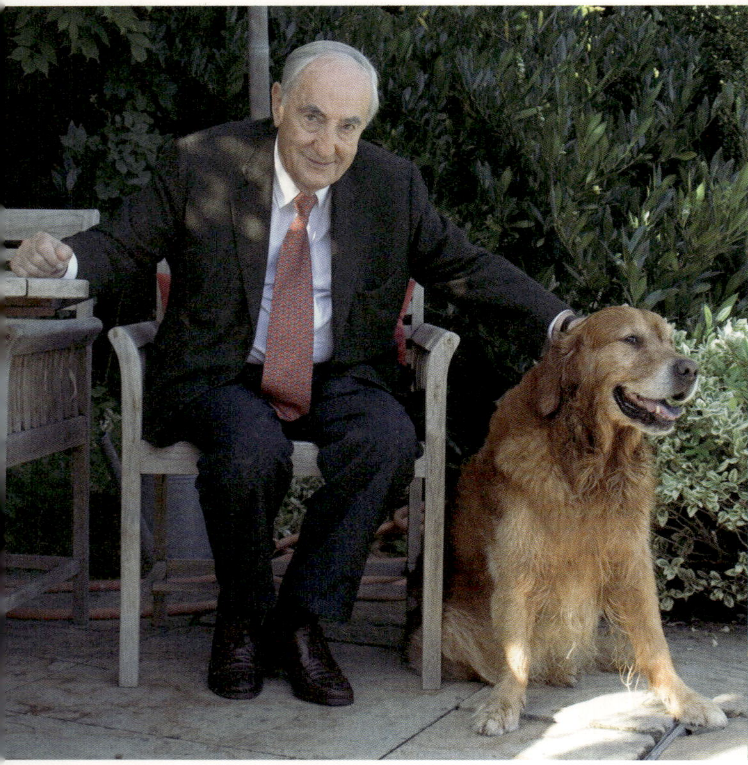

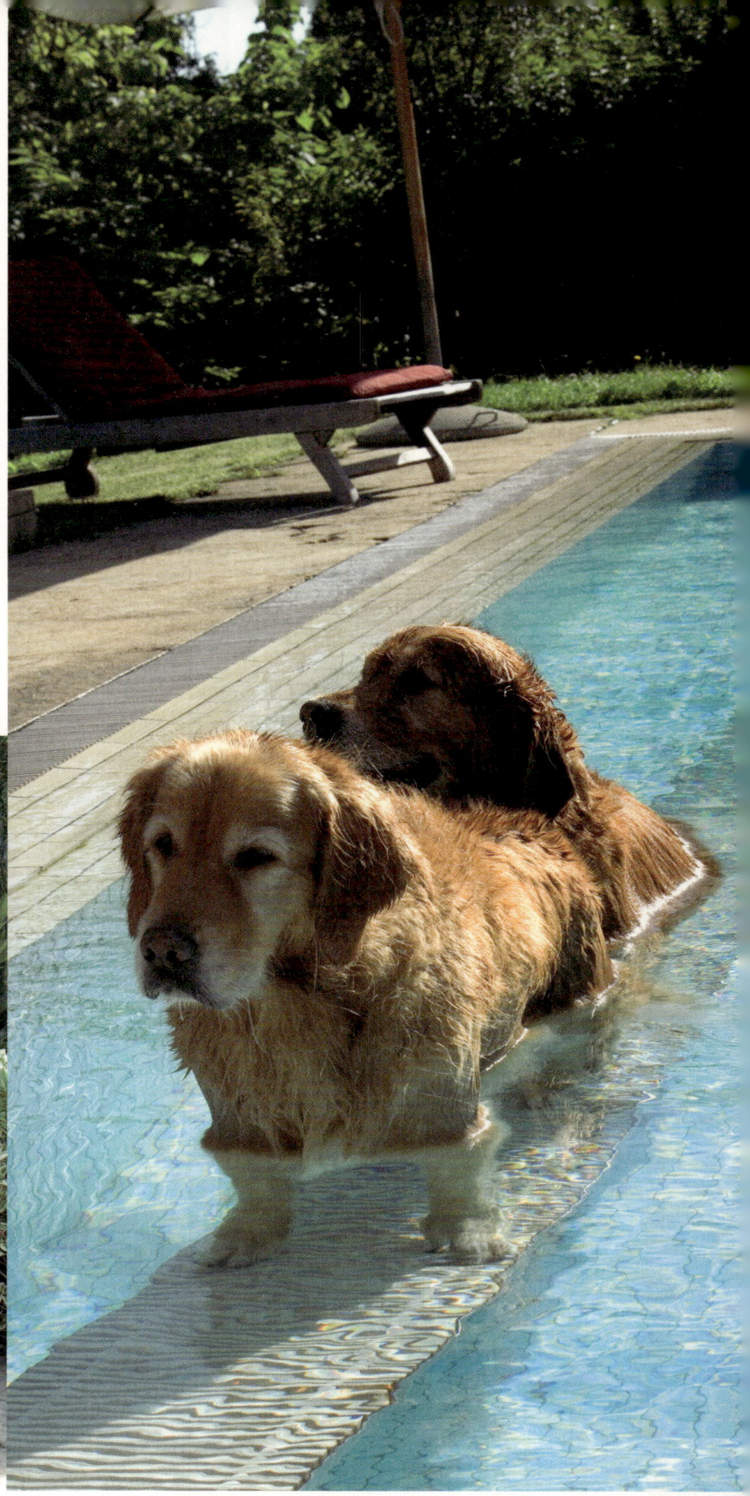

Das Leben der drei Dichand-Hunde gleicht einem ständigen Wellnessurlaub. Jeder Tag beginnt mit einem Spaziergang, gefolgt von einem erfrischenden Bad im Pool. Für Molly, Elvis und Rosi wurde dort eigens eine Rampe angebracht, sodass die Vierbeiner jederzeit bequem ein und aussteigen können, wobei es schon mal zu einem kleinen Stau kommen kann. Dass „Krone"-Herausgeber Hans Dichand Tiere liebt, ist keine Neuigkeit, vom ersten Tag an hatten Vierbeiner einen fixen Platz in der erfolgreichsten Tageszeitung Österreichs. Der legendäre Ausspruch Hans Dichands: „Ehe ich Macht ausübe, gehe ich lieber nach Hause und streichle meinen Hund" dokumentiert den Stellenwert seiner vierbeinigen Lieblinge am besten. Um die Gunst von Hundedame Molly, die Tochter Johanna geschenkt bekommen hatte, buhlten zahlreiche Rüden aus der Döblinger Nachbarschaft. Acht Welpen waren das Ergebnis – Elvis und Rosi blieben bei ihrer Mutter, alle anderen wurden in liebevolle Hände vergeben. Zweifellos führen die drei ein einzigartiges Hundeleben; ob sie ihrem Herrl täglich die „Krone" ans Bett bringen, wissen wir allerdings nicht.

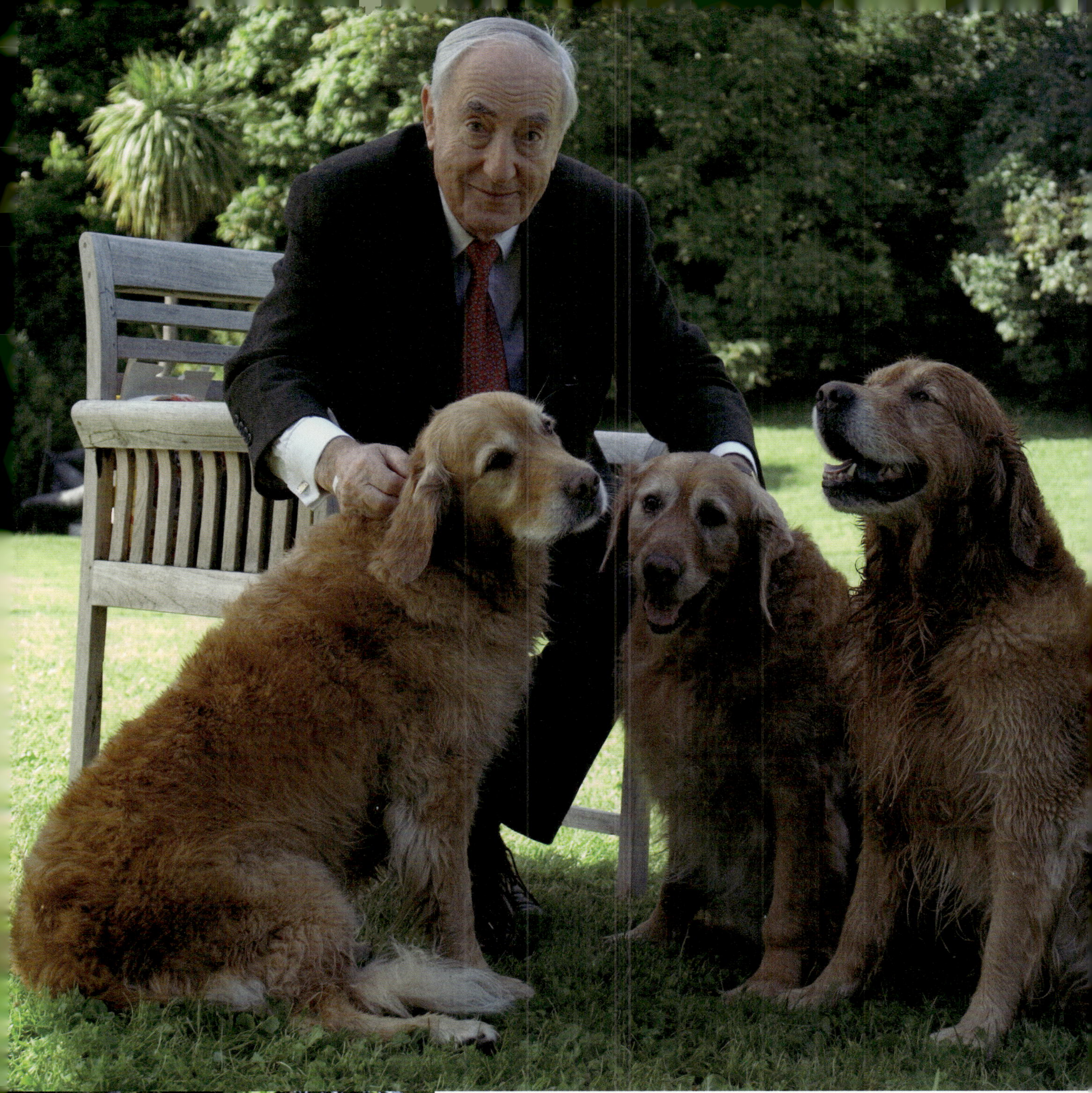

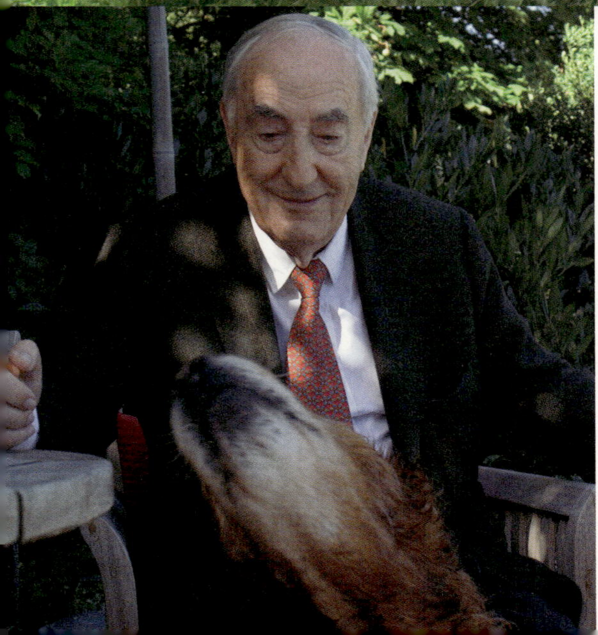

Molly, Elvis & Rosi

Golden Retriever

Familie Hans Dichand

Geburtsdatum: August 2005
Familienstand: ledig, keine Nachkommen
Herkunft: Bauernhof (NÖ)
Wohnort: 1130 Wien
Hobbys: spielen
Special Skills: verdammt cool sein
Besondere Vorlieben: schlafen und schmusen
Besondere Abneigung: große Hunde
Besonderes Kennzeichen: „extrem gut aussehend"
Reisen/Urlaub: Oberösterreich

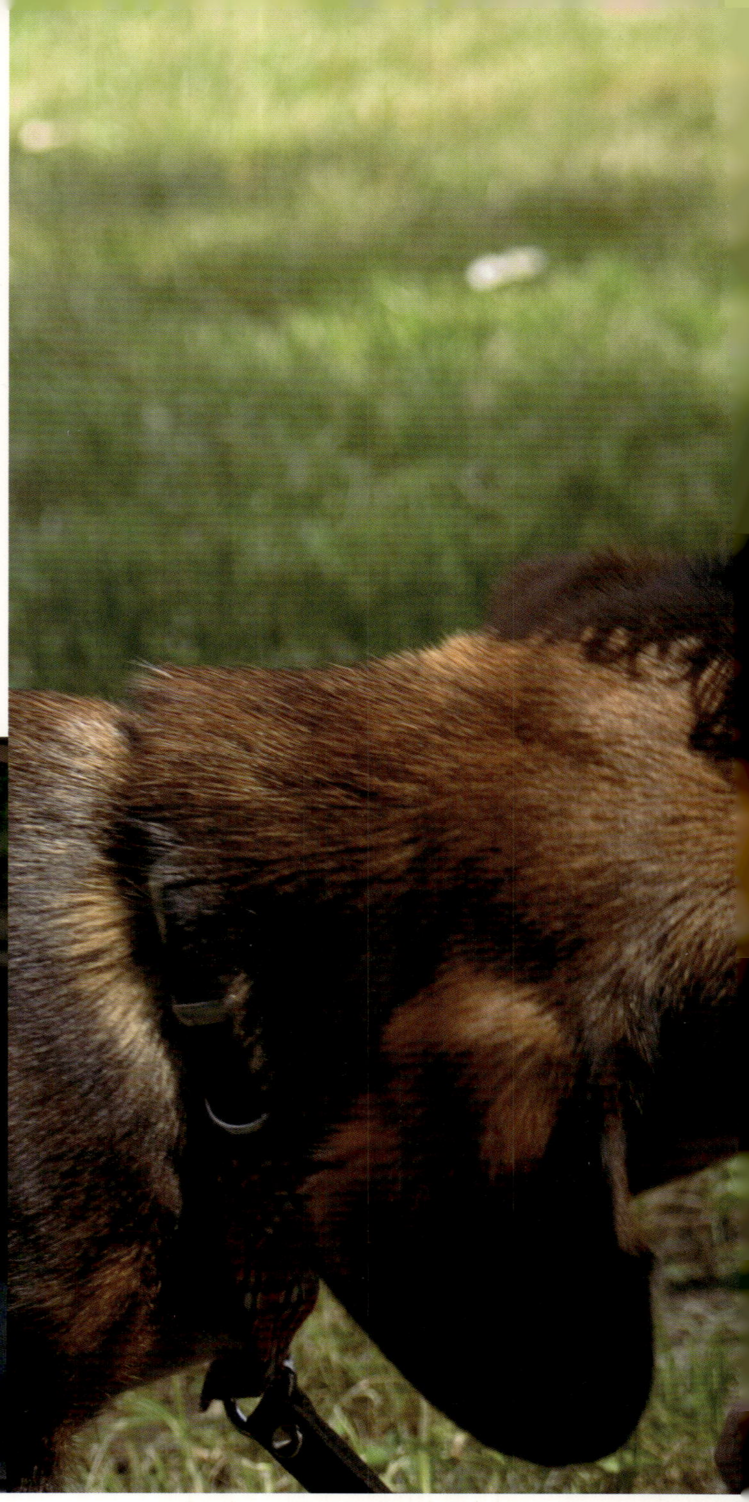

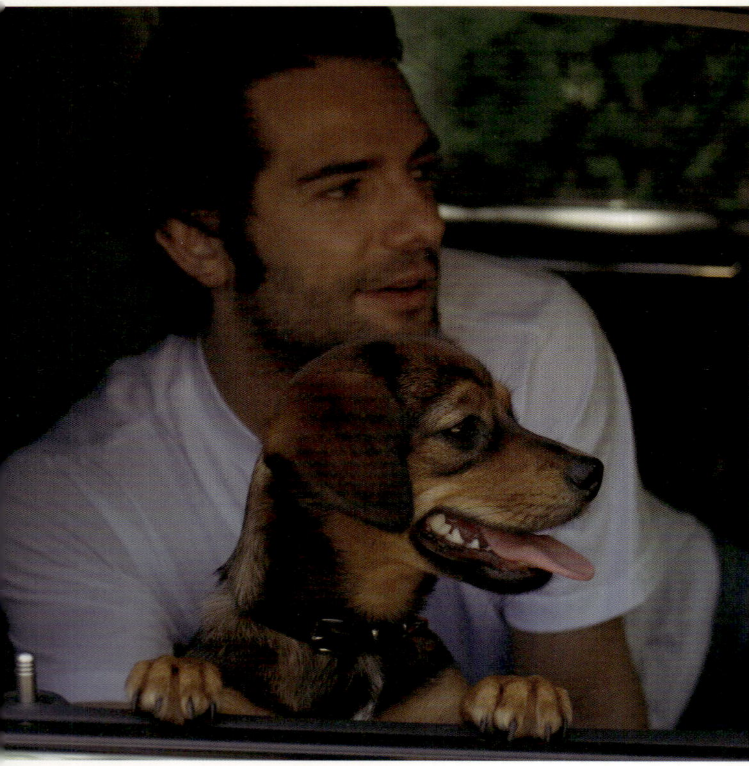

Dackel-Mops-Mischung Wilma wurde von Manuel Ortega und seiner Freundin mit dem Flascherl großgezogen. „Wir bekamen sie im Alter von sechs Wochen", ist der Dancing Star heute noch verzückt, „seitdem sind wir vollkommen vernarrt in die kleine Dame!" Das Leben des „Dauerbabys" ist das eines jungen Hundes wie es im Buche steht: „Wilma hat alle Rechte und keinerlei Pflichten", verficht er sein Hundeverwöhnprogramm, „sie wird rund um die Uhr verhätschelt und liebkost." Ein Leben ohne Hund ist für Ortega „mittlerweile völlig unvorstellbar". Ganz normal in einer so innigen Beziehung ist, dass man sich ab und an ein Keksi teilt. Nur eines darf der Ortegasche Hund nicht sein: „Zu groß", lacht er, „allein schon wegen meines Berufs. Wilma hat die optimale Größe, ich kann sie einfach überall hin mitnehmen!" Und wie es sich für eine kleine Hunde-Prinzessin gehört, fährt Wilma regelmäßig auf Erholungsurlaub zu Manuels Eltern nach Oberösterreich. Und fast haben wir es geahnt: Auch dort ist sie der absolute Star.

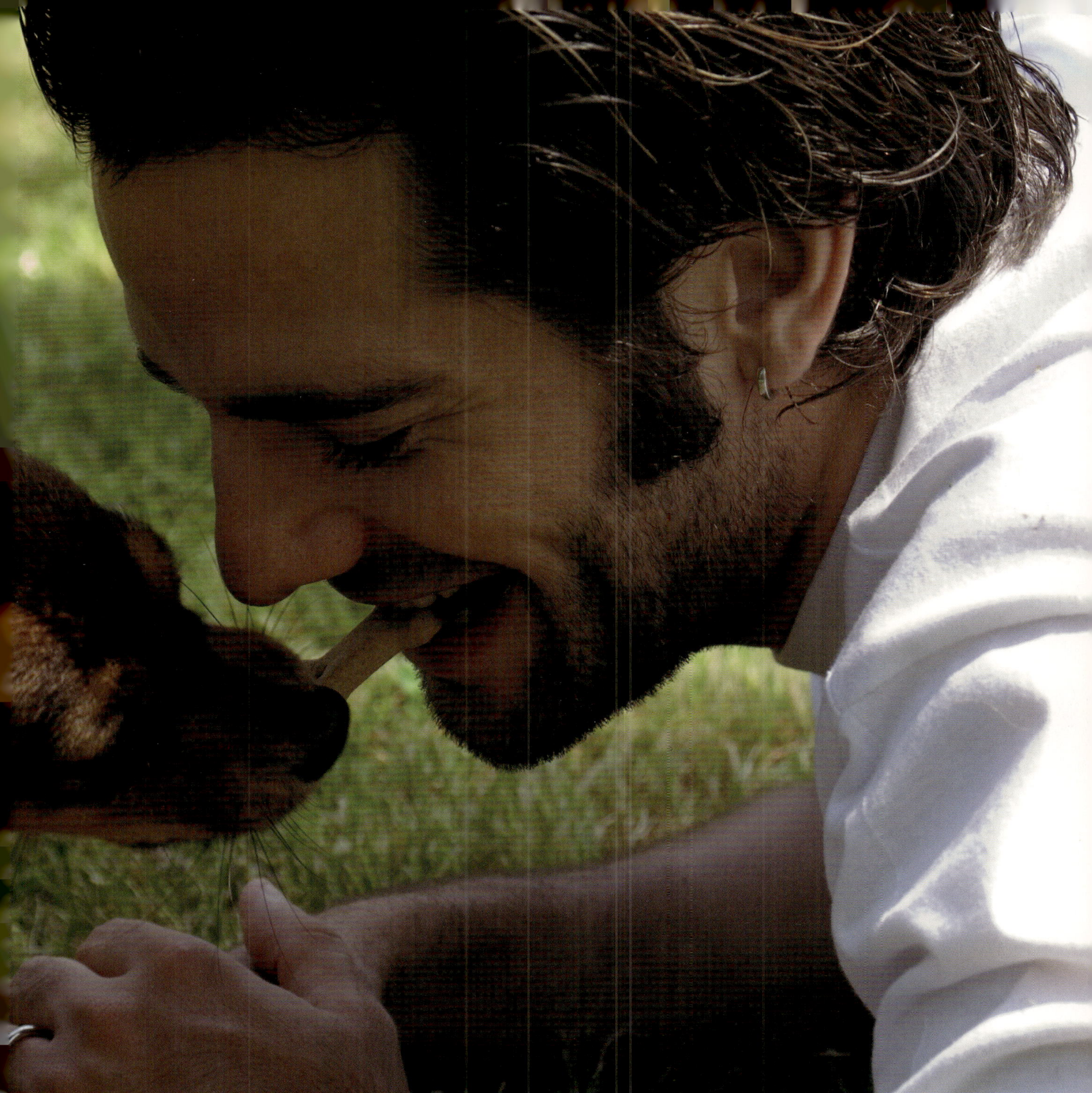

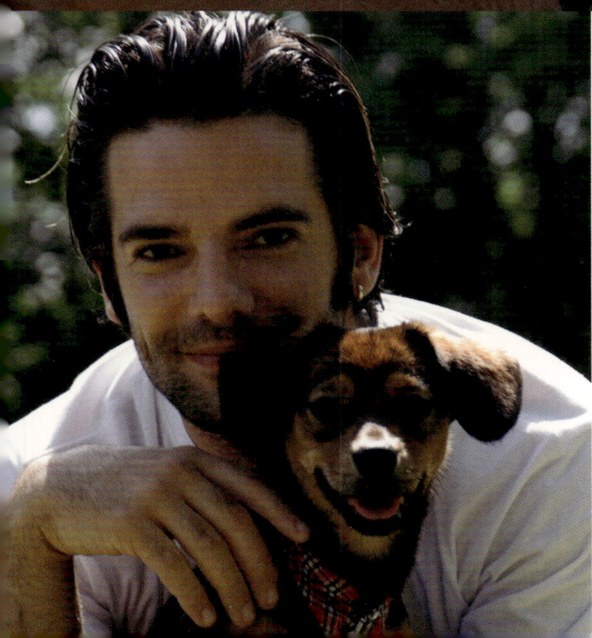

Wilma Dackel-Mops-Mix

Manuel Ortega

Geburtsdatum:	Bruno 2001, Max 2004
Familienstand:	ledig, keine Nachkommen
Herkunft:	Kärnten
Wohnort:	Perchtoldsdorf
Mitbewohner:	Katze Kitty
Hobbys:	beide schwimmen gerne, Bruno ärgert die Katze, Max liebt Drecklacken
Special Skills:	Bruno „rettet" alle Schwimmer, Max rülpst und gibt Pfote
Besondere Vorlieben:	Bruno geht gerne frühmorgens spazieren, Max liebt Fernsehsendungen mit Hunden
Besondere Abneigung:	Bruno mag keine anderen schwarzen Hunde
Besonderes Kennzeichen:	Bruno ist familienfixiert, Max ein bißchen versnobt
Reisen/Urlaub:	beide sind bei Reisen mit dem Auto immer dabei

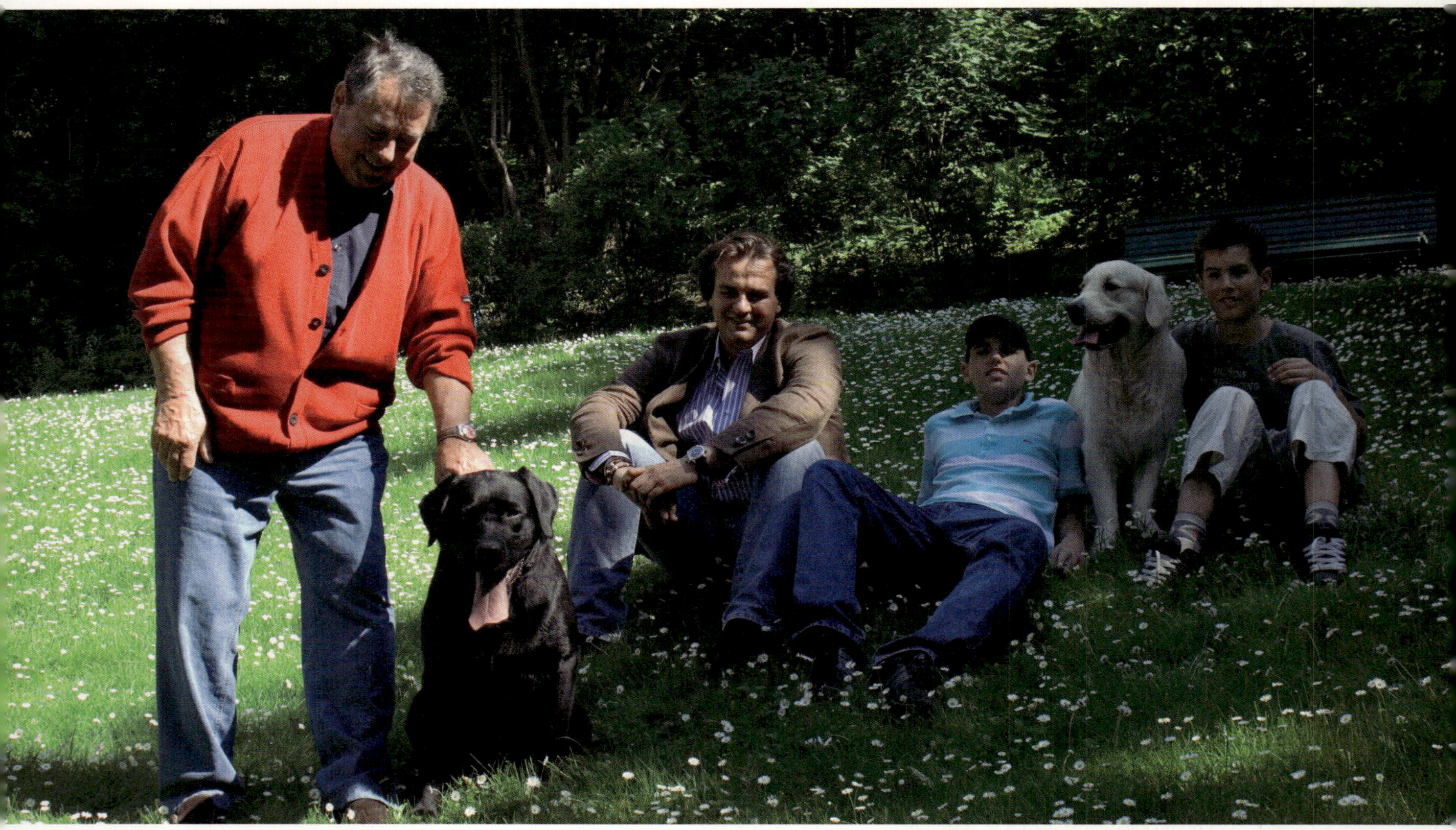

Die Industriellenfamilien Kapsch senior und junior wohnen sozusagen Garten an Garten in Niederösterreich. Genau so unkompliziert und freundlich wie die gesamte Familie sind auch deren Hunde. Schwanzwedelnd wird jeder Besucher von Bruno und Max begrüßt – „aber natürlich nur, wenn wir dabei sind, denn wenn sie allein im Haus sind, dann schaut die Sache natürlich ganz anders aus", erzählt Hundefan Willi Kapsch. Bellende Vierbeiner waren immer fixer Bestandteil der Familie. Auch Sebastian und Oliver, die beiden Söhne von Wilhelm Thomas und Andrea, können sich ein Leben ohne ihre treuen Spielgefährten gar nicht mehr vorstellen. Selbst die Urlaube werden auf die Vierbeiner abgestimmt. Fahren die Senioren weg, dann ist Bruno selbstverständlich bei den Junioren perfekt untergebracht und umgekehrt. „Die beiden sind auch die besten Freunde und haben jede Menge Spaß miteinander." Am Wörthersee ist vor allem Bruno vielen ein Begriff. Denn der Labrador ist davon beseelt, jeden Schwimmer sofort zu retten – egal ob dieser es will oder nicht. Alles in allem der Hundehimmel auf Erden.

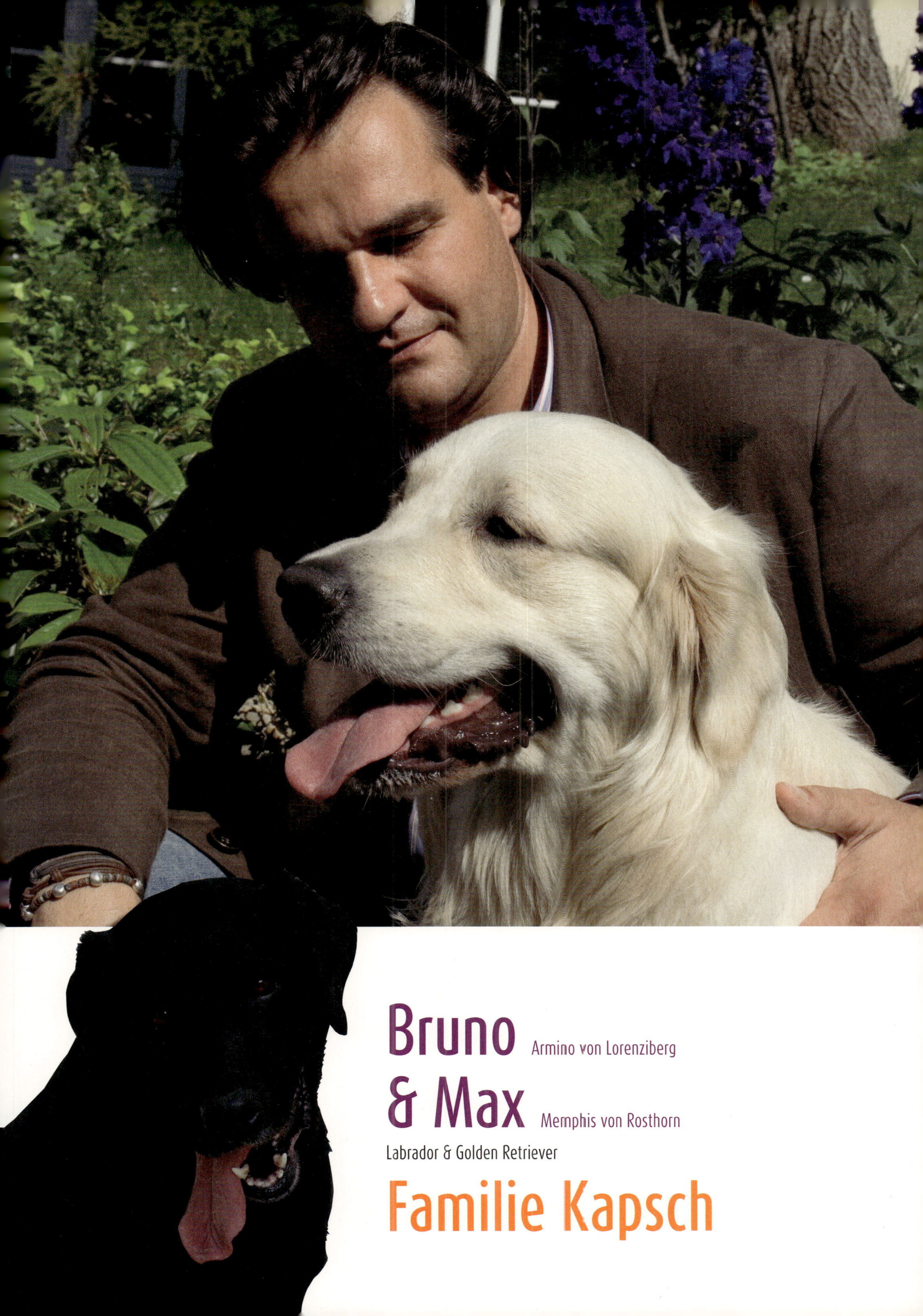

Bruno
Armino von Lorenziberg

& Max
Memphis von Rosthorn

Labrador & Golden Retriever

Familie Kapsch

Benjamin

Maine-Coon „Twilight-zone“

Lizzy Engstler

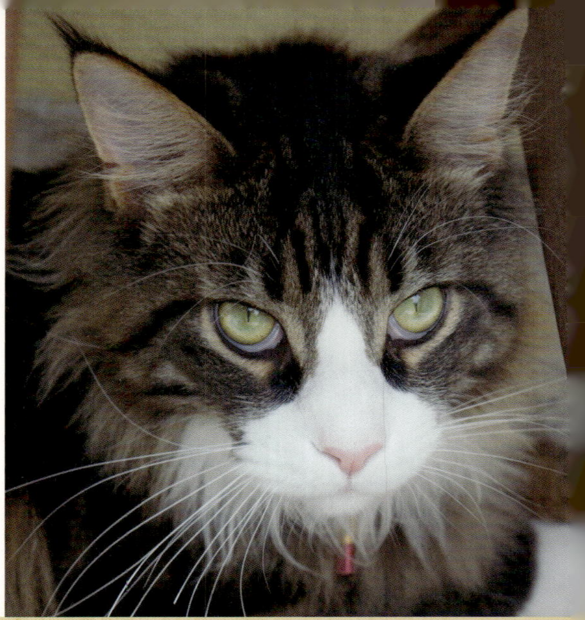

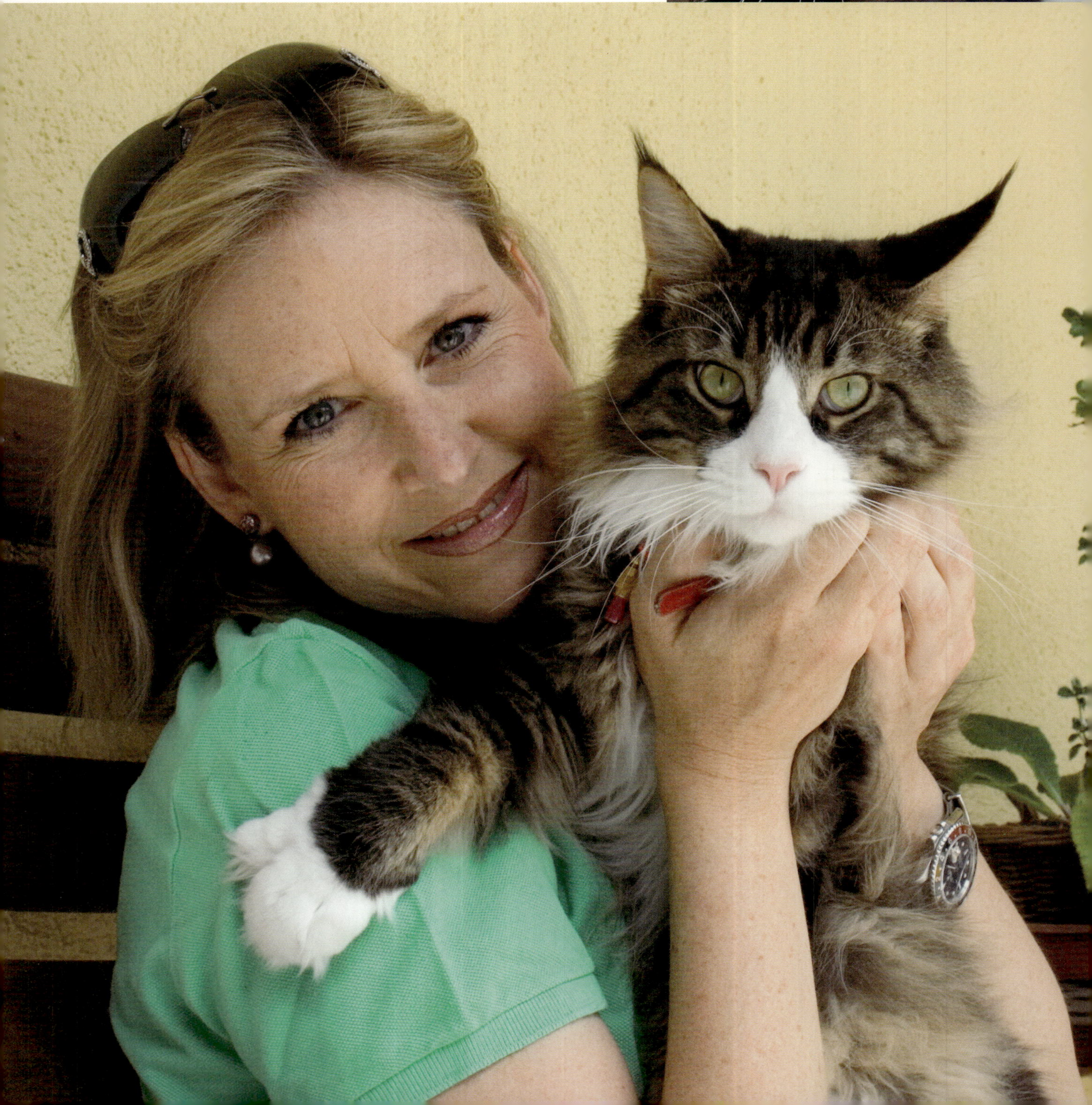

Willkommen Österreich"-Moderatorin Lizzy Engstler ist im Grunde ihres Herzens ein Hundefan: „Ich hatte früher zwei Berner Sennenhunde, die 14 und 13 Jahre alt wurden. Daher bin ich eigentlich eine Hundefrau", gesteht sie, „und das ist auch der Grund, warum ich eine Katze wollte, die möglichst hündisch ist!" Mehr als eineinhalb Jahre hat sie nach einer solchen gesucht und schließlich „in Benny gefunden". Und es war Liebe auf den ersten Blick! „Ich bin total happy mit ihm, weil er einfach so herrlich ‚unkätzisch' ist!" Da liegt es auch auf der Hand, dass der Maine-Coon-Kater Hunde liebt, zudem ist er eine richtige Wachkatze: „Er macht sehr laute Geräusche und ‚redet' viel – und laut!" Zur angeregten Unterhaltung sucht er daher auch gerne und oft die nähere Umgebung auf: „Benny ist Freigänger", lacht Engstler, „die Nachbarn lieben ihn – aber er kommt immer wieder zurück!" Eine typisch „kätzische" Eigenschaft hat Benny aber doch: Er ist furchtbar wasserscheu!

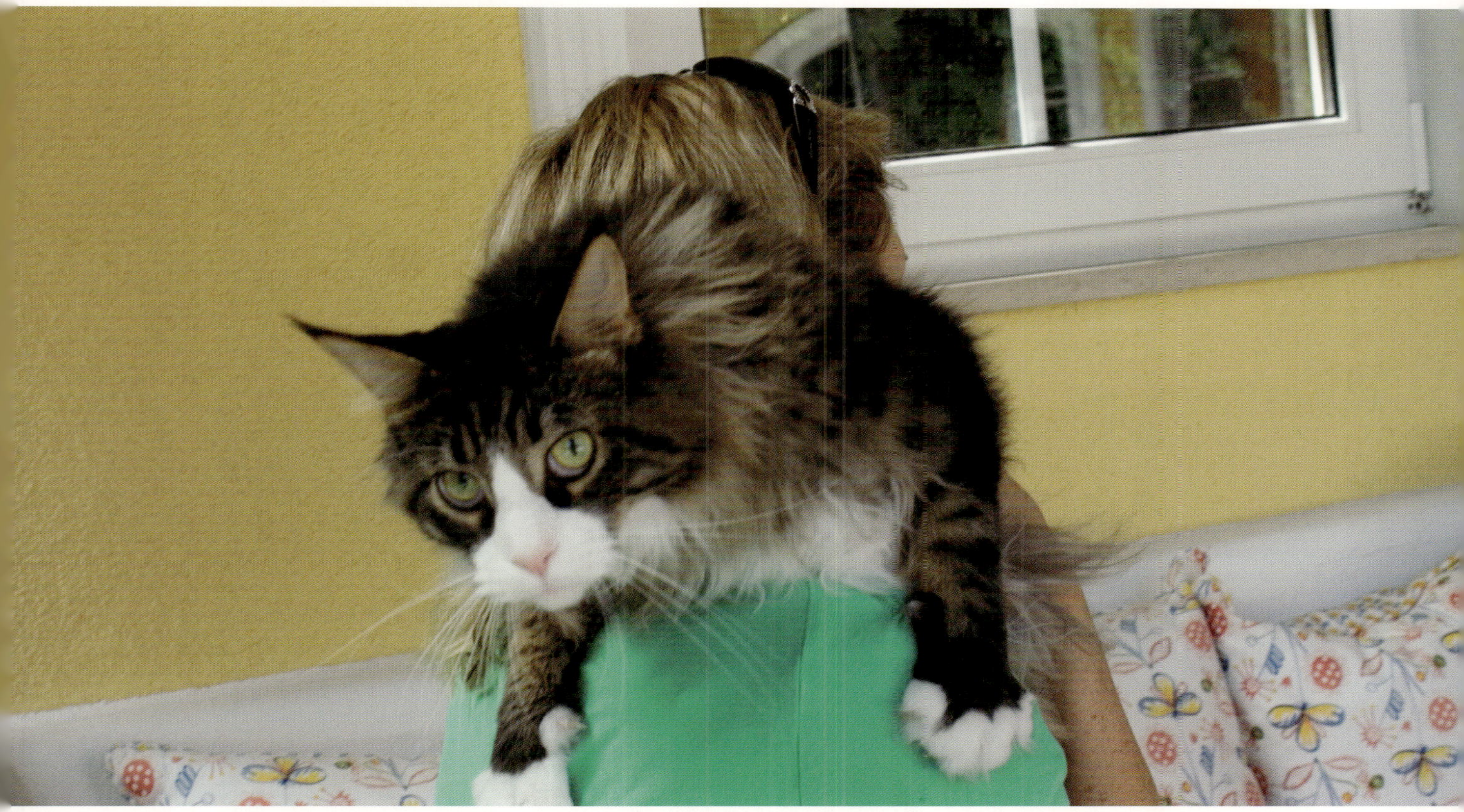

Geburtsdatum:	25.03.2005
Familienstand:	kastriert
Herkunft:	Burgenland
Wohnort:	Maria Enzersdorf
Special Skills:	Wachkatze; macht sehr laute Geräusche
Besondere Vorlieben:	anbandeln mit Hunden, in Badewanne und Waschbecken liegen
Besondere Abneigung:	Lärm und Hektik
Besonderes Kennzeichen:	wasserscheu
Reisen/Urlaub:	bei Züchterin Frau Palla

Geburtsdatum:	1995
Familienstand:	ledig, keine Nachkommen
Herkunft:	Tierheim Steyr
Wohnort:	St. Ulrich
Mitbewohner:	ein Jahr lang eine Hündin, Alka
Ausbildung:	geprüfter Begleithund
Besondere Vorlieben:	Eiswürfel und Steine fangen
Besondere Abneigung:	Zigarettenrauch, Katzen
Besonderes Kennzeichen:	hat eine theatralische Ader
Reisen/Urlaub:	Kärnten

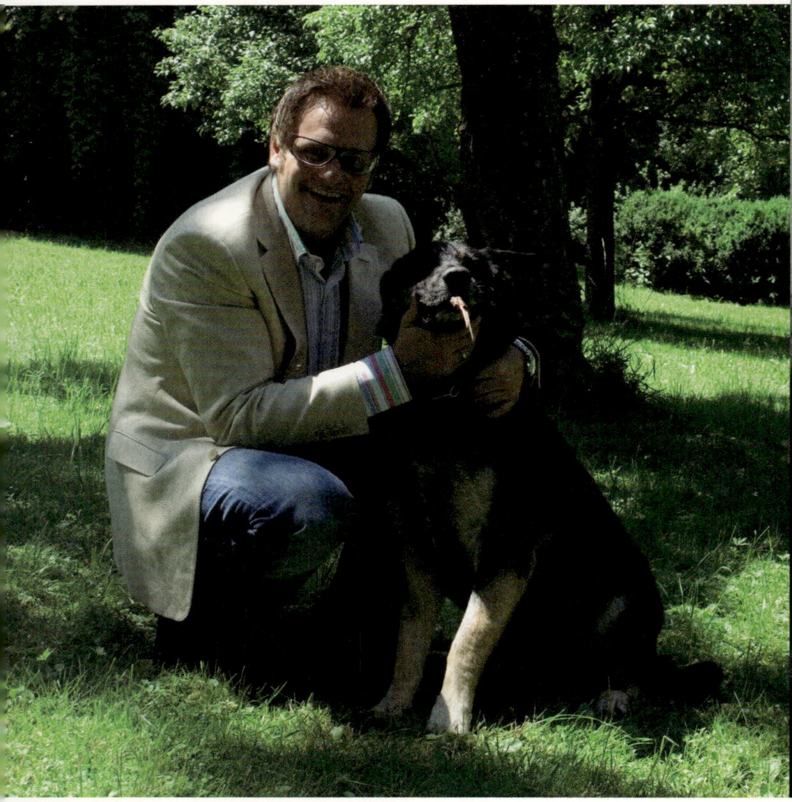

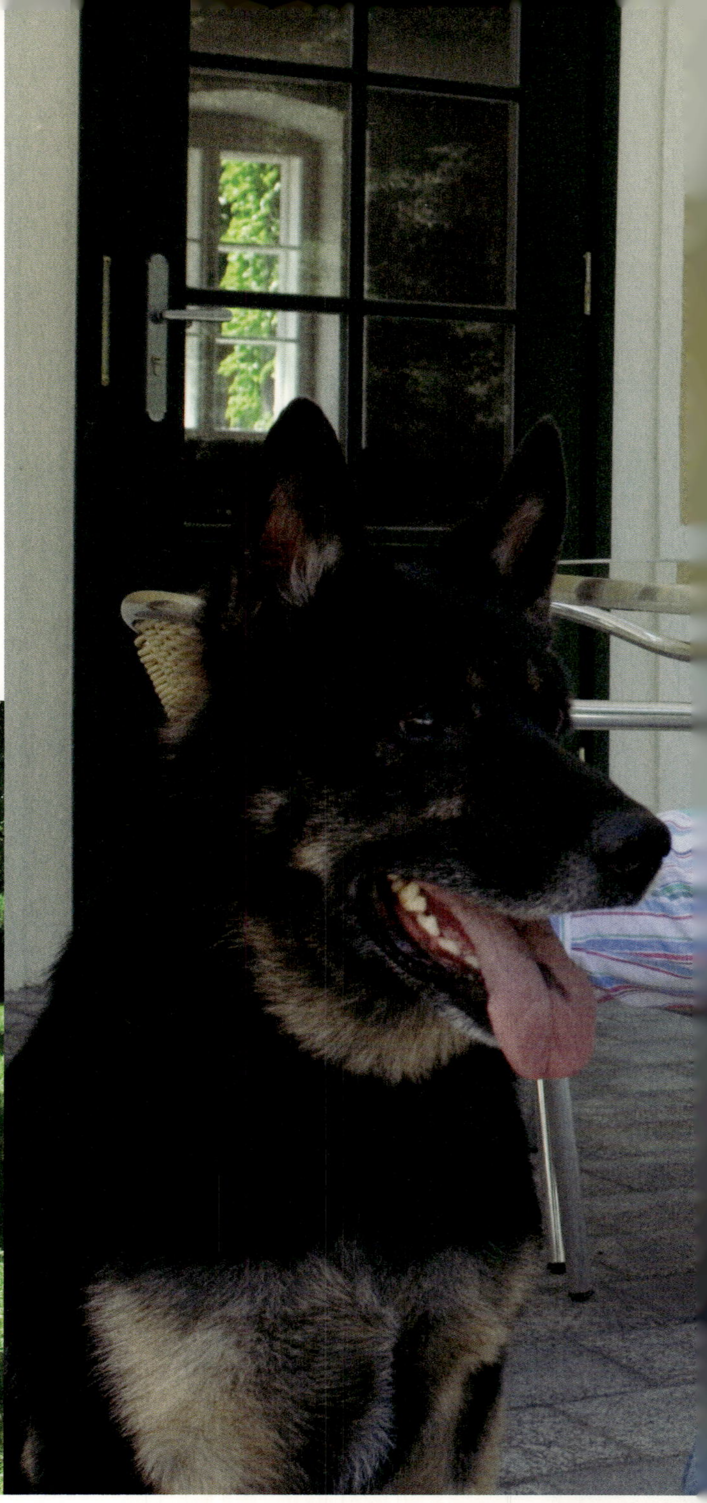

Hunde haben bei Familie Hartlauer Tradition: „Wir haben immer Vierbeiner gehabt, ein Hund gehört bei uns einfach dazu", erzählt Foto-Löwe Robert. „Es waren immer irgendwelche Mischlinge, die wir aus dem Tierheim geholt haben." Das aktuelle tierische Familienmitglied heißt Rex und ist ein Schäfermischling. Mit seinem TV-Vorbild hat er aber recht wenig am Hut: „Unser Rexi ist ein bisschen tollpatschig und verletzt sich oft aufgrund seiner ungestümen Art." Besuche beim Tierarzt stehen daher auf der Tagesordnung. „Ich will aber sowieso keinen perfekten Hund, ein Tier muss bei mir nichts Besonderes können", meint Robert Hartlauer. Somit ist das Verhältnis zu Rex „entspannt und unkompliziert". Das Angebot der Nachbarin – „sie hat Rex von Anfang an ins Herz geschlossen und geht seitdem jeden Tag mit ihm spazieren" –, mit ihm in einen Hundekurs zu gehen, nahmen die Hartlauers aber dankend an. Und schließlich tappst er dann doch ein bisschen auf den Spuren seines berühmten Kommissar-Kollegen: „Rexi kann Eiswürfel und Steine fangen, kauen und lutschen!" Na, bitte!

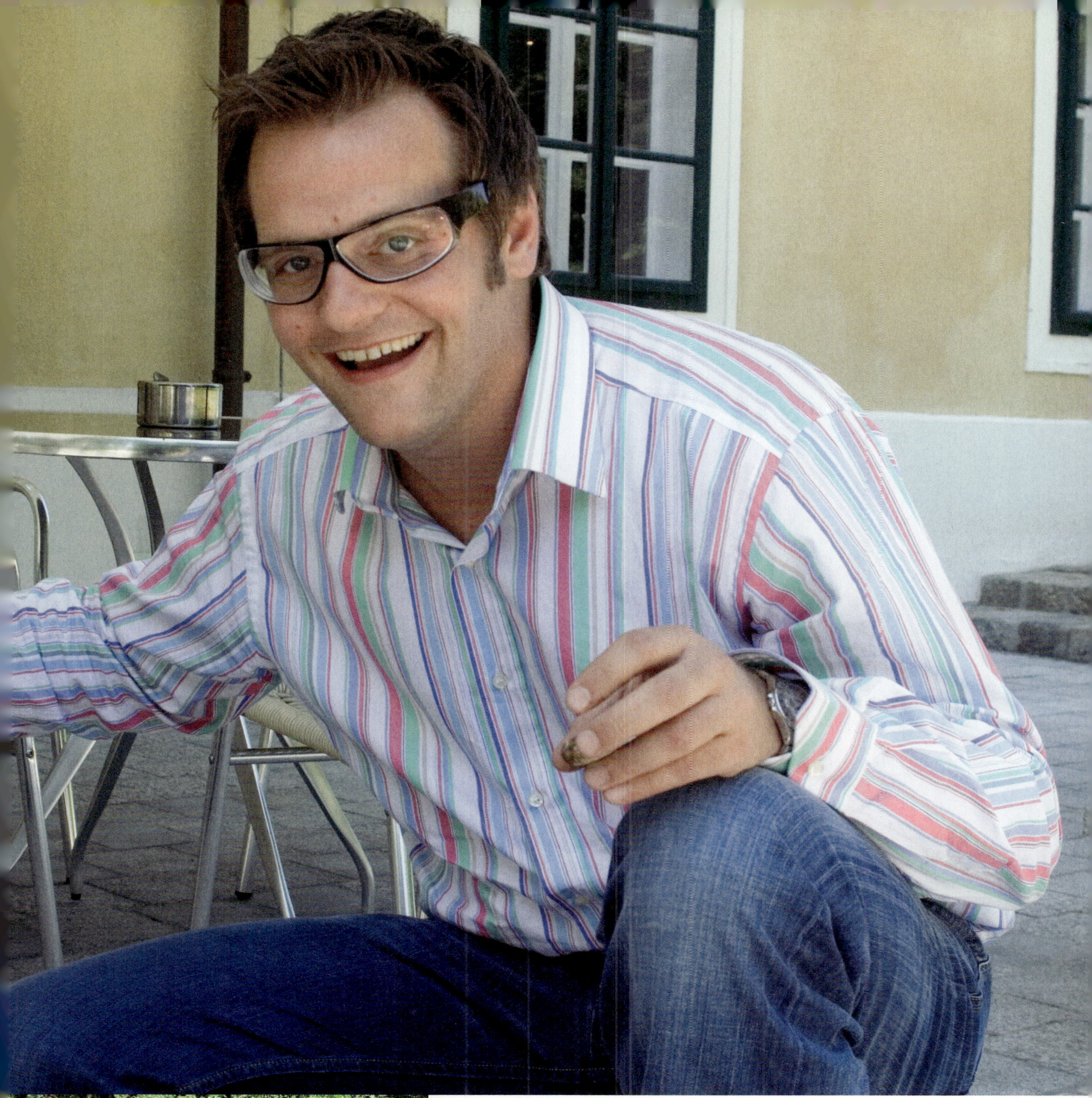

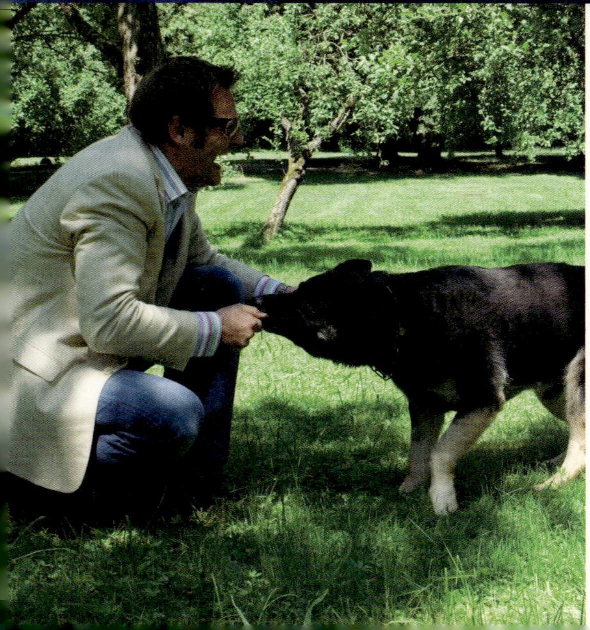

Rex Schäfermischling

Robert Hartlauer

Sie folgt ihr auf Schritt und Tritt, lässt Schi-Legende Annemarie Moser-Pröll keine Sekunde lang aus den Augen: Die Brandlbracke Fricka ist der Inbegriff von Treue und Ergebenheit und wacht im Drüberstreuen auch noch über das „Café Annemarie". In der Gaststube des berühmten Cafés fühlt sie sich – so wie der Rest der gesamten Familie, einschließlich Stupsi, der 17-jährigen Katze der Tochter – zu Hause. Und Katz und Hund vertragen sich nicht nur, sondern mögen sich ganz augenscheinlich richtig gern. So gemütlich es sich Fricka auf ihrem Platzerl im Kaffeehaus auch grade gemacht hat, wenn Annemarie Moser-Pröll zum Halali bläst, gibt's kein Halten mehr: „Das ist unsere große gemeinsame Leidenschaft", lacht Annemarie, „Fricka und ich lieben es, miteinander auf die Jagd zu gehen!" Doch egal, was dabei erlegt wird, belohnt wird Fricka für ihren Einsatz meist mit Käse, denn „das ist ihre 2. Leidenschaft!"

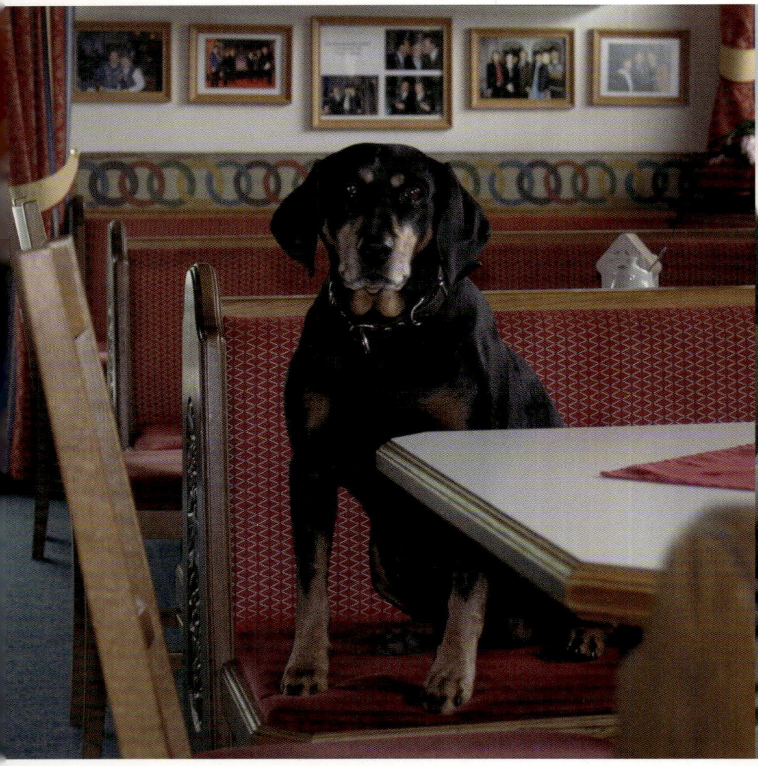

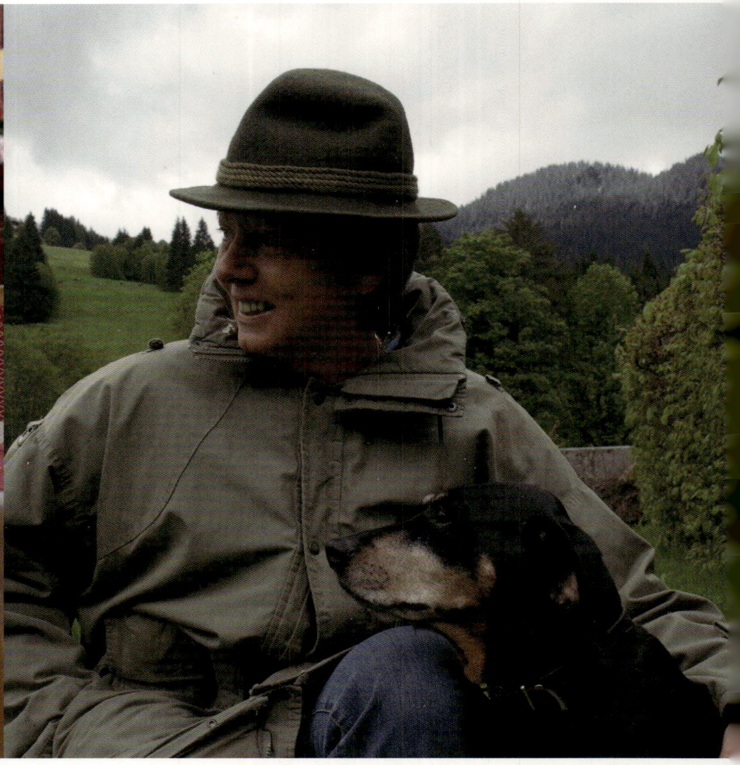

Geburtsdatum:	20.04.1996
Familienstand:	ledig, allerdings mit 10 Nachkommen
Herkunft:	Steiermark
Wohnort:	Kleinarl, Café Annemarie
Ausbildung:	Jagdschein
Special Skills:	stöbert alles auf
Besondere Vorlieben:	auf die Jagd gehen, Käse essen
Besondere Abneigung:	Lärm, Musik, Wasser
Besonderes Kennzeichen:	bewacht Haus und Hof
Reisen/Urlaub:	verlässt Haus und Hof nicht

Fricka von Poschgut & Stupsi

Brandlbracke & Hauskatze

Annemarie Moser-Pröll

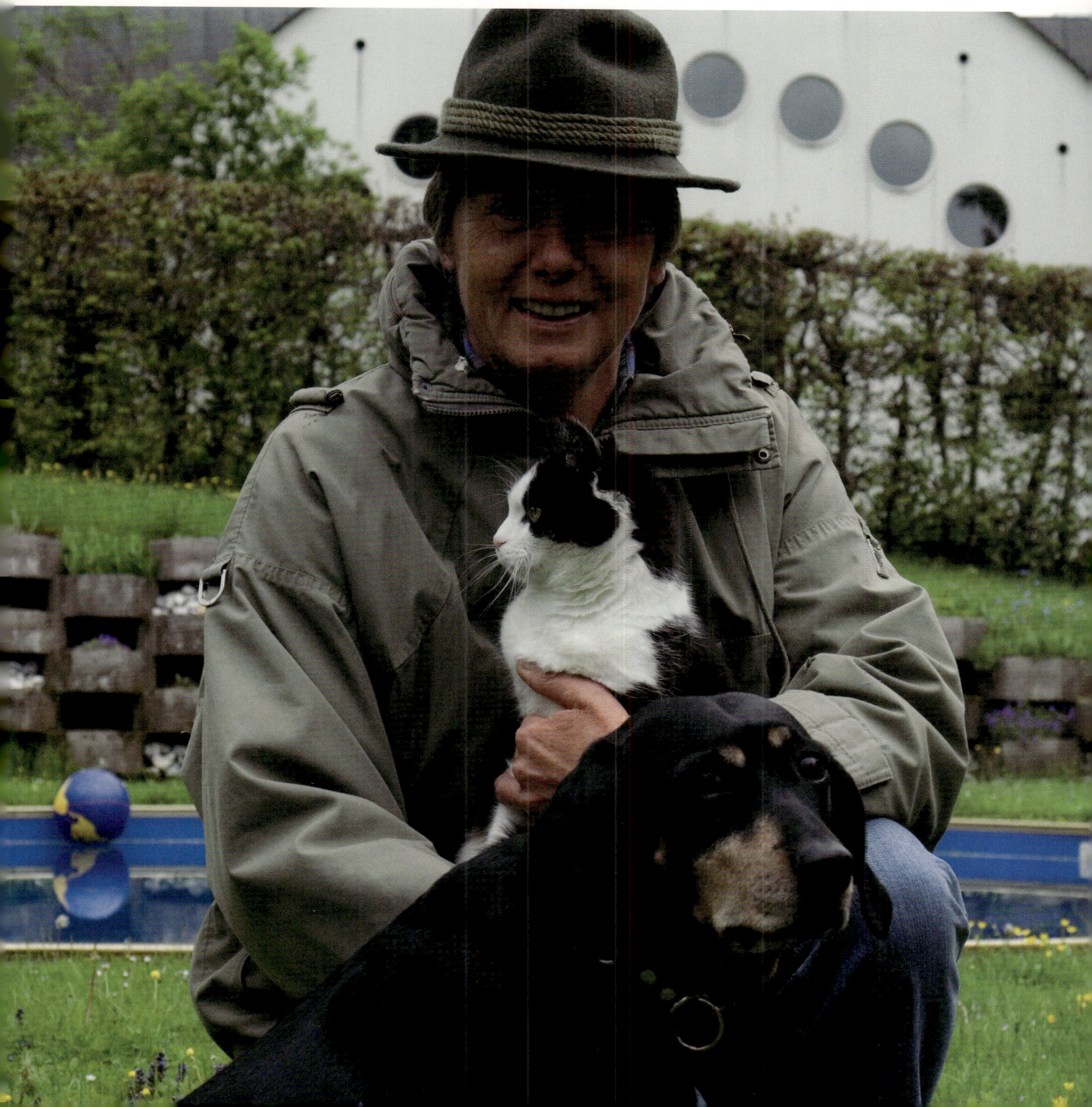

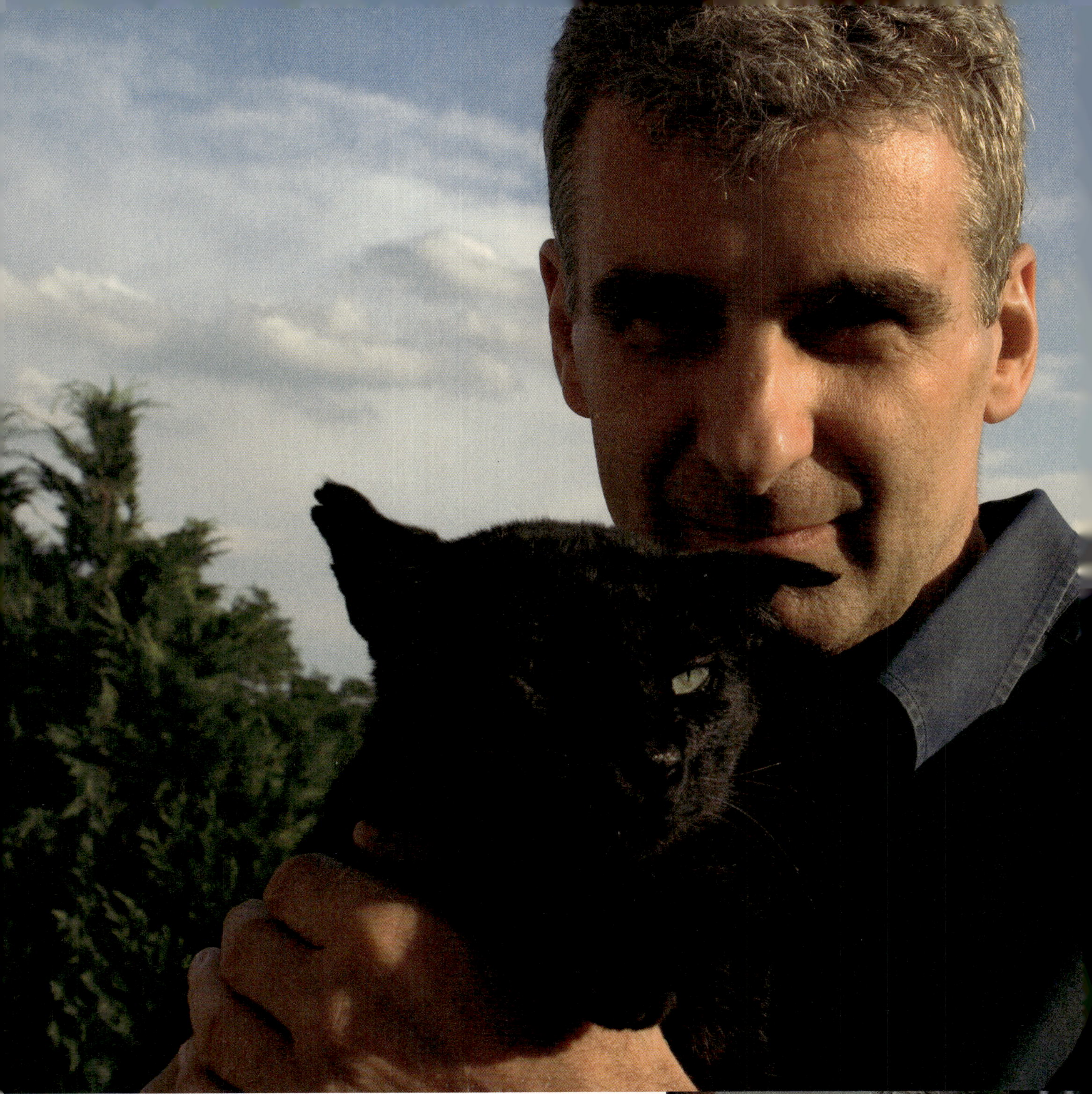

Luri Siam-Mix
Artur Worseg

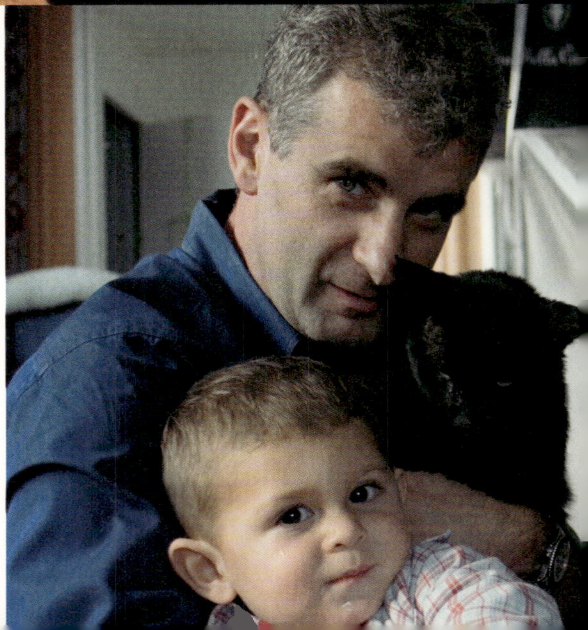

Seiten 18 | 19

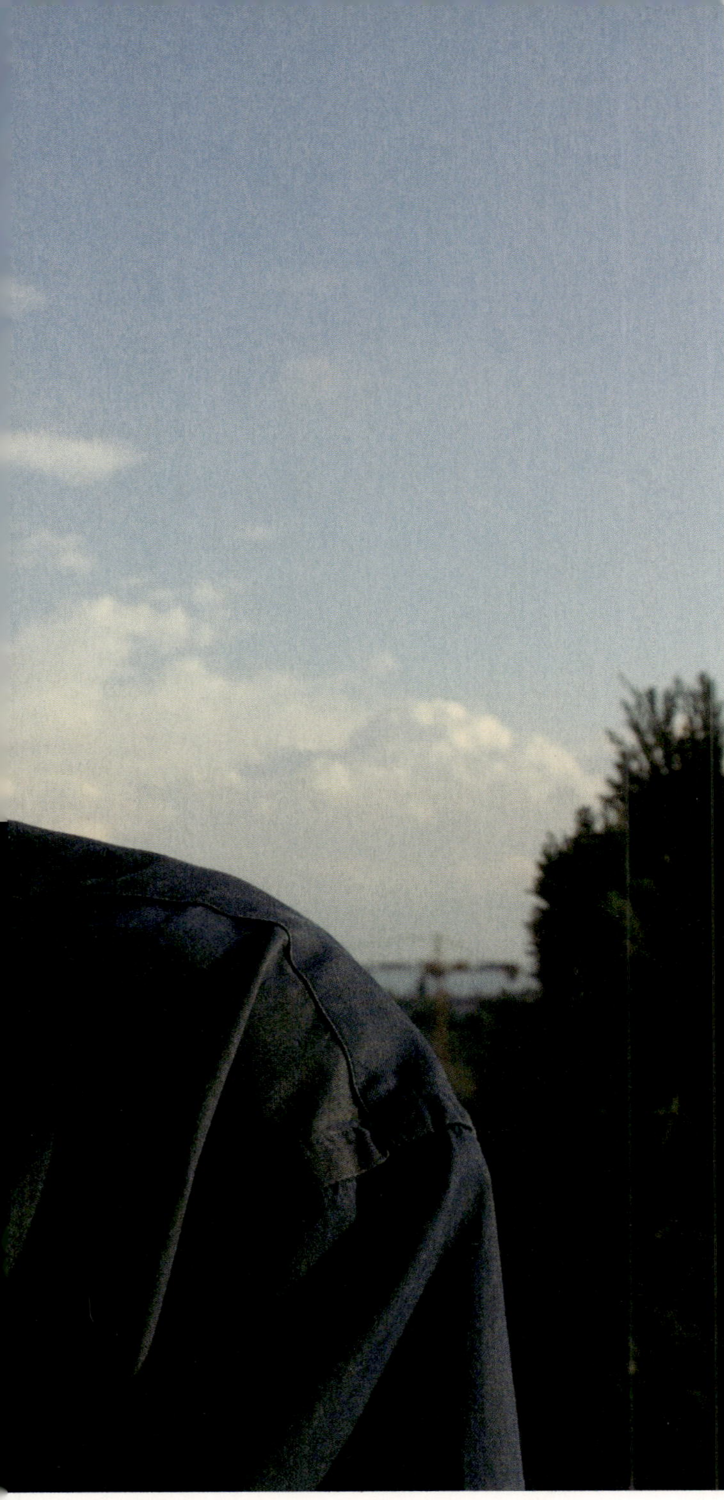

Geburtsdatum:	1999
Herkunft:	Salzburg (von katzenfanatischer Schwester)
Familienstand:	seit kurzem kastriert, weil zu viele Nachkommen in ganz Döbling
Wohnort:	Wien 19
Mitbewohner:	immer wieder Katzenbesuch
Besondere Vorlieben:	strawanzen, strawanzen, strawanzen
Besondere Abneigung:	eingesperrt sein

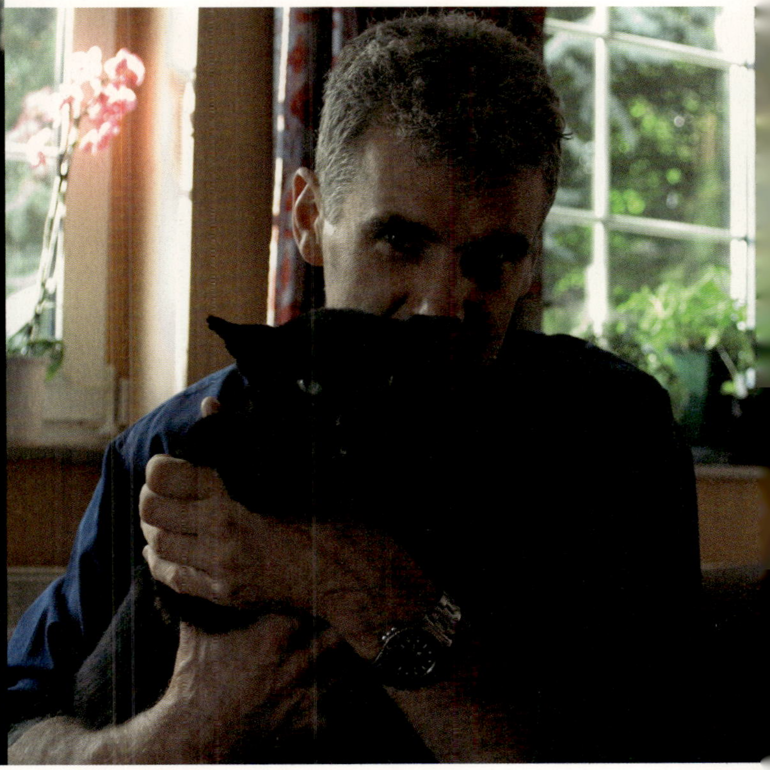

Einen Termin mit dem bekannten Schönheitschirurgen Artur Worseg zu vereinbaren, ist auf Grund seines beruflichen Engagements nicht ganz leicht. Aber noch viel schwieriger war dies mit seinem Kater Luri – denn der Liebling aller allein stehenden Katzendamen im 19. Wiener Gemeindebezirk ist ein Freigeist und kommt nur nach Belieben auf eine Stippvisite nach Hause. „Dafür gibt´s dann oft kleine Geschenke wie Mäuse oder Vogerln von ihm", lacht der unkomplizierte Schönheitspapst. Sorgen um Luri machen er und seine Lebensgefährtin Isabella sich normalerweise nicht, bis auf ein Mal, „da ließ er sich eine ganz Woche nicht blicken". Wenn Luri aber dann anwesend ist, dann gibt's innige Schmusereien mit Artur Worsegs 17 Monate altem Sohn Paris. Ein „einschneidendes" Erlebnis musste der flotte Kater vor kurzem überstehen – er wurde kastriert –, vielleicht widmet er sich ja nun ein bisschen mehr seiner Familie und weniger den süßen Miezen.

Die Familiengeschichte der Hunde von Ministerin Rauch-Kallat ist alles andere als leicht durchschaubar. Api ist die Mutter von Dino. Annie ist die Tochter von Gipsy – und alle sind sie schwarze Labradore, bis auf den blonden Jasper. Der sollte eigentlich nur vorübergehend bei Familie Rauch-Kallat / Mensdorff-Pouilly in Pflege bleiben. „Nachdem seine Besitzer ihn aber nicht mehr zurückholten, haben wir uns entschlossen, das Scheidungskind einfach ganz bei uns aufzunehmen", so die Politikerin, die als ehemals passionierte Reiterin auch noch immer eine große Pferdefreundin ist. Die Beziehung zu ihren Tieren pflegt Maria Rauch-Kallat sorgsam: „Wann immer es mir möglich ist, bin ich bei ihnen." Das zeigt sich auch an deren sichtbar innigen Bindung zu ihrem Frauchen. Zum Fototermin erschienen leider nur die Rudel-Ältesten, denn „die jungen Wilden sind ständig irgendwo am Gutshof unterwegs und kommen oft erst dann, wenn sie sich völlig ausgetobt haben". Aber auf Api und Dino ist immer Verlass, treu und liebevoll liegen sie beim Fototermin zu Maria Rauch-Kallats Füßen. Beim Thema Urlaubsreisen wird im Hause fast penibel Buch geführt, denn „es dürfen immer nur maximal zwei Hunde mit und damit keiner zu kurz kommt, wird natürlich abgewechselt".

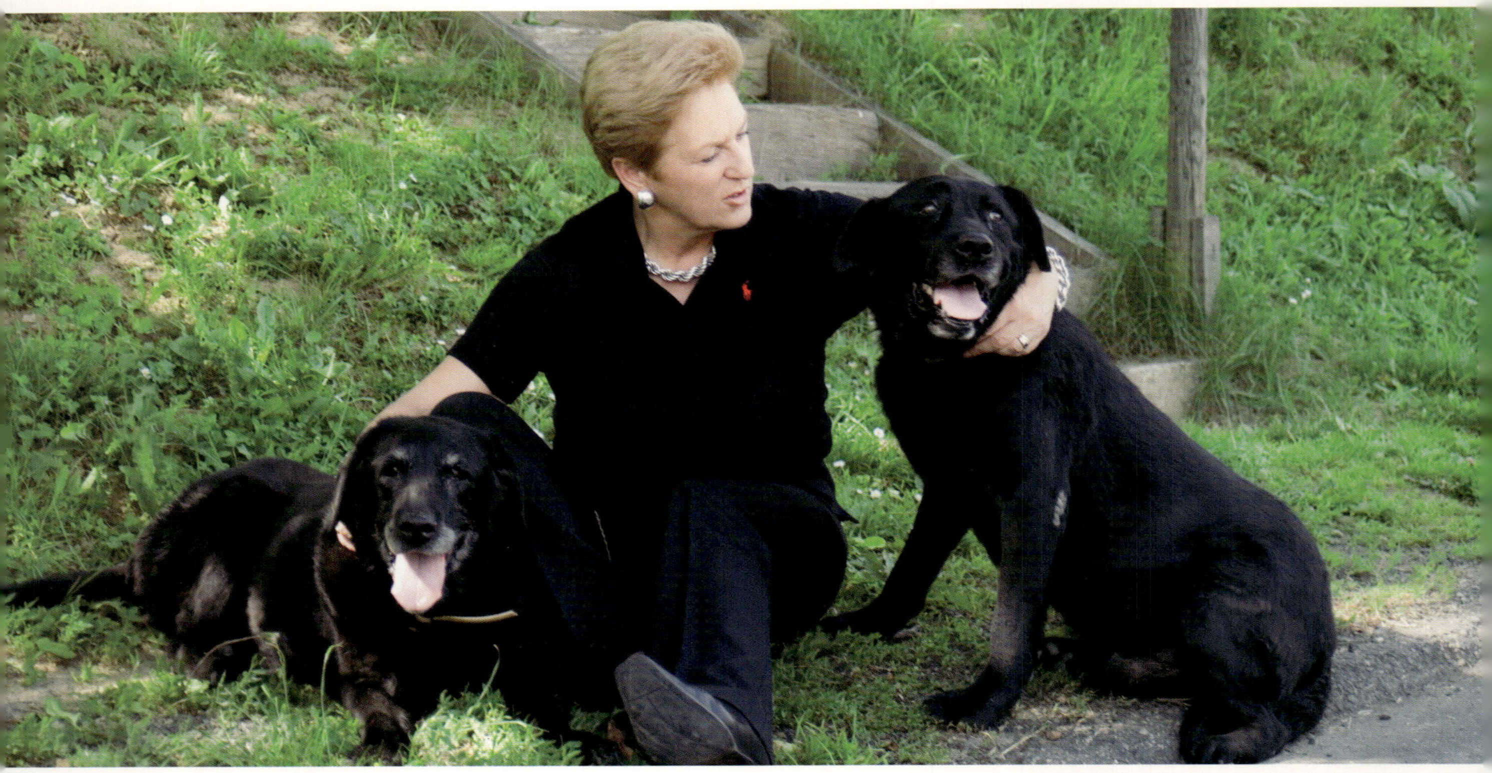

Geburtsdatum:	2003, 1991, 1994
Familienstand:	relativ kompliziert
Herkunft:	Burgenland
Wohnort:	Burgenland
Mitbewohner:	2 weitere Labradorhunde, Gipsy 5 J. und Tochter Annie 2 J., sowie einige Pferde
Ausbildung:	ausgebildete Dienst- und Jagdhunde
Besondere Vorlieben:	schwimmen und fressen
Besondere Abneigung:	Fototermine
Besonderes Kennzeichen:	treten gerne im Rudel auf
Reisen/Urlaub:	es dürfen maximal 2 Hunde mit auf Urlaub

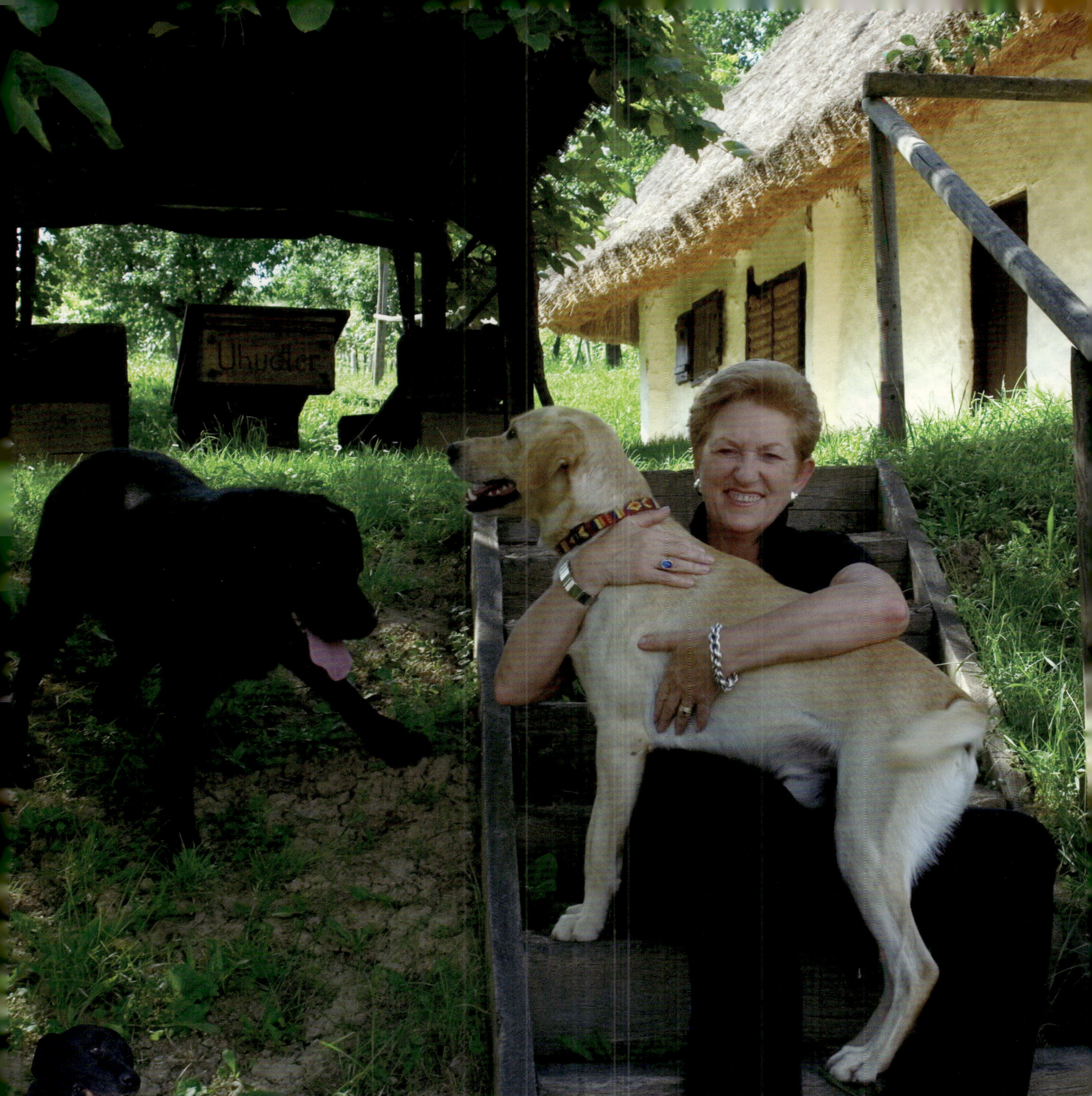

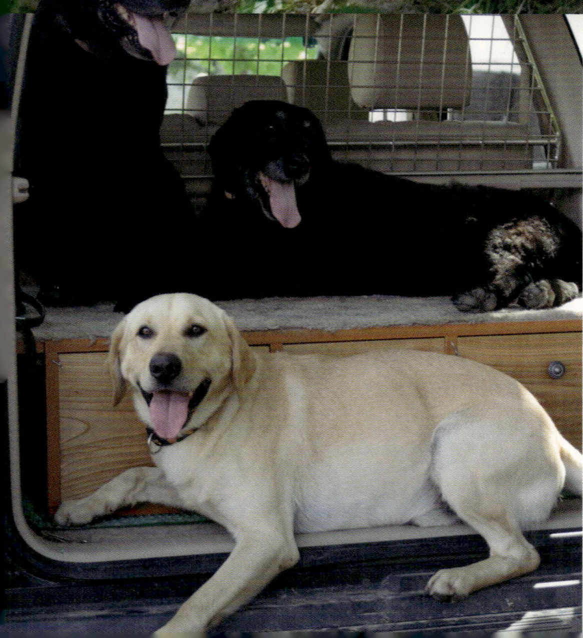

Jasper, Api & Dino

„von der Feuchtwiesen" Labradorhunde

Maria Rauch-Kallat

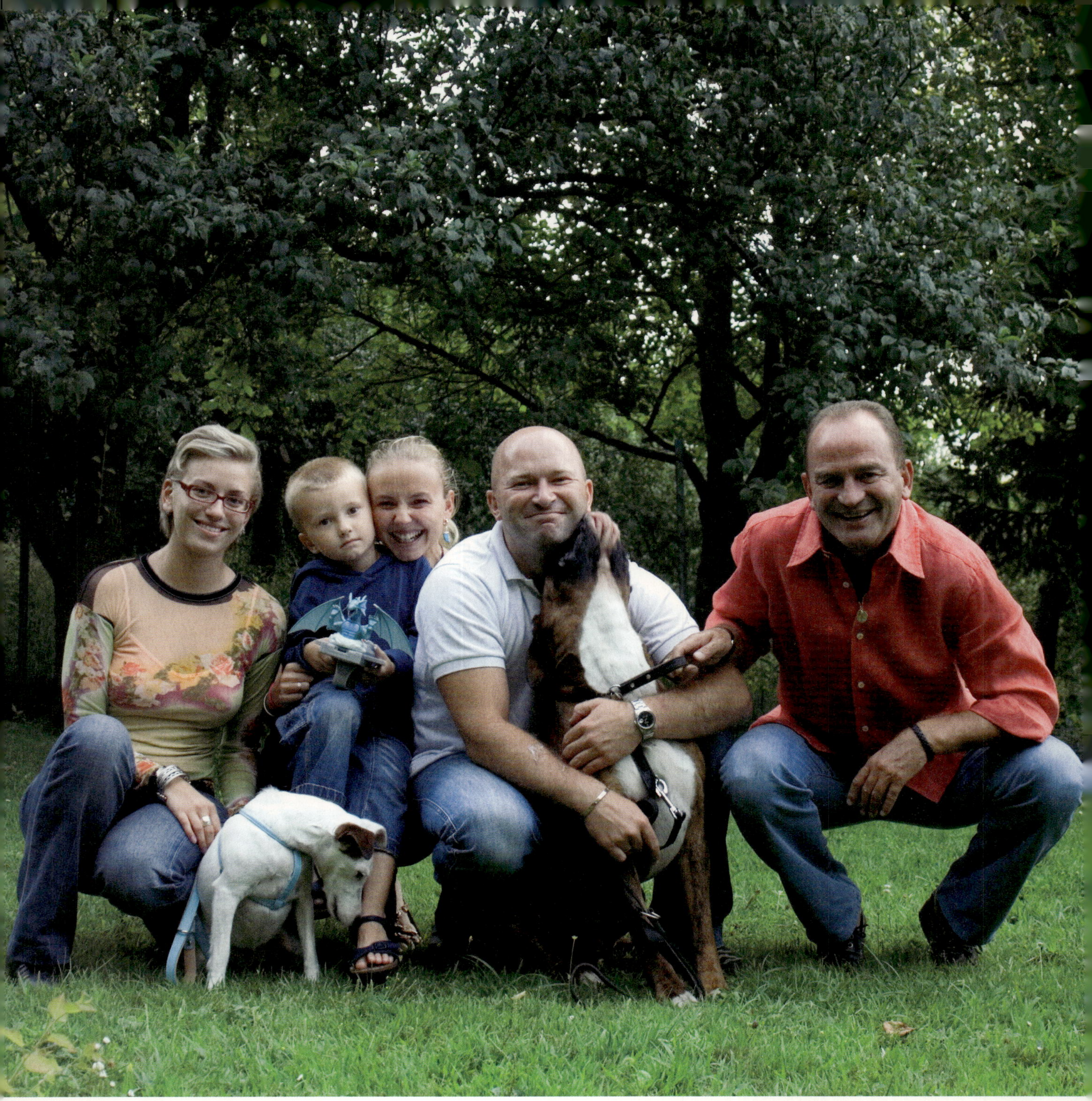

Bär von der Froschlacke
& Jersey „Joy of Foxy Wonderworld"

Boxer & Foxterrier

Familie Prohaska & Kautsky

Seiten 22 | 23

Herbert Prohaska hatte bis vor einem Jahr eine Riesenschnauzerdame namens Hondra, die genau wie ihre 9-jährige Vorgängerin Raika ein innig geliebtes Familienmitglied war.

Beide Schnauzerdamen starben tragischerweise an Krebs. Beim Tod von Raika war Prohaska nicht dabei, was „der einzige Grund war, wieso ich überhaupt noch einmal einen Hund nehmen konnte", erzählt er, immer noch sichtlich betroffen.

Als er aber letztes Jahr nach elf Jahren die treue Gefährtin Hondra einschläfern lassen musste, nahm ihn das so mit, dass er wusste: „Das ertrag ich nicht noch einmal!" Ganz hundefrei ist das Leben aber natürlich auch nichts und so fungiert Schneckerl gern jederzeit als Leihopa für die zwei Hunde seiner Töchter. Im großen Garten der Prohaskas ist genug Platz für den ungestümen Bär und die verspielte Foxy um sich auszutoben. Prohaska hatte früher auch ein Pferd, einen Traber, den er aber im Zuge seiner Trainer-Laufbahn aus Zeitgründen aufgab.

Aufgewachsen ist er relativ tierlos, bis auf einen kleinen Vogel. O-Ton: „Da, wo i aufgwachsn bin, war nur Platz für an Wellensittich!"

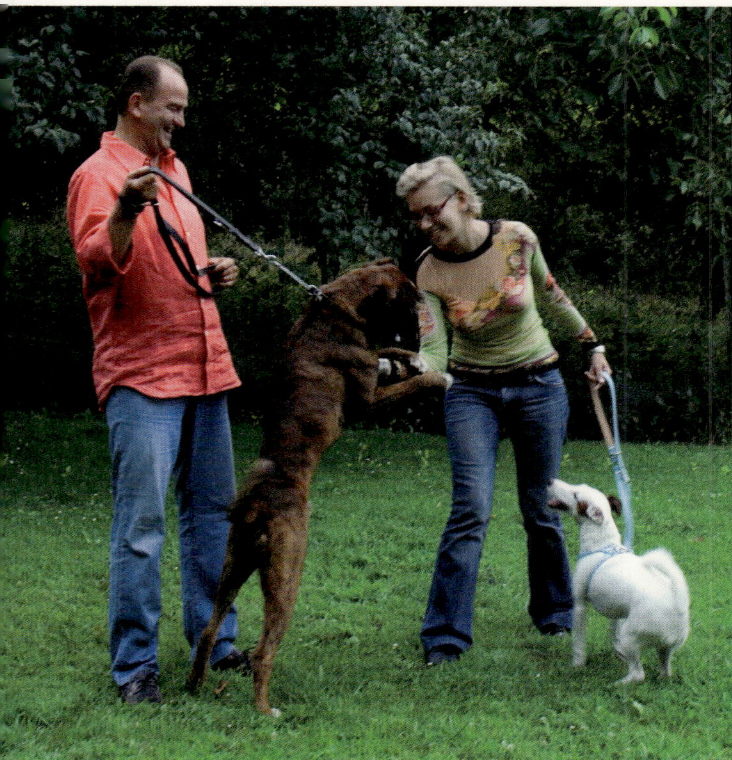

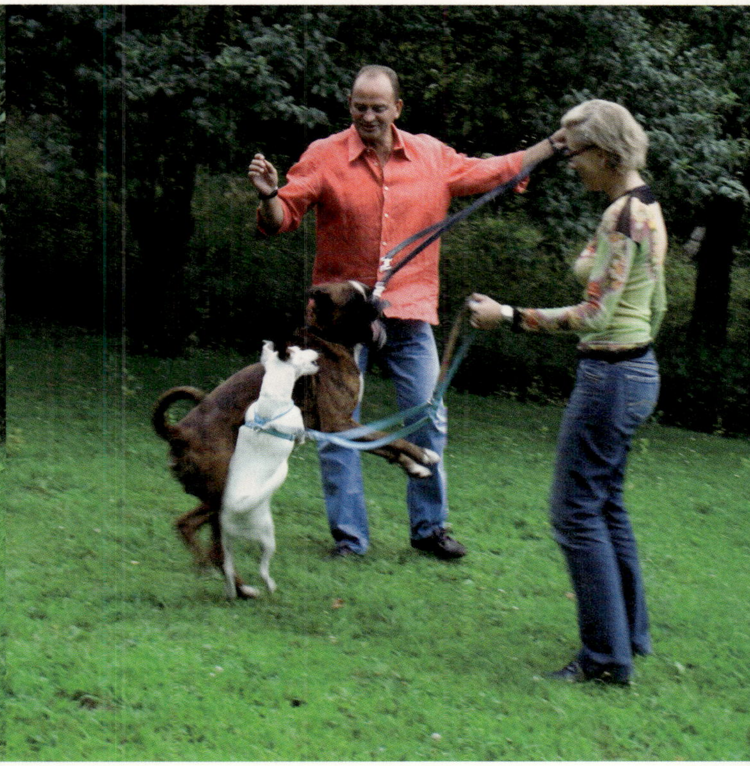

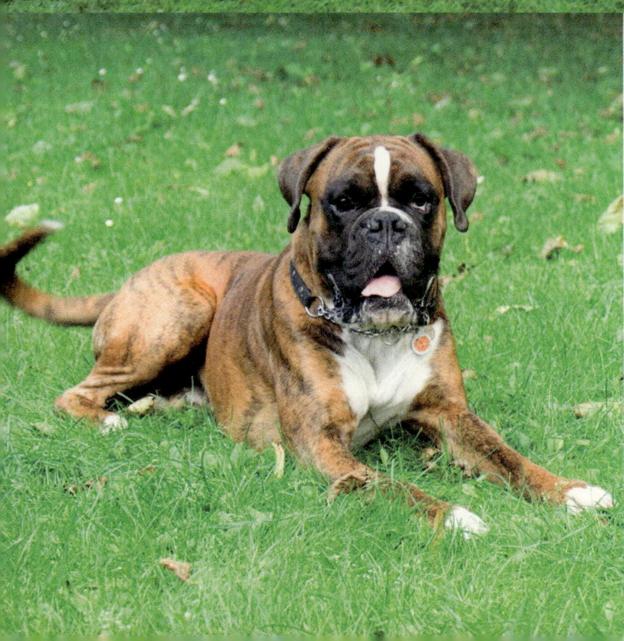

Geburtsdatum: 28.07.2004/30.04.2004
Familienstand: keine Nachkommen bisher
Herkunft: Boxer aus NÖ, glatter Foxterrier aus Mistelbach
Wohnort: NÖ, Wien
Ausbildung: Grundausbildung
Besondere Vorlieben: Opa Prohaska besuchen
Besonderes Kennzeichen: gute Beinarbeit

Geburtsdatum: Juni 2001
Familienstand: kastriert
Herkunft: Niederösterreich
Wohnort: Wien 19
Mitbewohner: der Pudel von Gerti Sengers Mutter
Special Skills: geht mit dem Pudel spazieren
Besondere Vorlieben: alles, was glänzt
Besondere Abneigung: Lärm
Besonderes Kennzeichen: kommt bei Rascheln

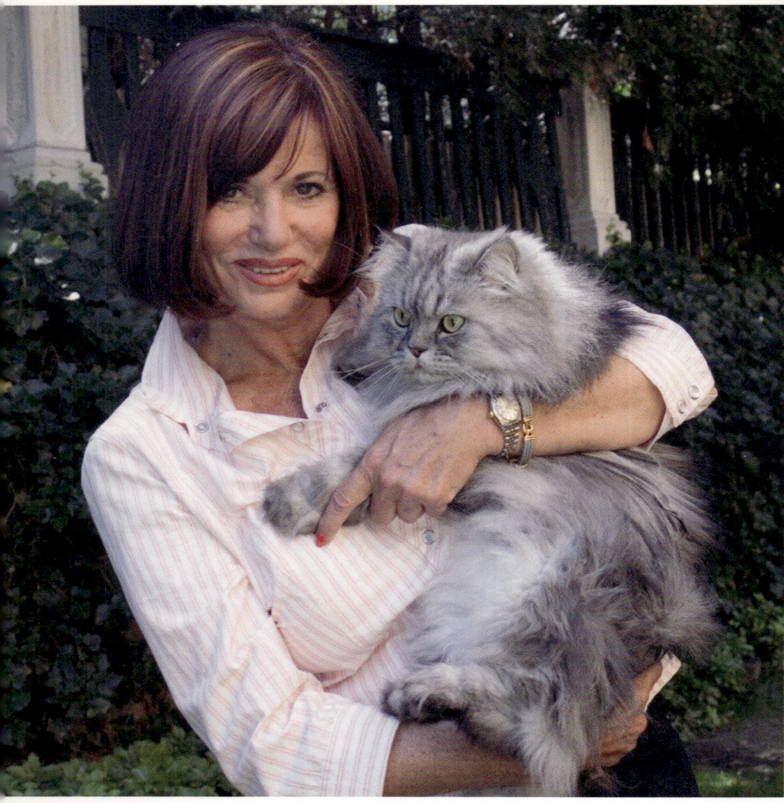

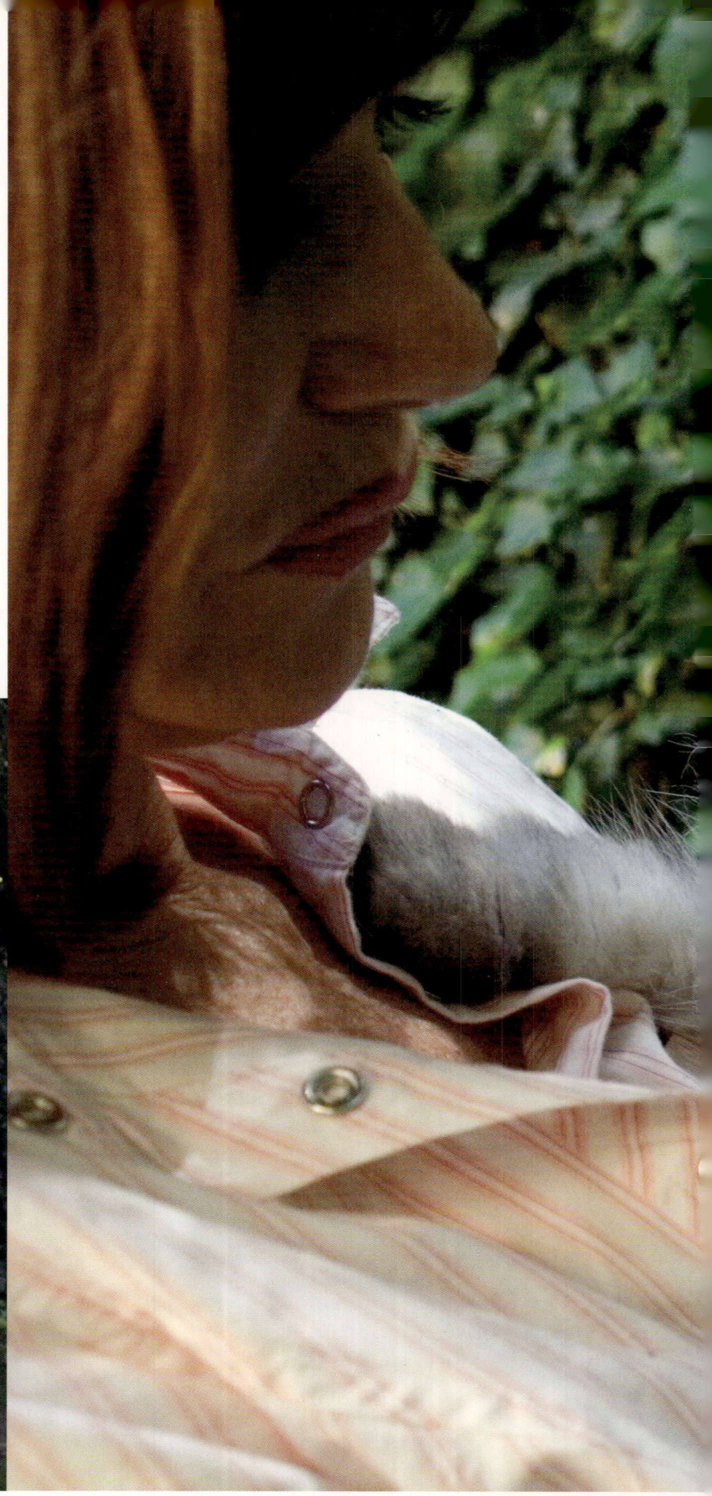

Früher gab es bei den Sengers, entgegen allen Vorurteilen, immer Katze und Hund gemeinsam. Seit dem Tod des letzten Familienhundes gehört das wunderschöne Anwesen im 19. Bezirk Perserkater Rudi fast ganz alleine. Außer mit der Familie muss er es nur mit dem Pudel von Dr. Gerti Sengers Mutter zeitweise teilen. Aber gemäß der Familientradition verstehen sich die beiden bestens. Österreichs Sexpertin: „Wenn meine Mutter mit dem Hund spazieren geht, dann geht Rudi oft einfach mit!“ Auch bei den Nachbarn ist der Kater ein gern gesehener Gast. Aber abends zum Schlafen ist er immer pünktlich zu Hause. „Vor allem, wenn Besuch da ist, kommt er sehr gerne nachschauen, er liebt Menschen“, erzählt Gerti Senger. Und verrät auch gleich einen Trick, mit dem man Rudi herbeilocken kann: „Wenn man mit etwas raschelt, ist er sofort da!“ Aber in Wahrheit kein Wunder, dass Rudi immer gerne heimkehrt, genießt das Luxusgeschöpf im Sengerschen Haushalt doch sämtliche Privilegien. „Ja“, gesteht Gerti Senger, „er darf natürlich bei mir im Bett schlafen!“

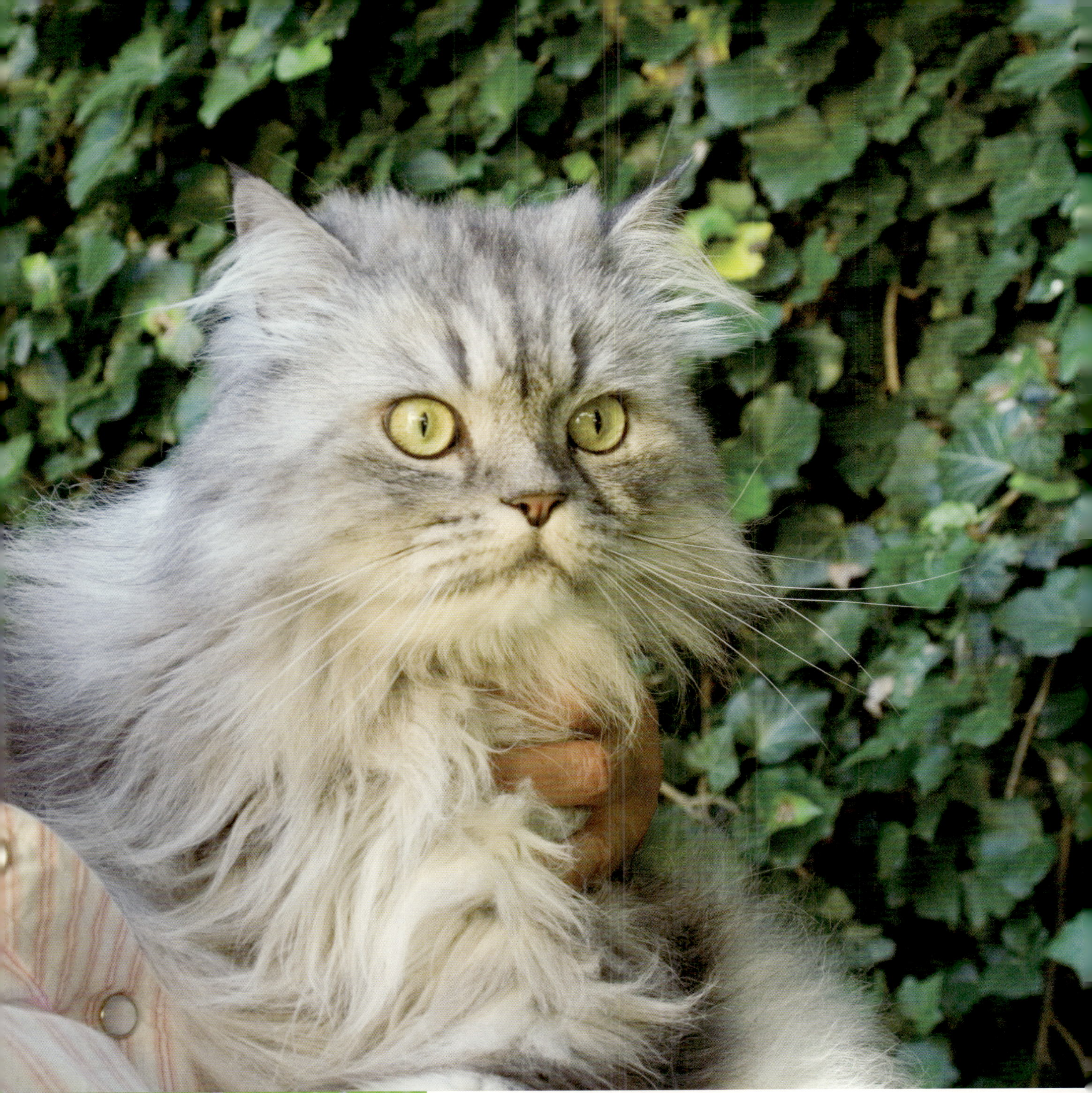

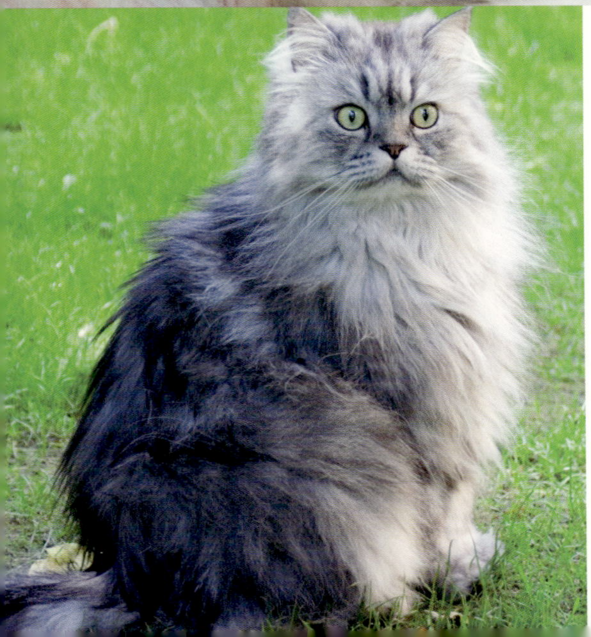

Rudi Perser

Gerti Senger

Vico von der Zauberhecke Malteser

Heinz Kinigadner Pate

Karin Mitterberger Besitzerin

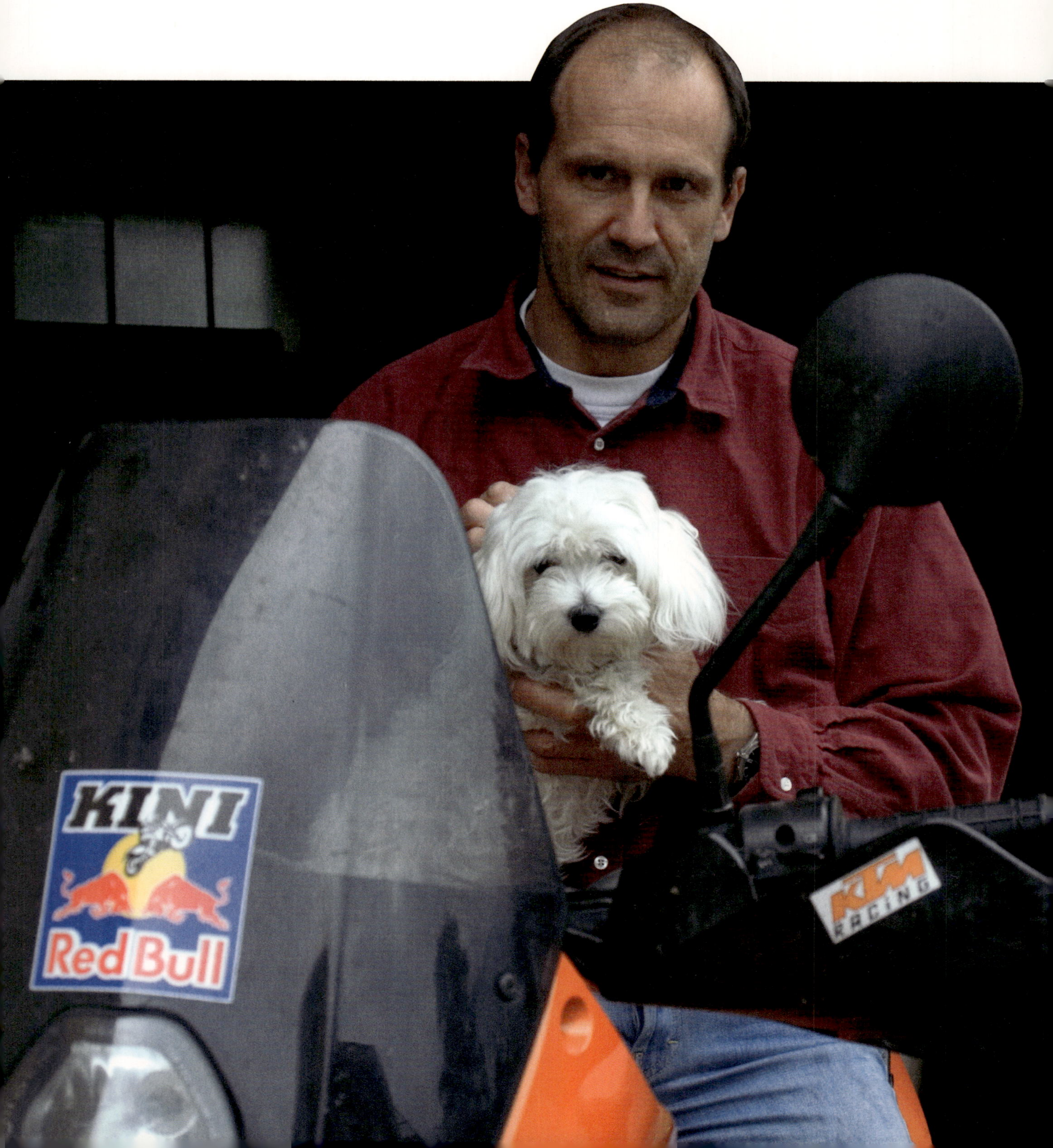

Ex-Motocross-Weltmeister Heinz Kinigadner lebt mit seiner Familie im schönen Zillertal, Tür an Tür mit Schwester Karin und Malteser Vico. Der ist im Moment der einzige Hund der „tiernarrischen" Familie, die in den letzten Jahren schon so ziemlich alles an Haustieren hatte, was man sich vorstellen kann. Neben diversen Mischlingshunden, Katzen, Wellensittichen, Papageien und Meerschweinchen gab es vor allem einen unvergesslichen Mitbewohner: die Rhesusaffendame Judy. „Wir waren schon recht überrascht", erzählt KTM-Sportmanager Kinigadner, „als mein Bruder eines Abends einen Affen mit nach Hause brachte." Doch Judy wurde natürlich aufgenommen und hielt über 20 Jahre lang nicht nur die Familie, sondern bisweilen, bei ihren Ausflügen, auch die Dorfbewohner von Uderns auf Trab. „Einmal durfte ich sie vor den Augen dutzender Touristen, im nahen Gasthaus von einem Baum holen", erinnert sich Kini schmunzelnd. Dem damals auch im Hause lebenden Papagei blieb sicher auch auf ewig unvergessen, als ihn Judy eines Tages bis auf die letzte Feder rupfte. Dank der liebevollen Obhut der Kinis erholte er sich rasch wieder, die Freundschaft zur Affendame Judy allerdings blieb nach dieser Attacke auf der Strecke.

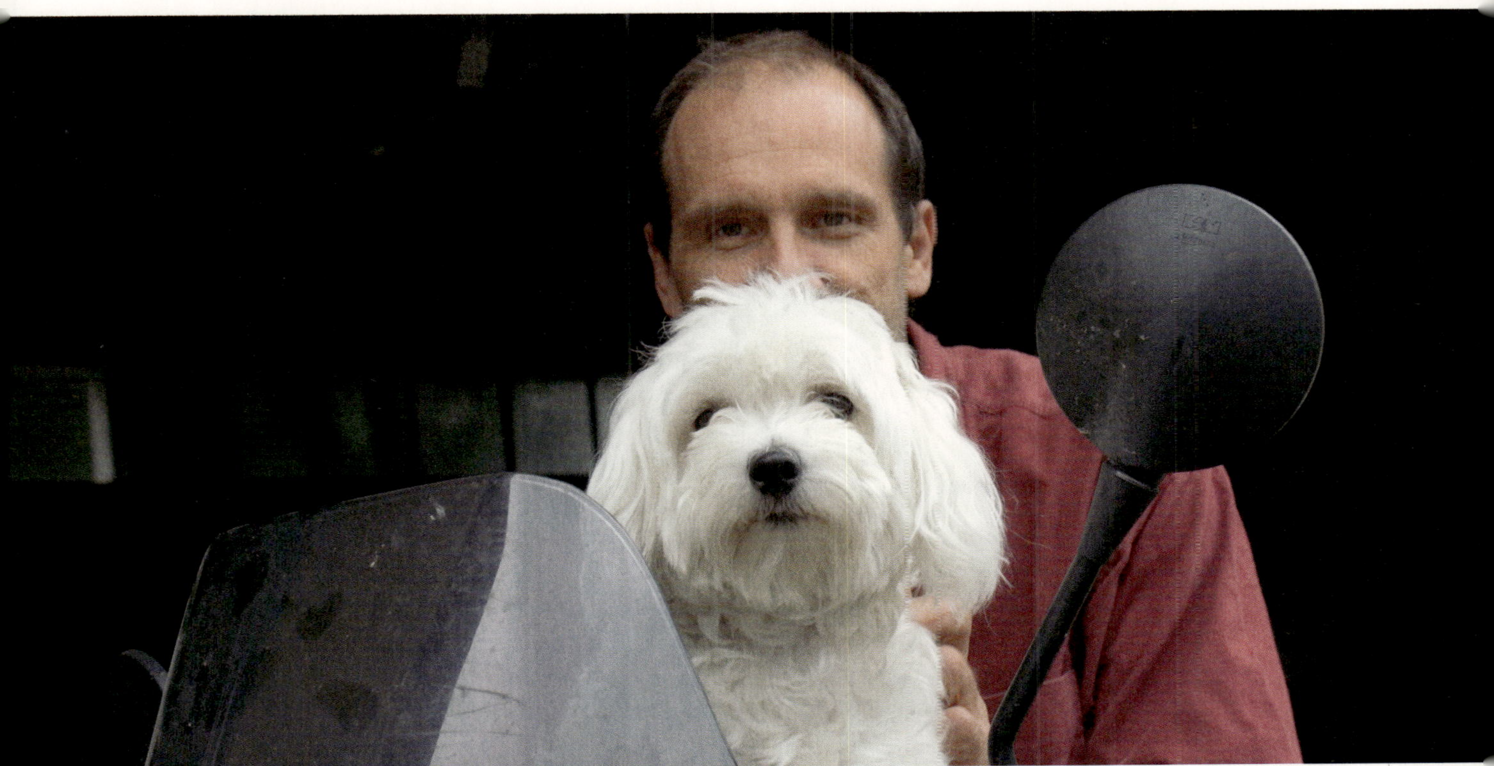

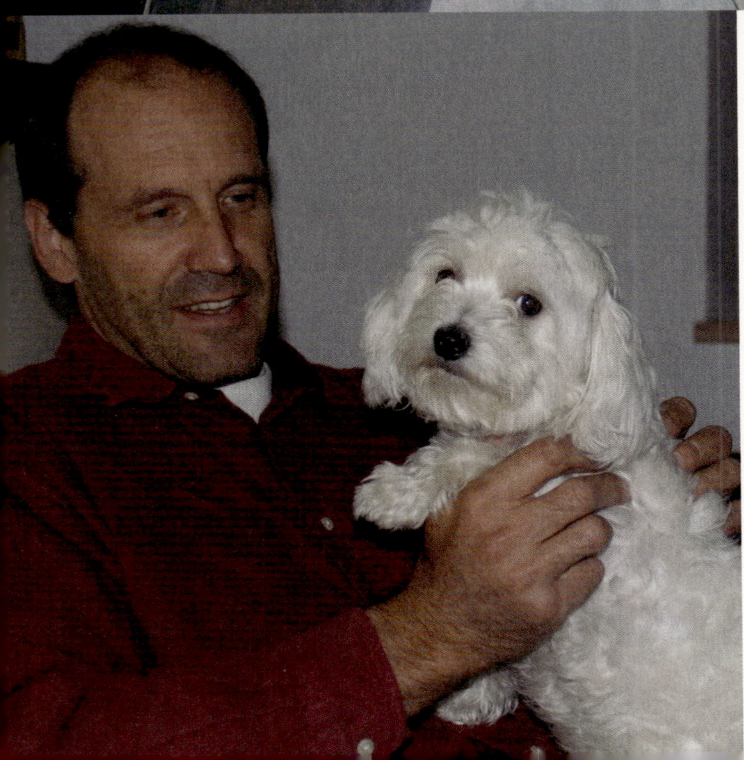

Geburtsdatum:	01.08.2005
Familienstand:	ledig
Herkunft:	Ampass
Wohnort:	Zillertal
Mitbewohner:	Katzen und Fische
Ausbildung:	Hundeschule
Special Skills:	kläffen
Besondere Vorlieben:	spielen
Besondere Abneigung:	Gewitter
Besonderes Kennzeichen:	super Wachhund, „klein, aber oho"
Reisen/Urlaub:	bleibt zu Hause

Geburtsdatum:	1995
Familienstand:	ledig
Herkunft:	Sohn der verstorbenen Hündin Anna
Wohnort:	Wien 19 und das Sacher
Mitbewohner:	Riesenpudel Nelly
Hobbys:	essen
Special Skills:	Hochsprung
Besondere Vorlieben:	schwimmen
Besondere Abneigung:	Gewitter, Tierarztbesuch
Besonderes Kennzeichen:	herzig und ein bisschen schrullig
Reisen/Urlaub:	wenn möglich ist Augustin dabei

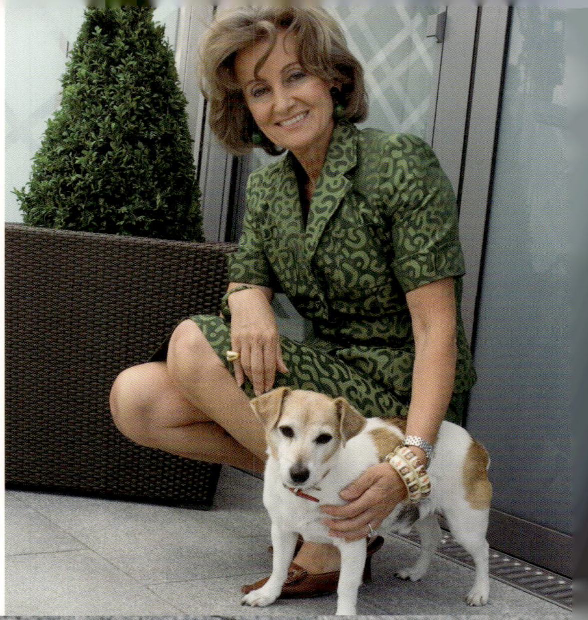

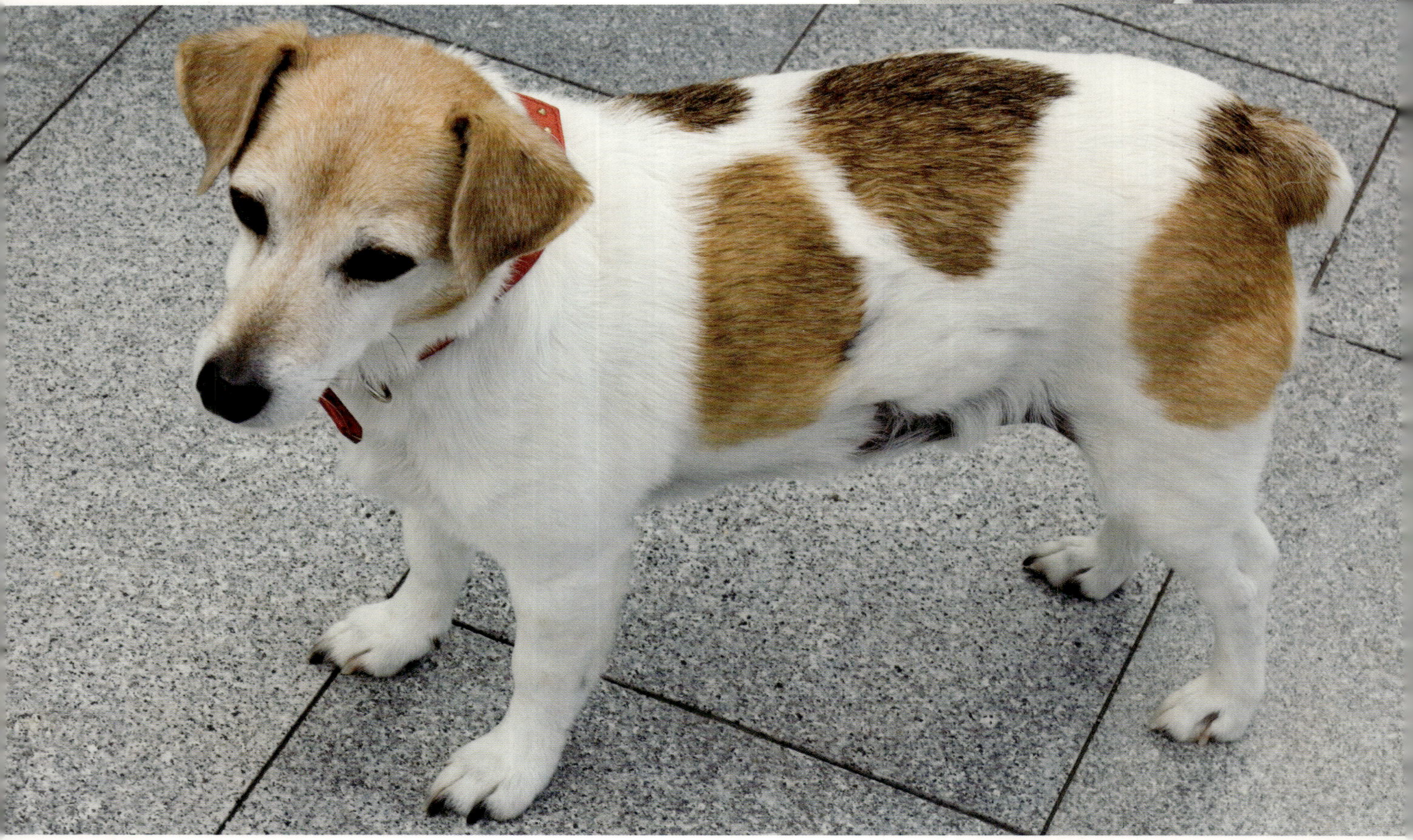

Mag sein, dass Augustin der feinste Jack Russell Terrier Österreichs ist. Denn immerhin ist er der „Hofhund" des Sachers in Wien. Elisabeth Gürtler, Chefin des renommierten Hotels und Opernballorganisatorin, ist eine begeisterte Hundefreundin: „Seit 40 Jahren begleiten mich Jack Russell Terrier durchs Leben." Besonders Anna, die Mutter von Augustin, ist der eleganten Managerin in zärtlicher Erinnerung geblieben. „Sie war einfach ein außergewöhnliches Tier und eine absolut treue Begleiterin." Anna wurde stolze 16 Jahre alt. Augustin ist der einzige Überlebende aus einem Wurf der geliebten Hündin. Alle anderen Welpen starben unmittelbar nach der Geburt. Im Vorjahr hatte Augustin ein unliebsames Erlebnis mit einem Artgenossen. Nach einer tiefen Bisswunde musste sogar ein Stück Haut transplantiert werden, aber „er hat sich gut erholt und ist wieder vollkommen fit". Diesen Eindruck hinterlässt der eigenwillige Rüde auch bei seinen Betrachtern, wenn er an der Seite seines Frauchens durch das Sacher schreitet.

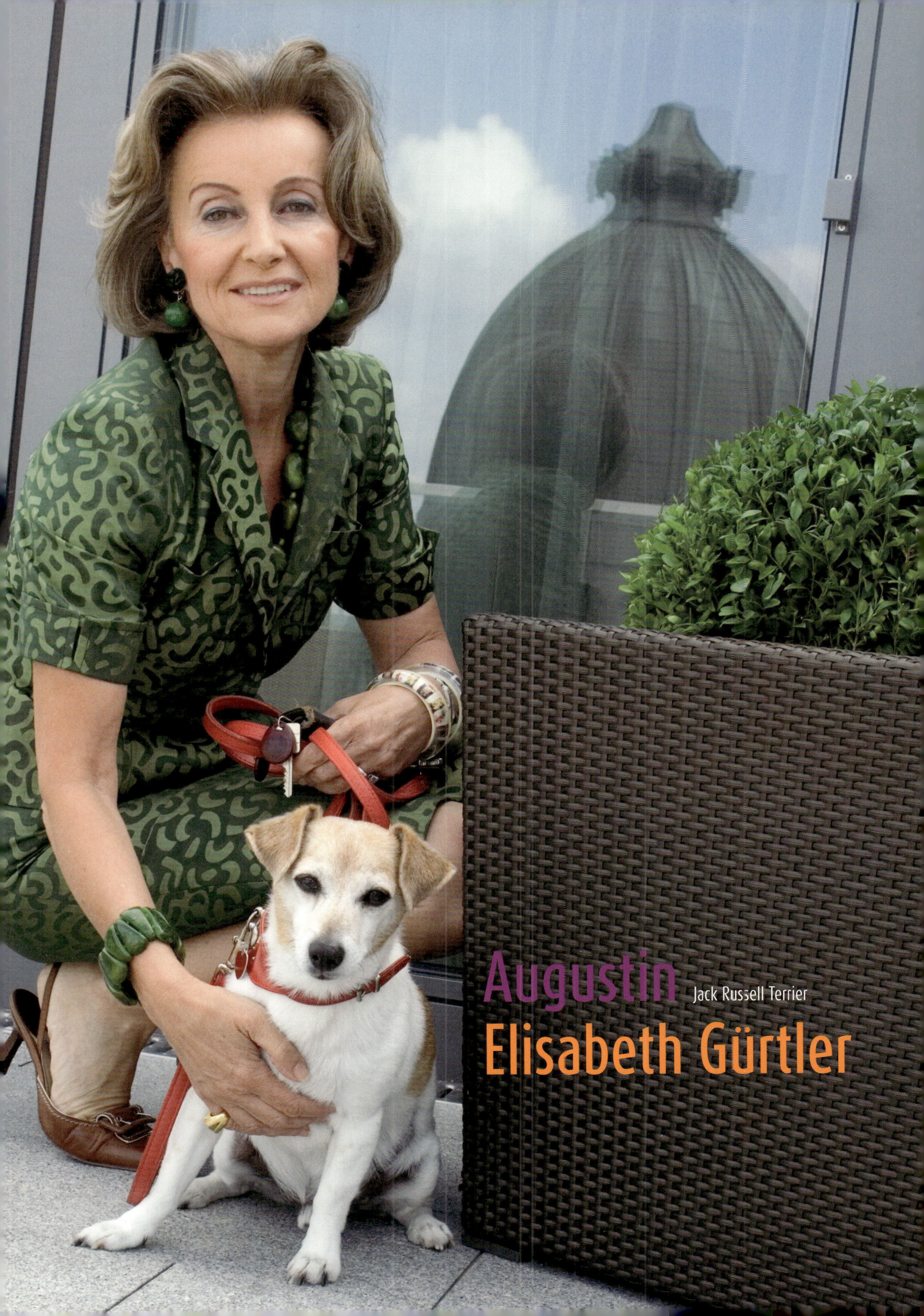

Augustin
Jack Russell Terrier

Elisabeth Gürtler

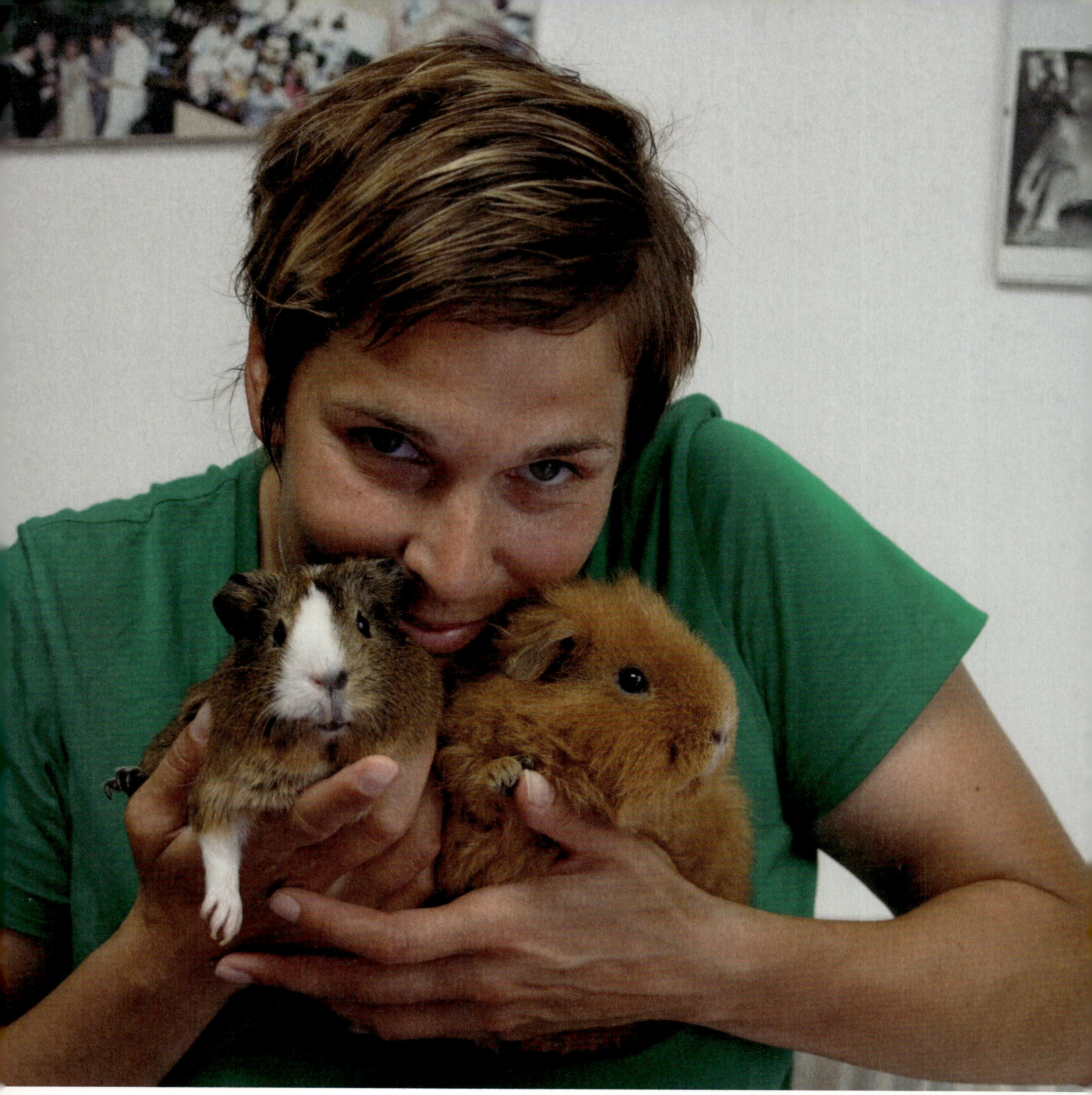

Wer kannte sie nicht? Die wohl berühmteste Ratte Österreichs, die sich auf der Schulter von Schi-Ass Michaela Dorfmeister regelmäßig telegen den Kameras zeigte. Jetzt hängt sie ausgestopft im Elternhaus über dem Esstisch ... „Sie war einmalig", erinnert sich Michi gerne zurück. „Ich liebe ja Tiere, konnte aber aufgrund meiner Karriere bislang nur Kleingetier halten!" Die Nachfolge des geliebten Nagers traten 2004 Sally und Nancy (Letztere benannt nach der kanadischen Schirennläuferin Nancy Green) an. Die beiden wohnen bei Michis Eltern, weil auch sie im „Hotel Mama" noch ein Zimmer hat. „Ich bin nur ein bisschen enttäuscht", trauert Michi Dorfmeister den „rattigen" Zeiten nach, „weil die Meerschweinchen leider nicht besonders intelligent sind und im Gegensatz zur Ratte auch keine besondere Bindung aufbauen, ... aber dafür leben sie länger!" Das ist auch nötig, denn die putzigen Nager warten seit geraumer Zeit darauf, dass Vater Dorfmeister ihnen im Garten ein Freigehege baut.

Sally und Nancy Meerschweinchen
Michaela Dorfmeister

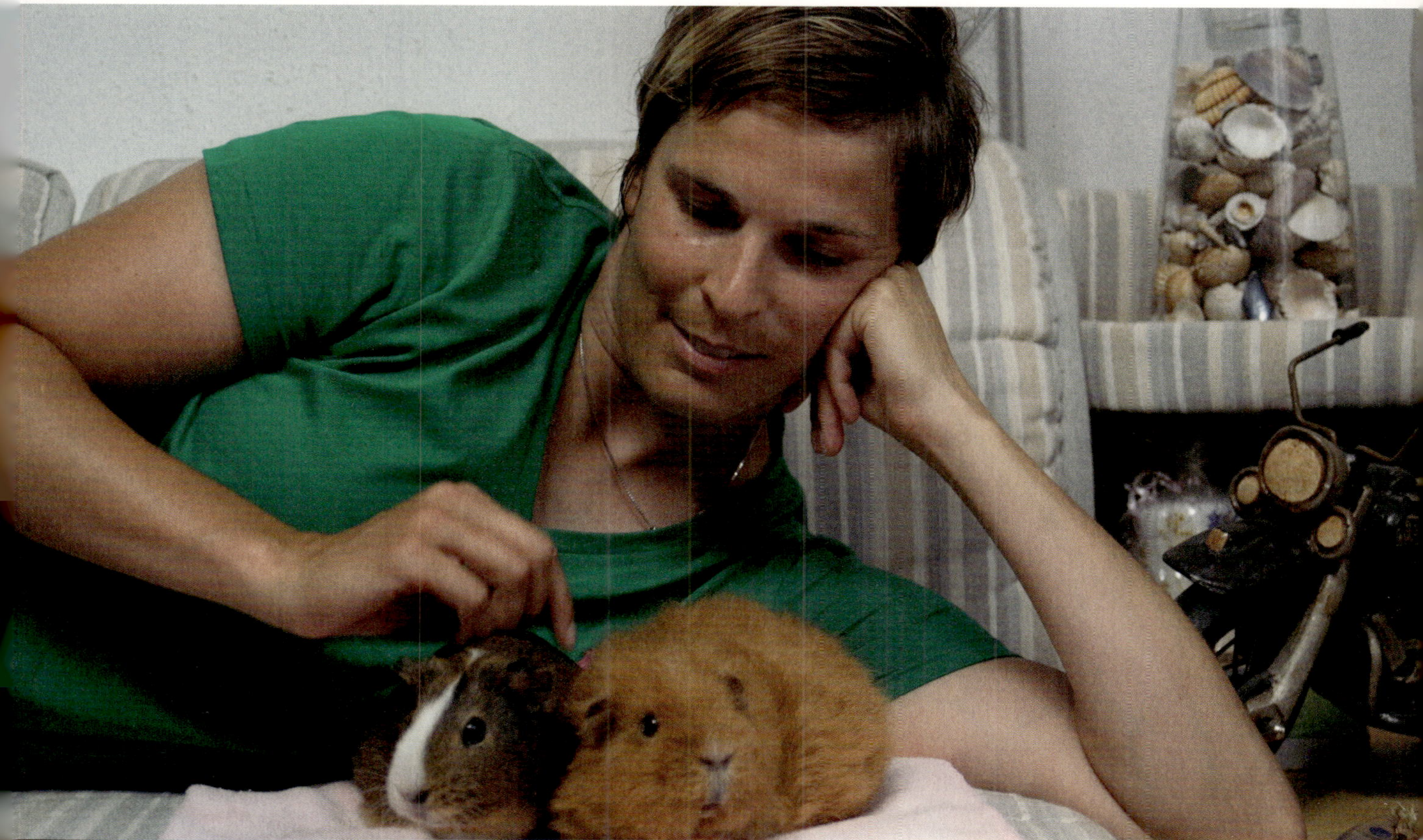

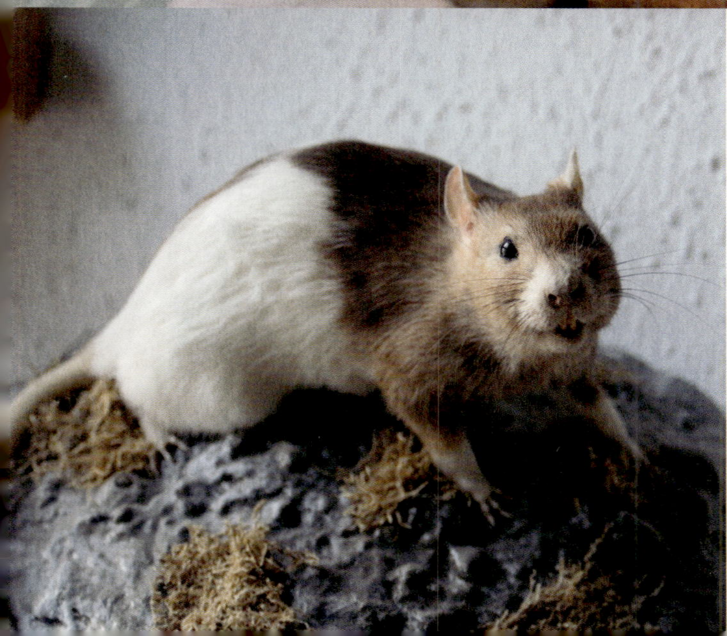

Geburtsdatum: 2004
Familienstand: ledig
Wohnort: Pernitz (Niederösterreich)
Mitbewohner: Wasserschildkröte
Special Skills: dauerfressen
Besondere Vorlieben: Gurken
Besondere Abneigung: Stress

Geburtsdatum: Juli 96
Familienstand: ledig, keine Nachkommen
Wohnort: Neusiedl am See
Mitbewohner: 2 Katzen
Hobbys: laufen, segeln
Special Skills: neben dem Auto herlaufen
Besondere Vorlieben: Käse, Katzenfutter, Gras
Besondere Abneigung: Schäferhunde, laute Musik
Besonderes Kennzeichen: Giftschöpperl am Kopf
Reisen/Urlaub: immer dabei, am liebsten auf dem Boot

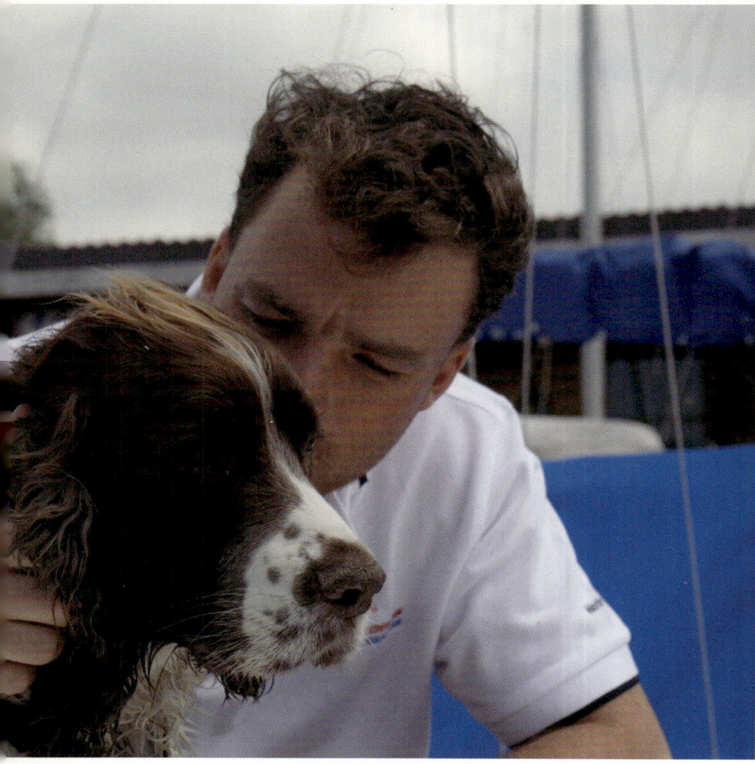

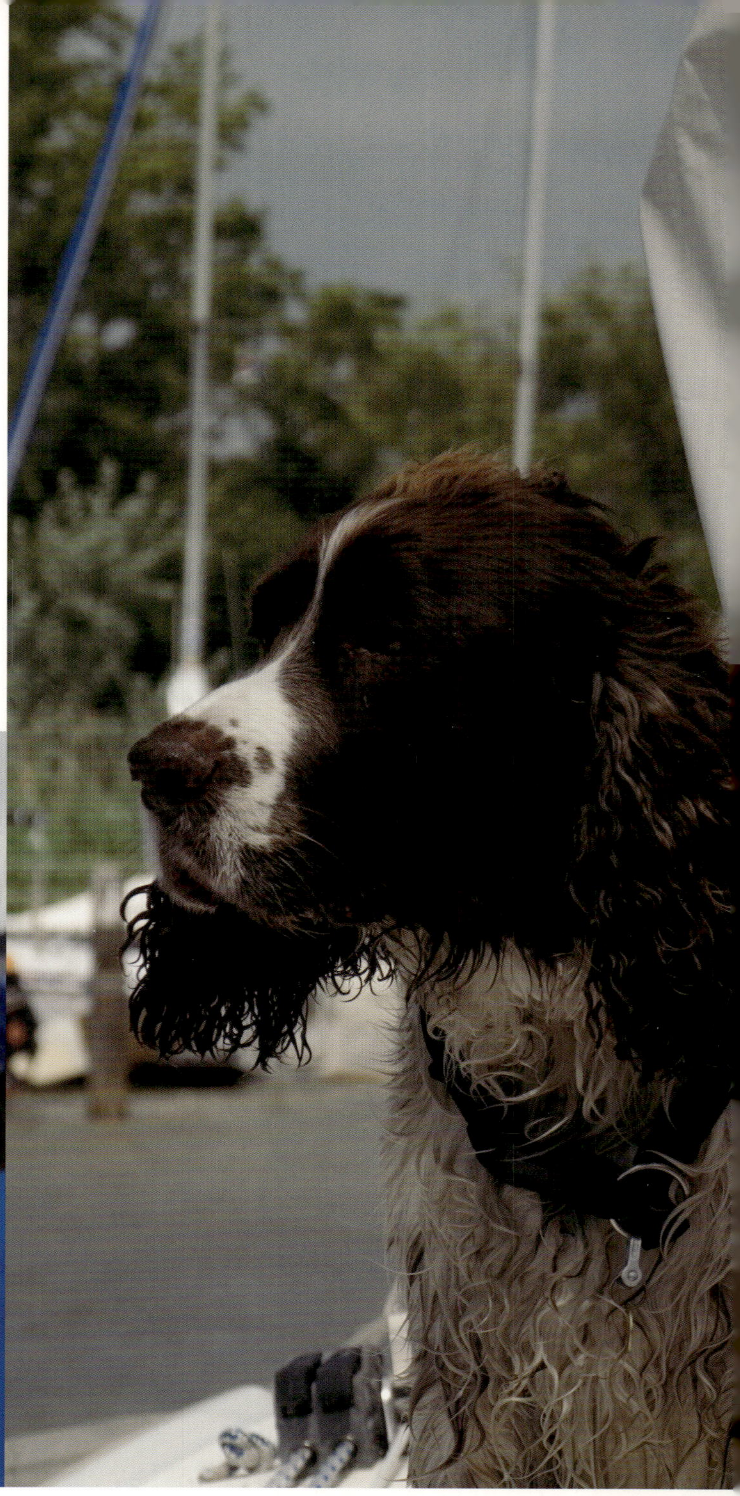

Basco ist im Grunde der Familienhund der Geritzers. Doch am schönsten findet es der Springer-Spaniel an der Seite von Olympioniken Andi. Basco liebt das Segeln: „Er ist immer mit an Bord", lacht Andi, „da steht er ganz vorne am Bug und blickt furchtlos Wind und Wellen entgegen!" Wieder an Land, läuft er auch gerne neben Autos her: „Das haben ihm meine Eltern beigebracht, damit er zu seinem Auslauf kommt, auch wenn einmal nicht genügend Zeit für längere Spaziergänge ist!" Ruhig in der Ecke liegen ist in der Sportlerfamilie Geritzer sowieso undenkbar: „Er ist immer in Action, und wenn er merkt, dass die Reisekoffer gepackt werden, setzt er sich sofort ins Auto, damit er ja nicht übersehen wird!" Im Moment bekommt Basco Mathematik-Unterricht, denn: „Seine Vorgängerin, auch ein Springer-Spaniel, konnte (mit Hilfe von Leckerlis) sogar zählen!" Medaillen, versteht sich!

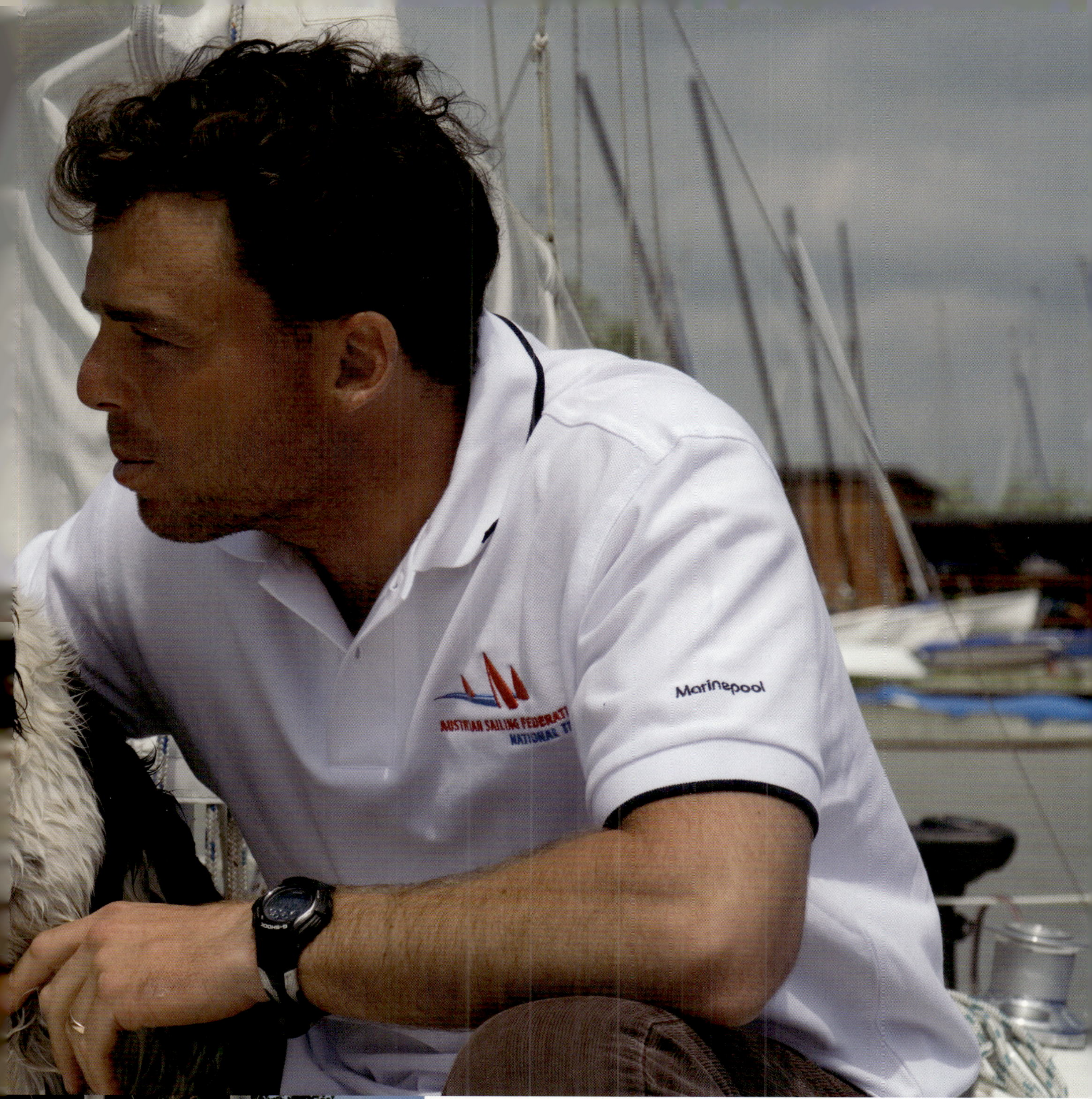

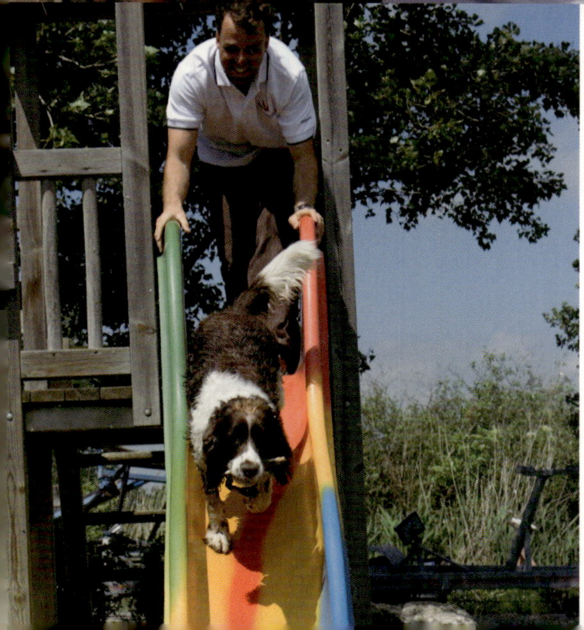

Basco vom Wachtelschlag Springer-Spaniel

Andreas Geritzer

Vor einigen Jahren verschlug es den Kabarettisten Roland Düringer nach Niederösterreich, irgendwo in die Nähe von Hinterholz 8. Dort fand der ehemals eingefleischte Stadtmensch ein fast unberührtes Fleckchen Erde, auf dem er sich und seiner Familie ein großzügiges Heim schaffen konnte und vor allem auch genügend Platz für eine seiner größten Leidenschaften, das Motocrossfahren, hat.
Haus, Hof und Motocrossgelände werden von Mischlingshündin Cherokee bewacht, die vor nunmehr sechs Jahren als winziges Fellbündel aus dem Wiener Tierschutzhaus in sein Leben tapste. Für Katzenfreund Düringer ist das Leben mit Hund eine neue Erfahrung, über deren Resümee er noch nicht 100 % sicher ist. Tochter Ilvy hingegen ist ganz eindeutig begeistert von ihrer vierbeinigen Spielgefährtin, die sich von ihr absolut alles gefallen lässt. Und damit Düringer nicht ganz auf den Hund kommt, gibt es ja neben Cherokee immer noch zwei Katzen im Haus.

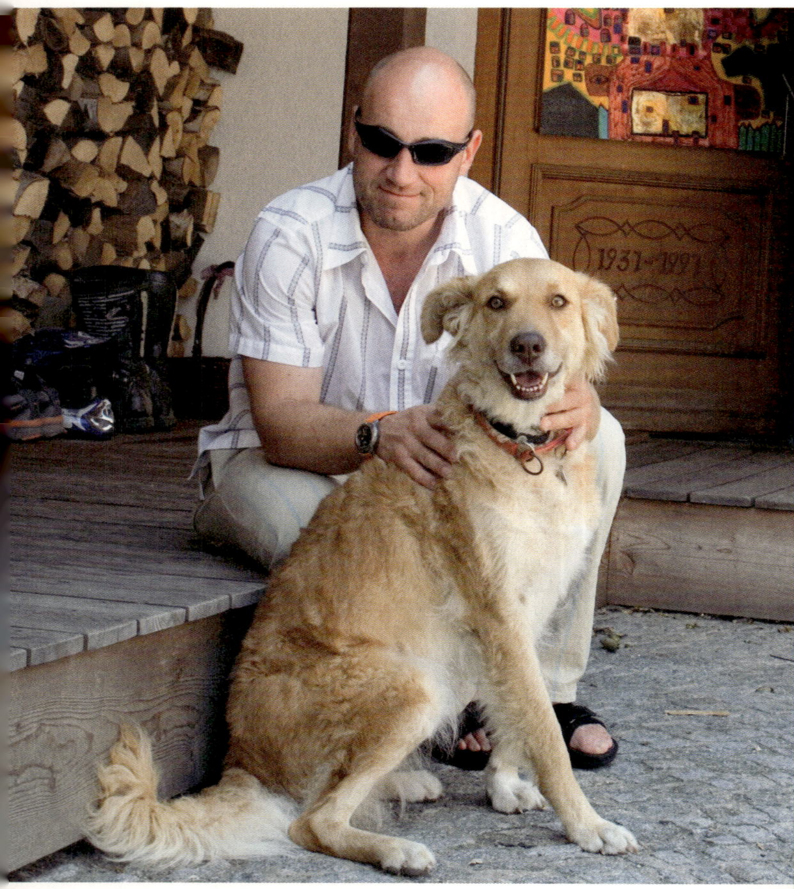

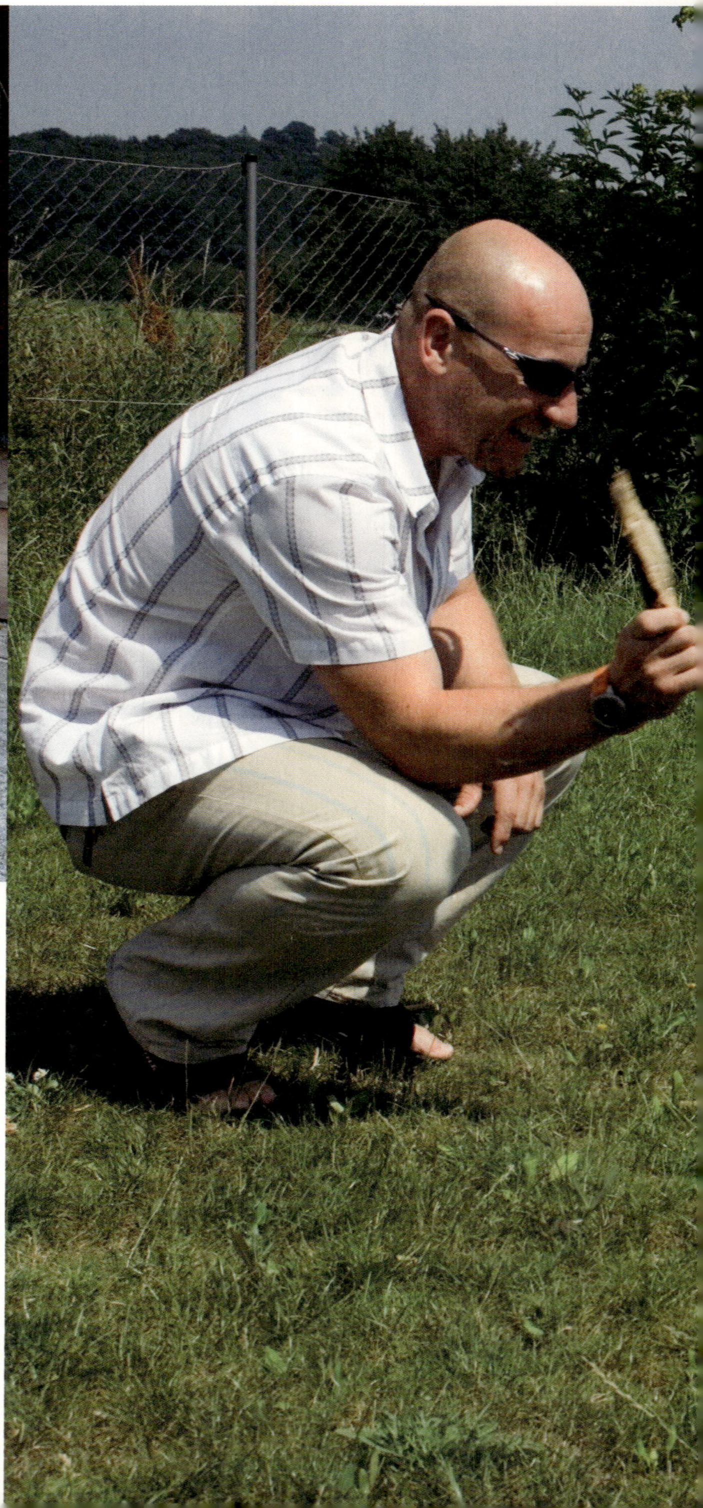

Cherokee Mischlingshund
Roland Düringer

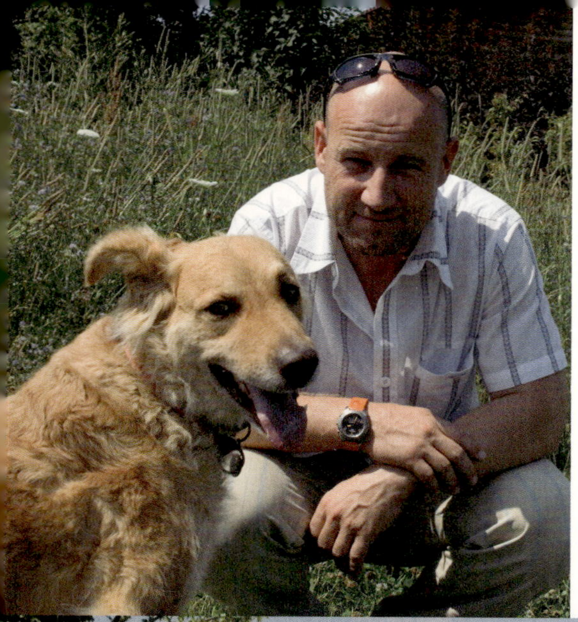

Geburtsdatum:	2000
Familienstand:	ledig, 8 Junge aus einer kurzen Affäre
Herkunft:	aus dem Wiener Tierschutzhaus
Wohnort:	Niederösterreich
Mitbewohner:	2 Katzen
Ausbildung:	Training bei „Hunde-Consulting" Tulln
Hobbys:	Wespen fangen
Besondere Vorlieben:	Menschen
Besondere Abneigung:	Großstadthektik
Besonderes Kennzeichen:	beschützt Haus und Hof, Jagdinstinkt
Reisen/Urlaub:	Urlaub am eigenen Gehöft

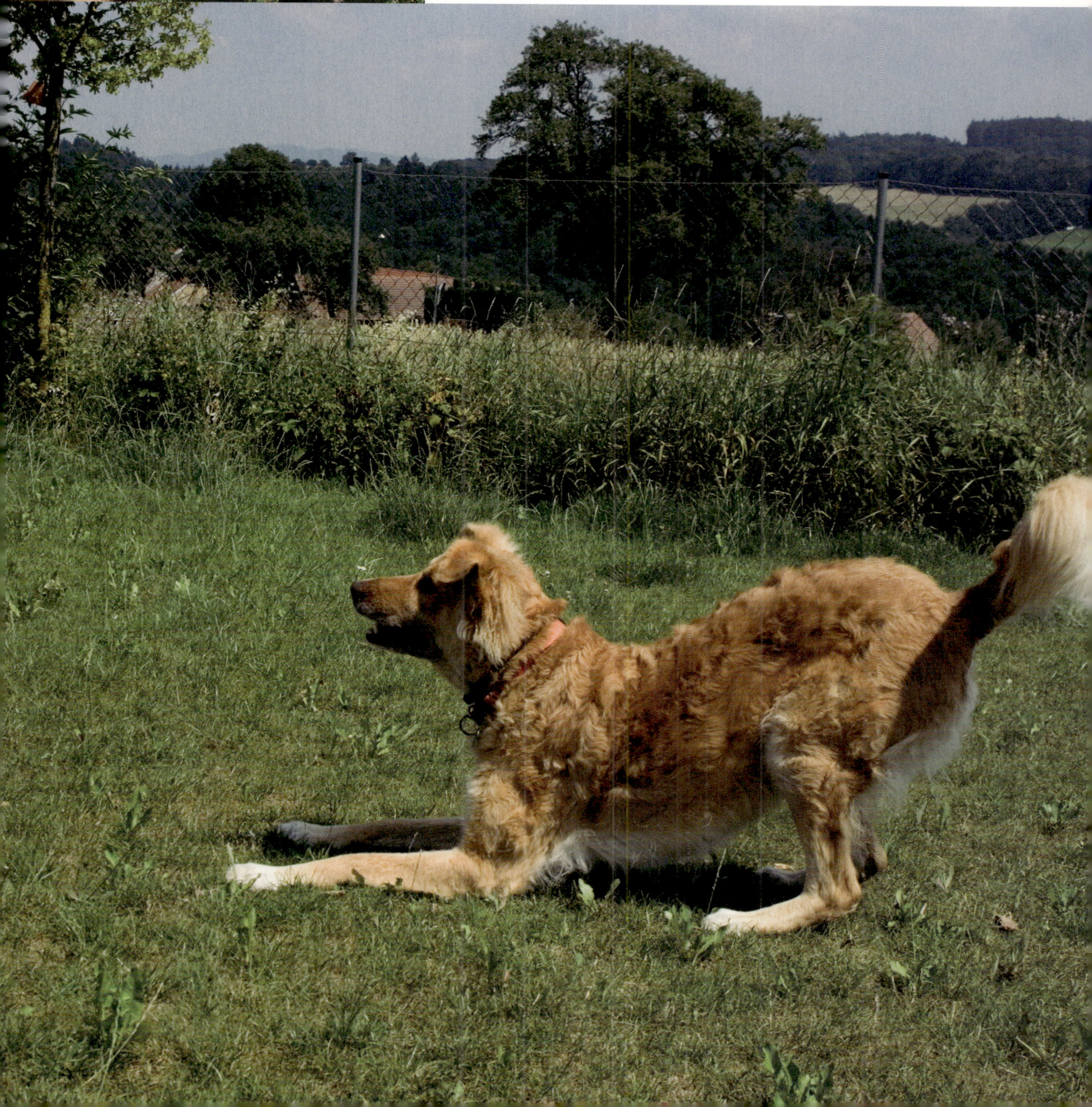

Der Maler Arnulf Rainer lebt auf einem idyllischen Hof im oberösterreichischen Sauwald. Bewacht wird das Anwesen jedoch nicht etwa von einem Hund, sondern von Sigi – einem laut Arnulf Rainer „launenhaften“ Ganter, der überdies ein Faible für schwarze Autos hat. „Er wurde mir als kleiner Gänserich in einem schwarzen Auto gebracht“, kann sich Rainer noch gut an den Tag der Ankunft seiner Wachgans erinnern. „Als es wieder wegfuhr, ist ihm Sigi bis zur Ausfahrt nachgelaufen, weil er geglaubt hat, dass seine vermeintlichen Eltern darin sitzen!“ Der Trennungsschock ist rasch gewichen, die Leidenschaft für schwarze Autos geblieben. Arnulf Rainer, der früher immer Wolfshunde hatte, ist mit Sigis Wachgans-Qualitäten durchwegs zufrieden: „Wenn er nicht gerade durch seine neue Holzente im Weier zu abgelenkt ist, gibt er sein Bestes“, erzählt er schmunzelnd. Damit es Sigi am Hof nicht zu langweilig wird und er vor allem nicht das Weite sucht, gibt es seit Jahren auch zwei Gänsedamen. Dass diese allerdings nur aus Holz sind, hat Sigi bisher entweder noch nicht bemerkt oder es spielt für ihn keine Rolle. Was wieder einmal beweist, dass die Liebe ein ewiges Rätsel ist.

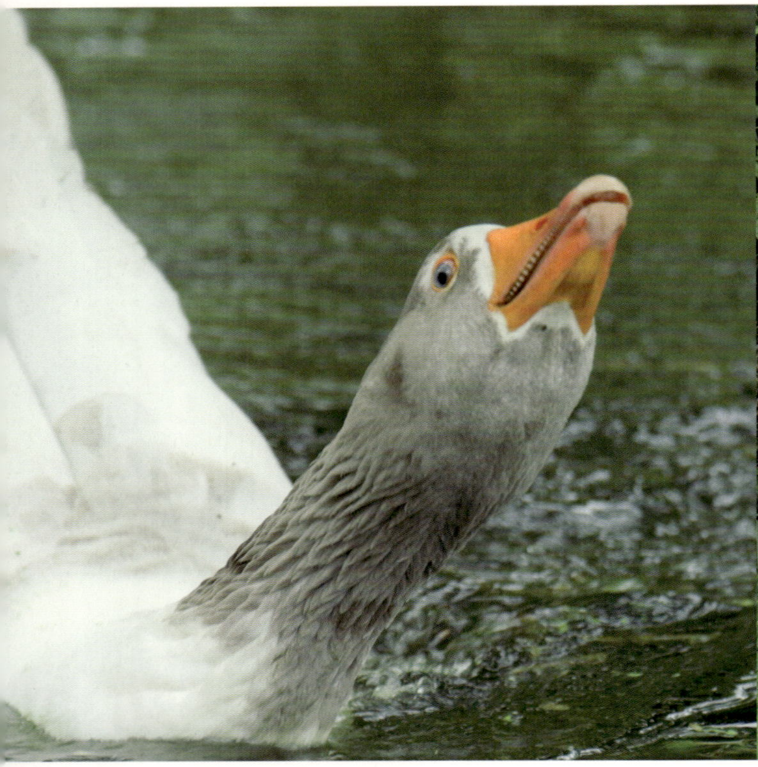

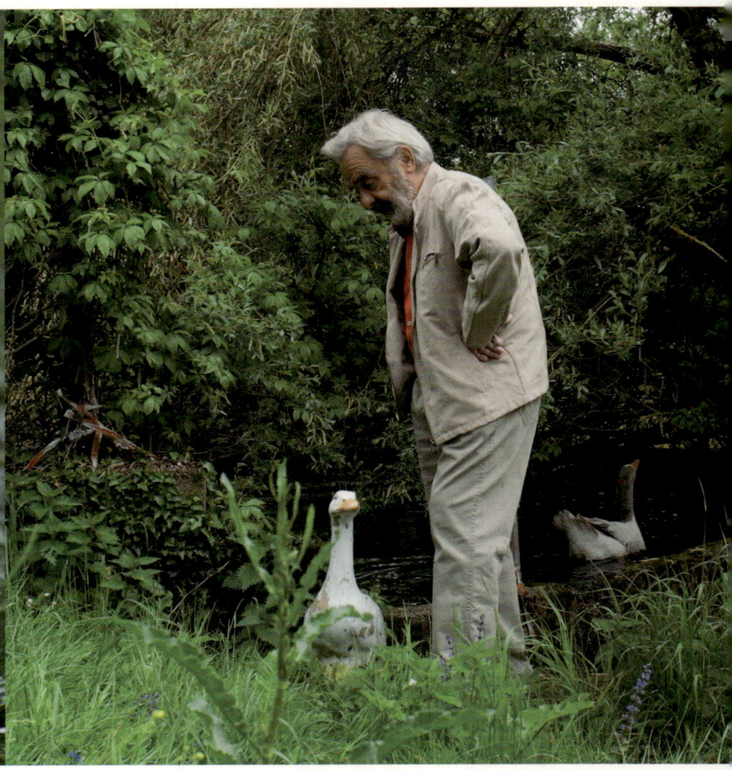

Geburtsdatum:	März 1987
Familienstand:	ledig, keine Nachkommen
Herkunft:	Oberösterreich
Wohnort:	Sauwald, OÖ
Mitbewohner:	2 Gänse-Attrappen und jede Menge Katzen
Ausbildung:	Akademie der bildenden Künste, Wien
Hobbys:	untertauchen
Special Skills:	bewacht Haus und Hof, schnattert bei Eindringlingen
Besondere Vorlieben:	Gras
Besondere Abneigung:	bestimmte Menschen
Besonderes Kennzeichen:	folgt schwarzen Autos, äußerst launenhaft
Reisen/Urlaub:	am Bauernhof

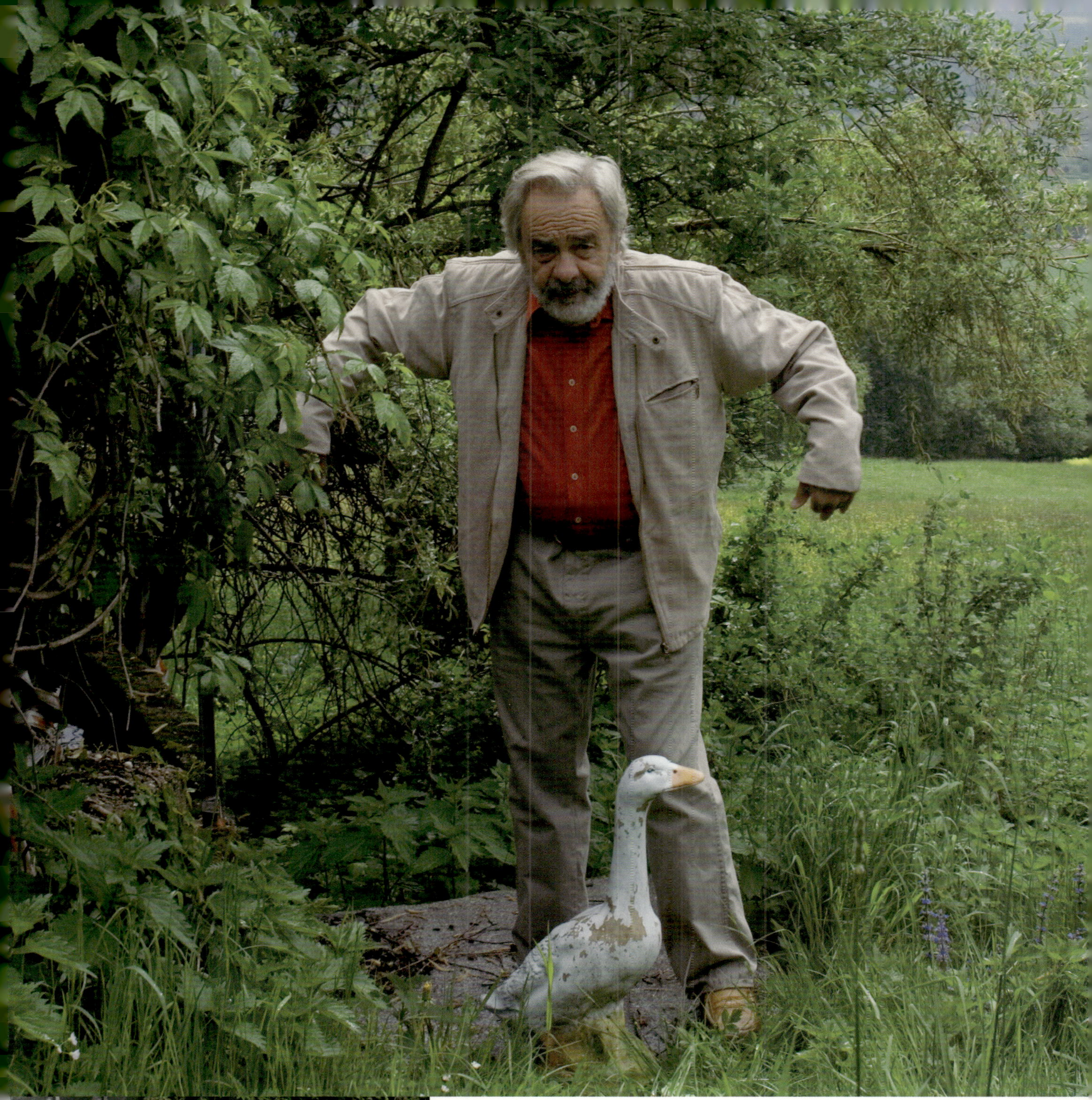

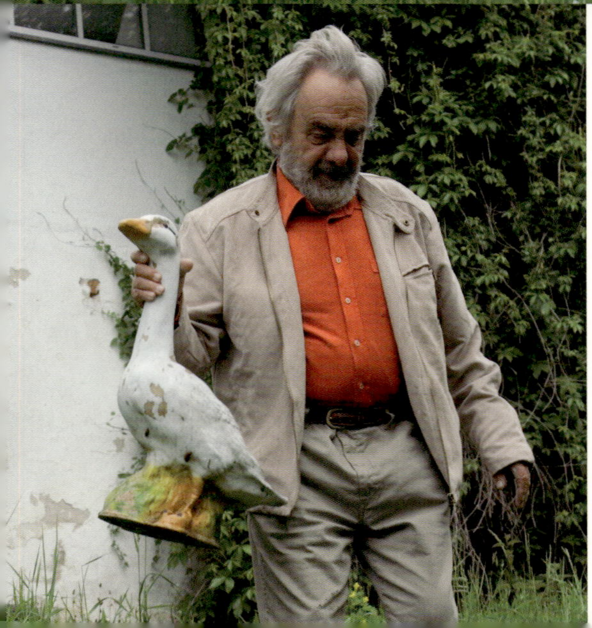

Sigi Gänserich
Arnulf Rainer

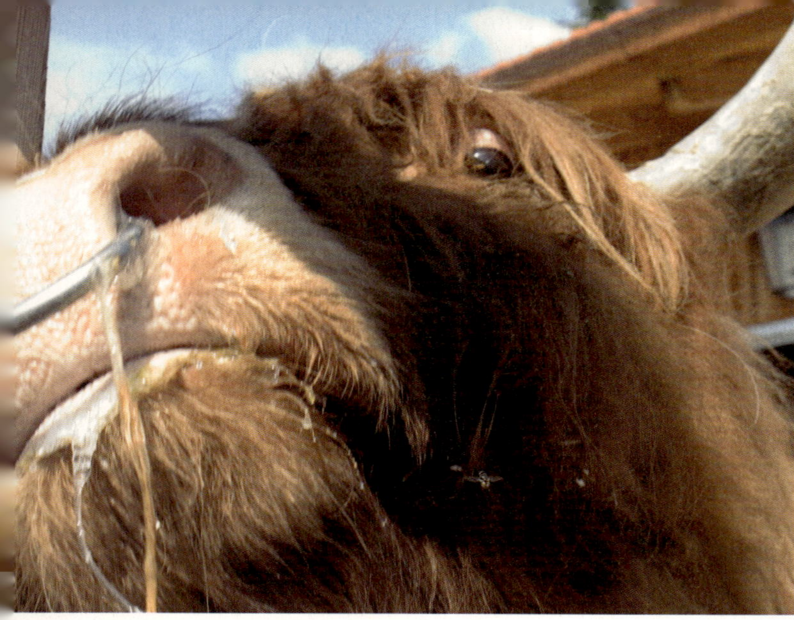

Der Bau von Gut Aiderbichl in Salzburg begann im Jahr 2000, die Geschichte aber schon viel früher im Kopf des Michael Aufhauser. Nach einem entsetzlichen Erlebnis in Spanien, bei dem er beobachten musste, wie Hunde gefangen wurden, um anschließend vergast zu werden, legte sich in seinem Kopf ein Schalter um und er beschloss daraufhin, sein bis dato „unbeschwertes" Leben grundlegend zu ändern. Der Rest ist Geschichte – und sie geht weiter und weiter. „Aiderbichl ist Idealismus einerseits und knallhartes Business andererseits", so der sympathische Promi im Interview. Die rund 100 Tiere müssen ernährt werden, das Unternehmen Aiderbichl muss auch wirtschaften, um weiter retten und helfen zu können. Dafür setzt Aufhauser neben dem persönlichen Engagement auch erfolgreich auf prominente Tier-Paten. Von Schumacher über Gottschalk gehört es für die High-Society mittlerweile zum guten Ton, ein Paten-Tier auf Aiderbichl zu haben. Privat hält sich Aufhauser eher zurück: 14 Hunde und sechs Katzen sind der aktuelle Stand seines Haushaltes. Und natürlich Herr Günther, der dafür sorgt, dass das Rudel auch zu Hause gut versorgt wird.

Wohnort: Gut Aiderbichl
Mitbewohner: ca. 100
Besonderes Kennzeichen: gerettet

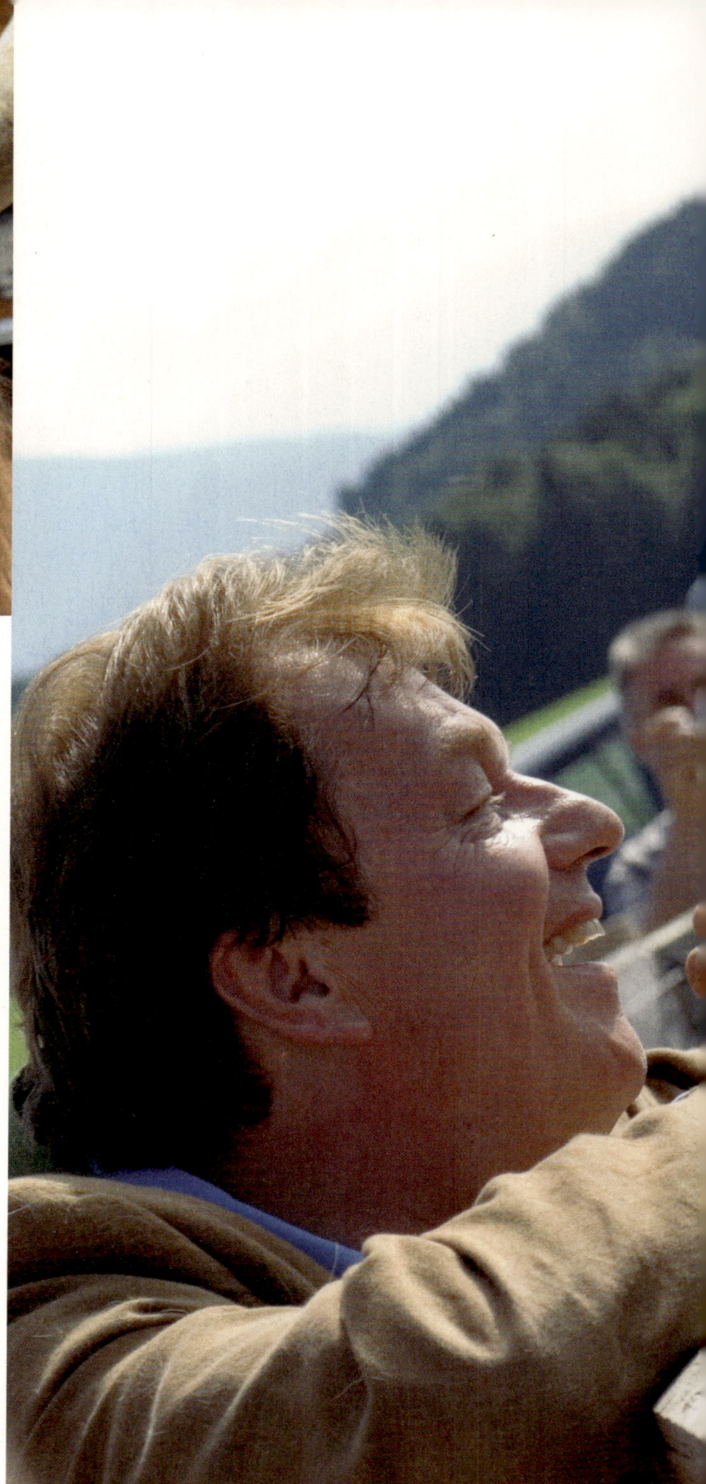

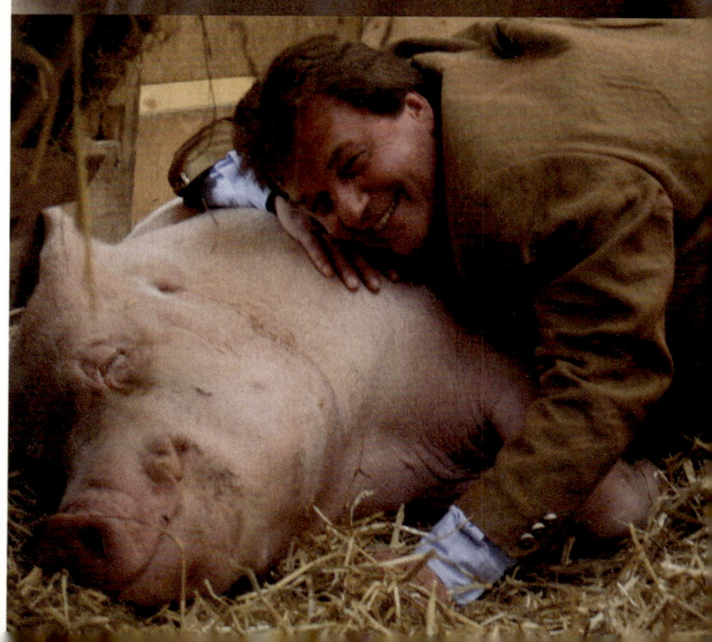

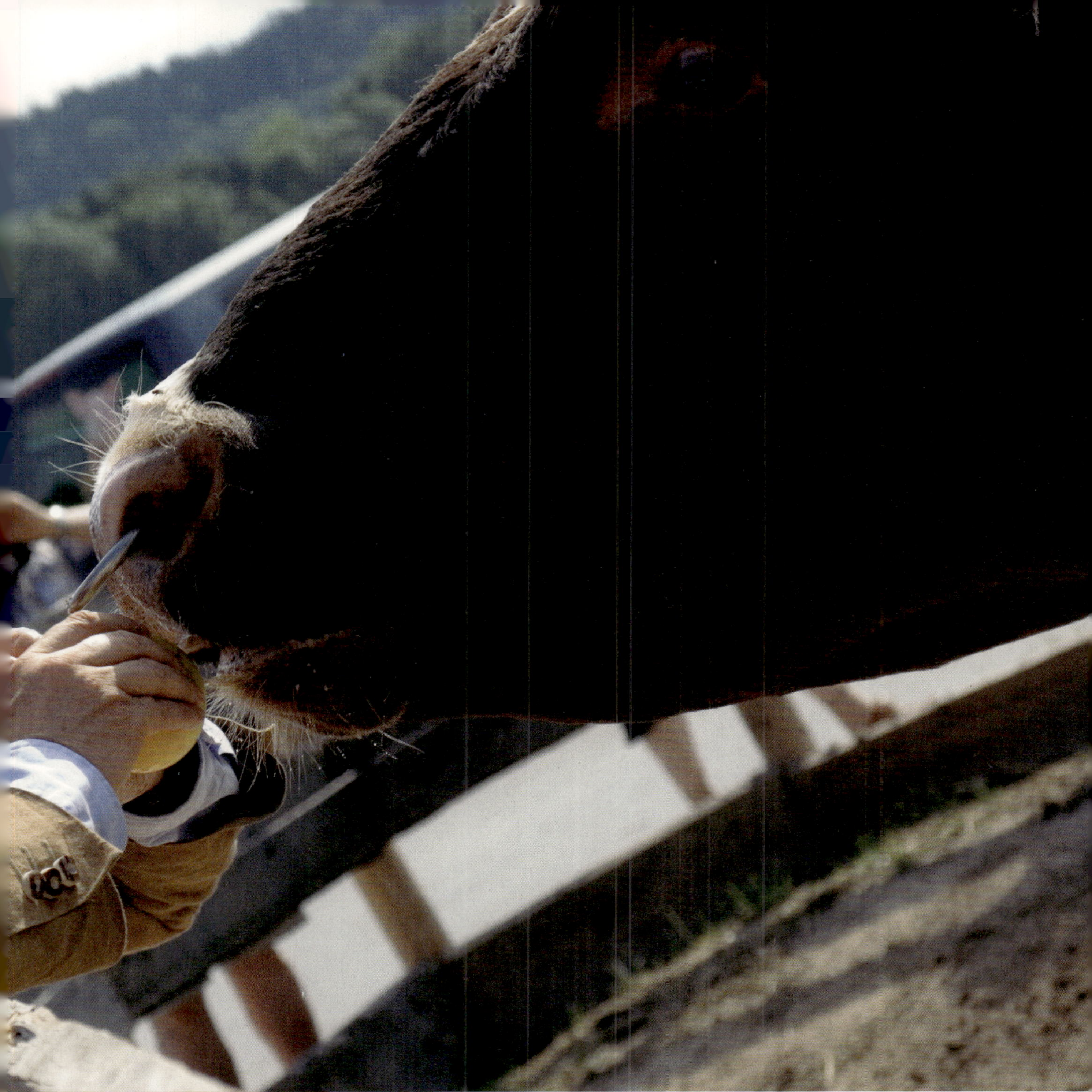

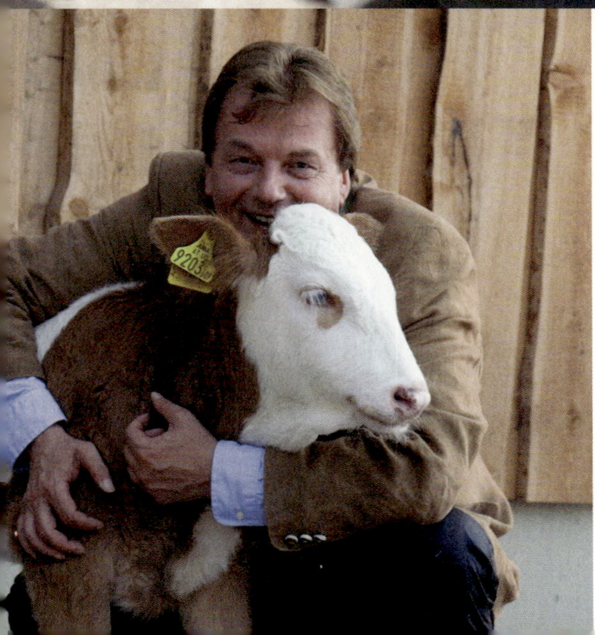

Schweine, Kühe, Pferde, Hunde, Ziegen, Schafe und viele mehr

Michael Aufhauser

Xaver & Jules

Mops & Lhasa Apso

Christian Ludwig Attersee

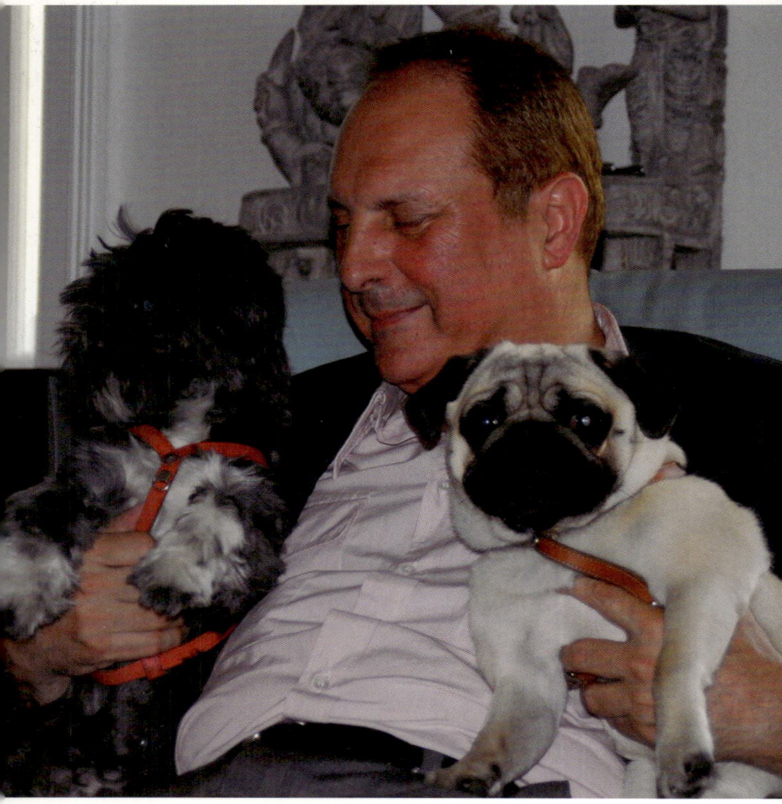

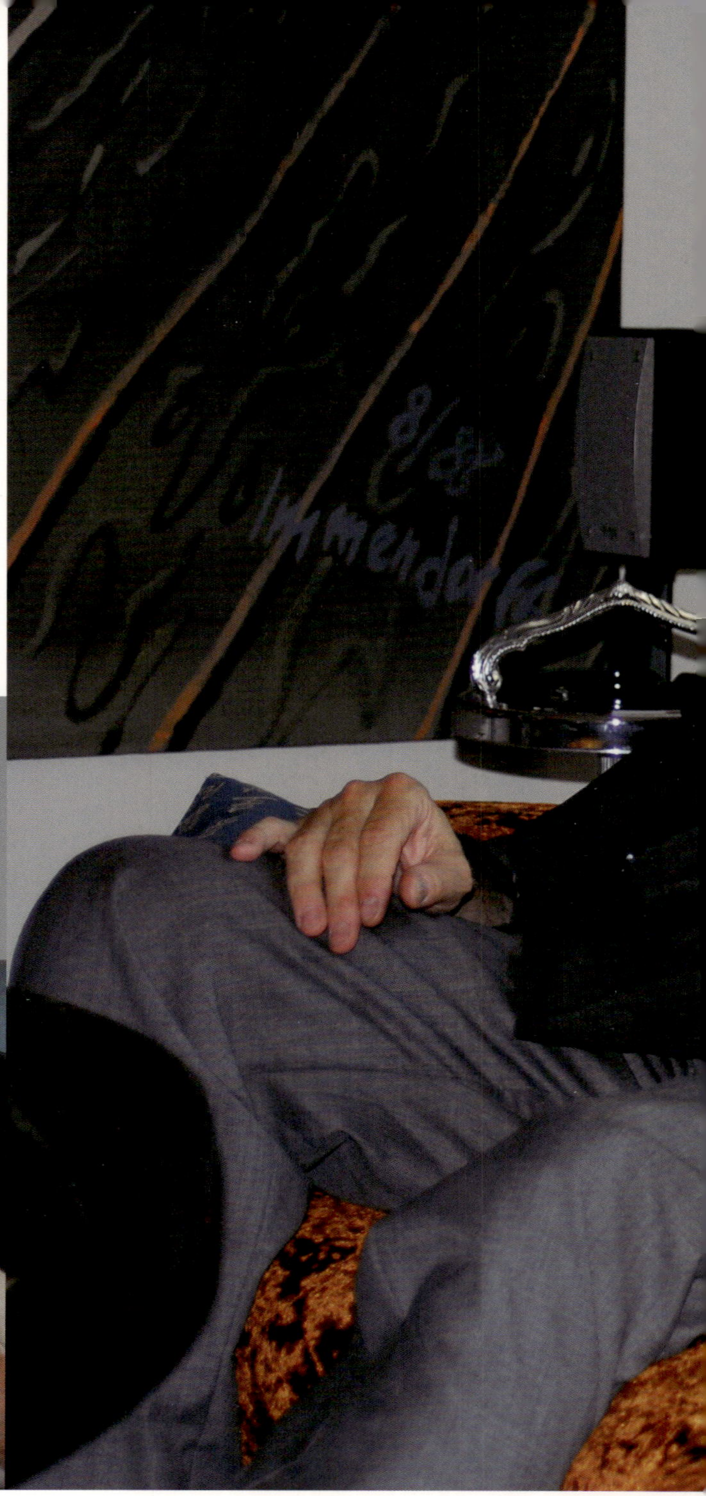

Für seine Kunst ist der Maler Christian Ludwig Attersee schon lange im In- und Ausland bekannt, für seine besondere Beziehung zu Hunden vielleicht noch nicht. „Ich liebe Hunde, weil sie genau wie ich den Tod negieren“, beginnt er das Gespräch und setzt gleich fort: „Hunde leben ausschließlich im Hier und Jetzt, dafür bewundere ich sie.“ Attersee wurde schon sein Leben lang von Hunden begleitet, Boston Terrier hatten es ihm besonders angetan. Mit dem musikalischsten seiner Hunde trat er auch bisweilen Klavier spielend und singend auf. Der Lhasa Apso Jules, laut Attersee ein „ruhiger, weiser Denker“, war ein Geschenk an seine Frau, während Mops Xaver eigentlich ein Geschenk an deren Vater war. Der erkrankte allerdings, und um den Schwiegerpapa nicht zusätzlich mit dem fidelen Welpen zu belasten, entschloss sich Attersee kurzerhand, Xaver doch zu behalten. Und sieht man die innige Beziehung zwischen Christian Ludwig Attersee und seinen beiden Hunden, bewahrheitet sich einmal mehr die alte Weisheit: Schenke und du wirst beschenkt werden!

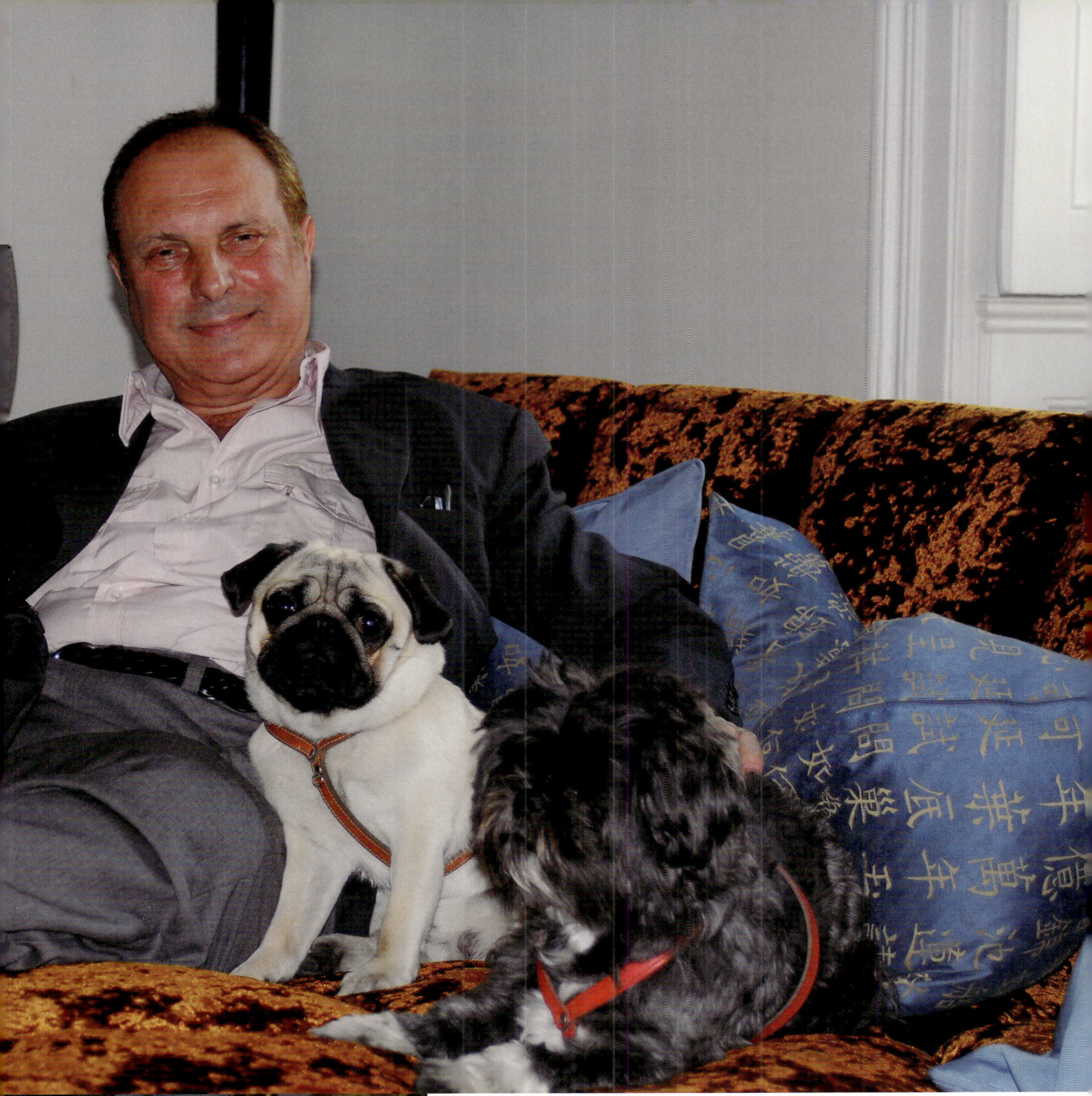

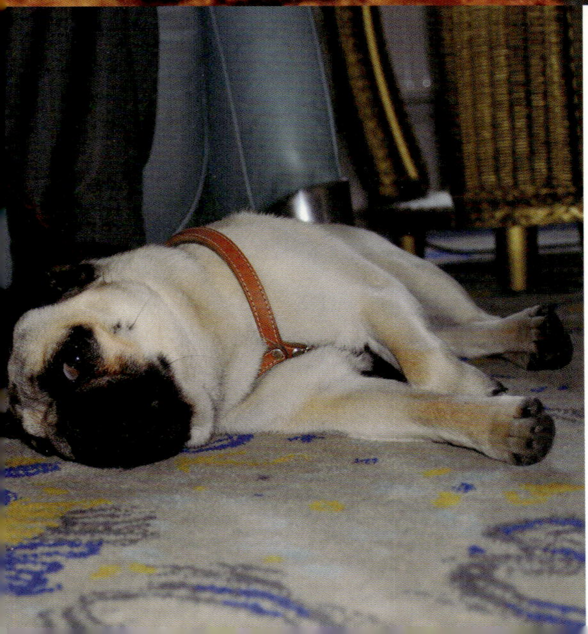

Geburtsdatum:	10.08.2005 und 11.11.2002
Familienstand:	beide ledig
Herkunft:	Mops aus Graz, Lhasa Apso aus Wien
Wohnort:	Wien, Semmering, Attersee
Besondere Vorlieben:	ganz nah neben dem Klavier sitzen und zuhören
Besondere Abneigung:	ganz Hund sein
Besonderes Kennzeichen:	zu zweit stark
Reisen/Urlaub:	immer dabei

Dackeldame Poldi war sozusagen das „Einstiegsmodell" im Trostschen Hundeleben. „Als sie starb, dachten wir, dass es niemals einen Ersatz für sie geben könnte", erinnert sich Ernst Trost an die unvergessliche Hündin. Als dann jedoch Tochter Franziska mit Moritz – der quasi als Ersatzenkerl fungiert – antanzte, erwachte die Hundesehnsucht wieder. Und so brachte das Christkind vor drei Jahren ein kleines, bellendes „Etwas", das das Ehepaar Trost seither auf Trab hält. Eigentlich leben die Hunde in getrennten Haushalten, aber da sich die beiden – sowohl Vater und Tochter, die zwei Generationen "Krone"-Journalismus verkörpern, als auch Maxi und Moritz – unglaublich gut verstehen, gibt es viele gemeinsame Stunden. „Als Duo sind die beiden Hunde ebenso frech wie ihre Namensvettern aus den Gedichten von Wilhelm Busch."

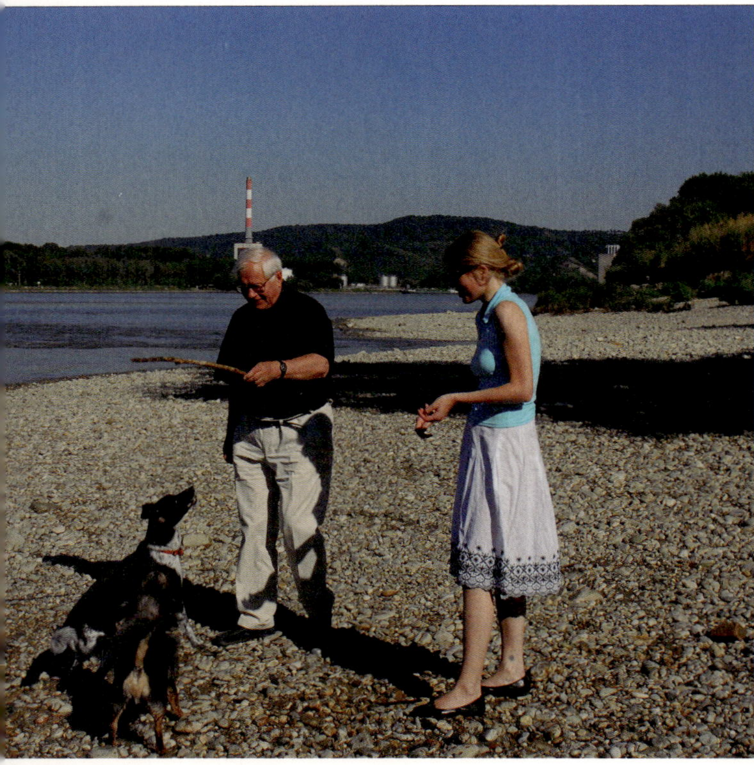

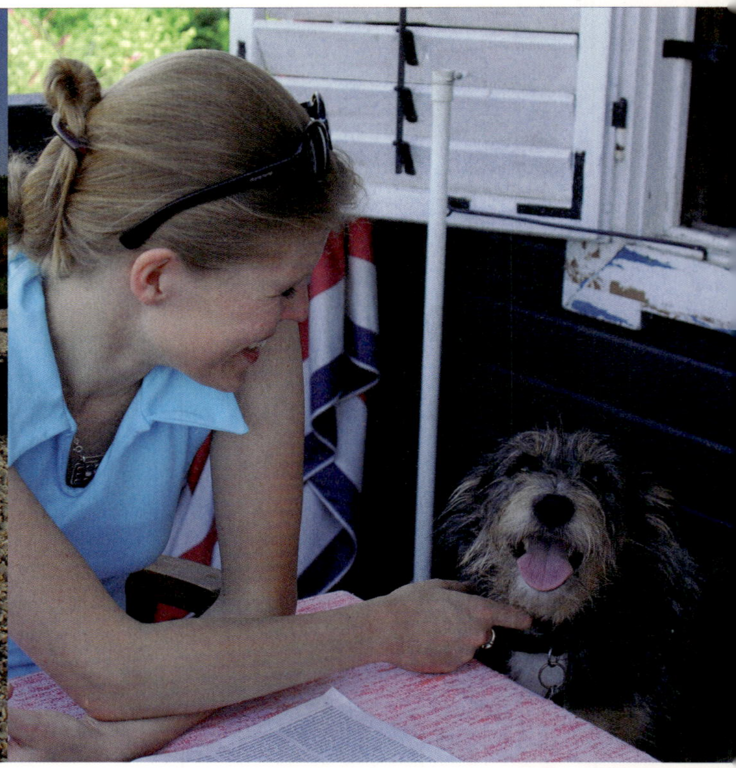

Geburtsdatum:	Maxi 2003, Moritz 2000
Familienstand:	ledig
Herkunft:	aus dem Tierheim
Wohnort:	Wien 19
Hobbys:	Maxi – auf Moritz warten, Moritz – schwimmen
Besondere Vorlieben:	Maxi liebt Moritz, Moritz liebt Maxi
Special Skills:	Maxi kann super schlimm sein, Moritz auf zwei „Beinen" tanzen
Besondere Abneigung:	Maxi bleibt nicht gern allein, Moritz hasst Diätfutter
Besonderes Kennzeichen:	Maxi kann sich flach wie eine Flunder machen, Moritz sieht aus wie eine Fledermaus
Reisen/Urlaub:	außer bei Flugreisen immer mit dabei

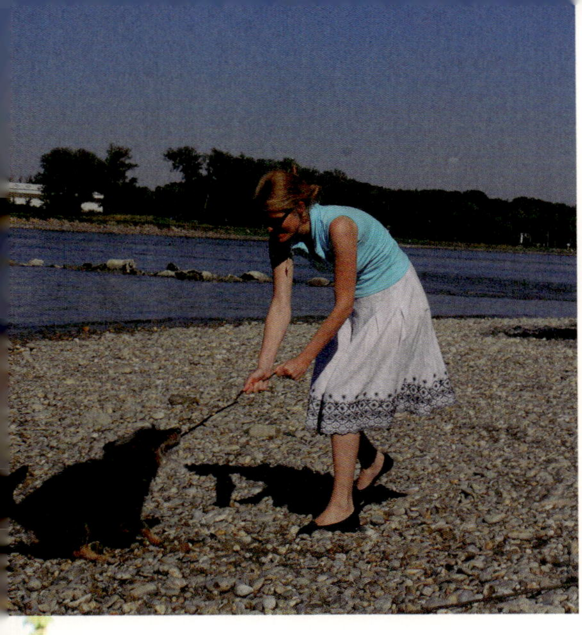

Maxi und Moritz
Mischlingshunde

Ernst & Franziska Trost

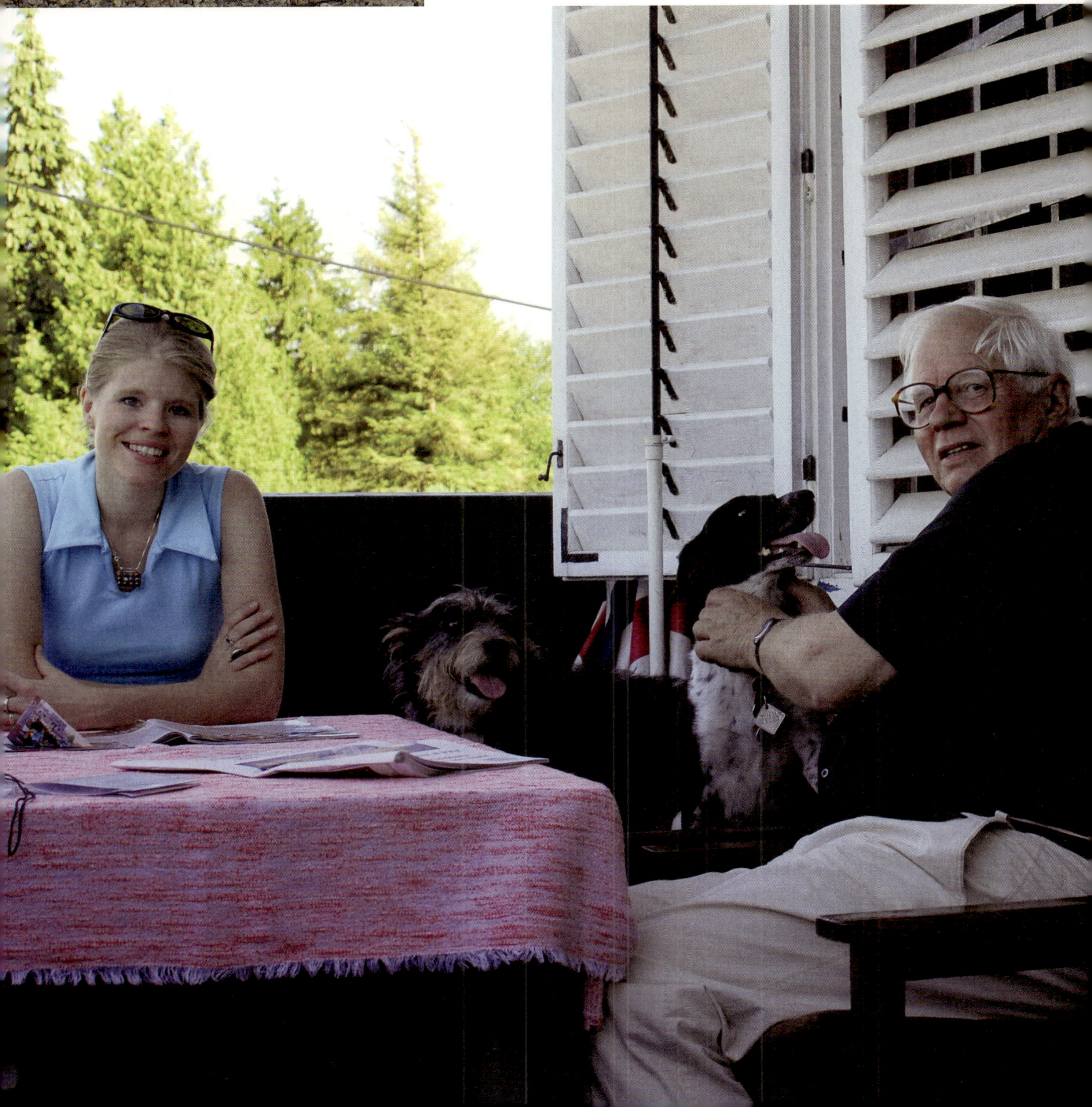

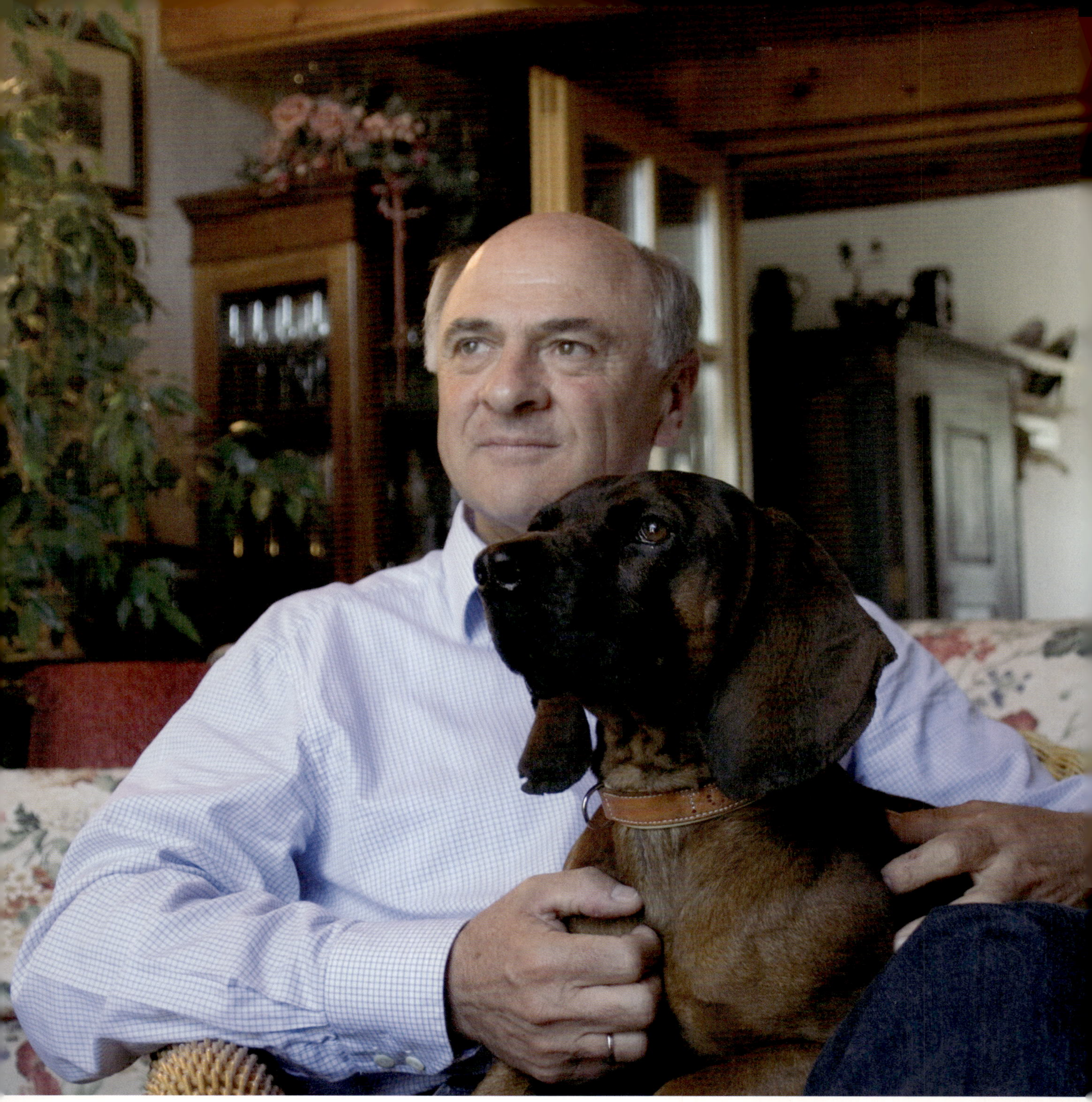

Tobi Deutsch-Drahthaar

Erwin & Elisabeth Pröll

Seiten 44 | 45

Für Landeshauptmann Erwin Pröll steht ganz klar fest: „Hunde gehören zum Leben mit dazu." Und so war es auch immer. Der tierliebende Politiker wuchs auf einem Bauernhof auf und natürlich war schon da ein Hund an seiner Seite. Und auch jetzt, als erfolgreicher Landesvater, möchte er die gemeinsamen Schmusestunden mit Liebling Tobi keinesfalls missen. Der war eigentlich ein Geschenk seiner Regierungsmannschaft, denn, so Pröll: „Als Seppl, unser Dackel, leider gestorben ist, bekam ich von meinen Mitarbeitern einen Gutschein für einen Hund." Besucher werden genauestens beschnüffelt – und je nach Sympathie freundlich begrüßt oder eben verbellt. Beim Spielen mit den Enkelkindern ist der gutmütige Vierbeiner äußerst vor- und nachsichtig.
Am liebsten jedoch schaut Tobi auf der gemütlichen Wohnzimmerbank eng an sein Herrchen gekuschelt fern – auch wenn's der berufliche Einsatz mit sich bringt, dass es meist schon die Spätnachrichten sind. Hauptsache, man ist zusammen. Und wie sagt Erwin Pröll so passend: „Bei mir kann man gut Hund sein."

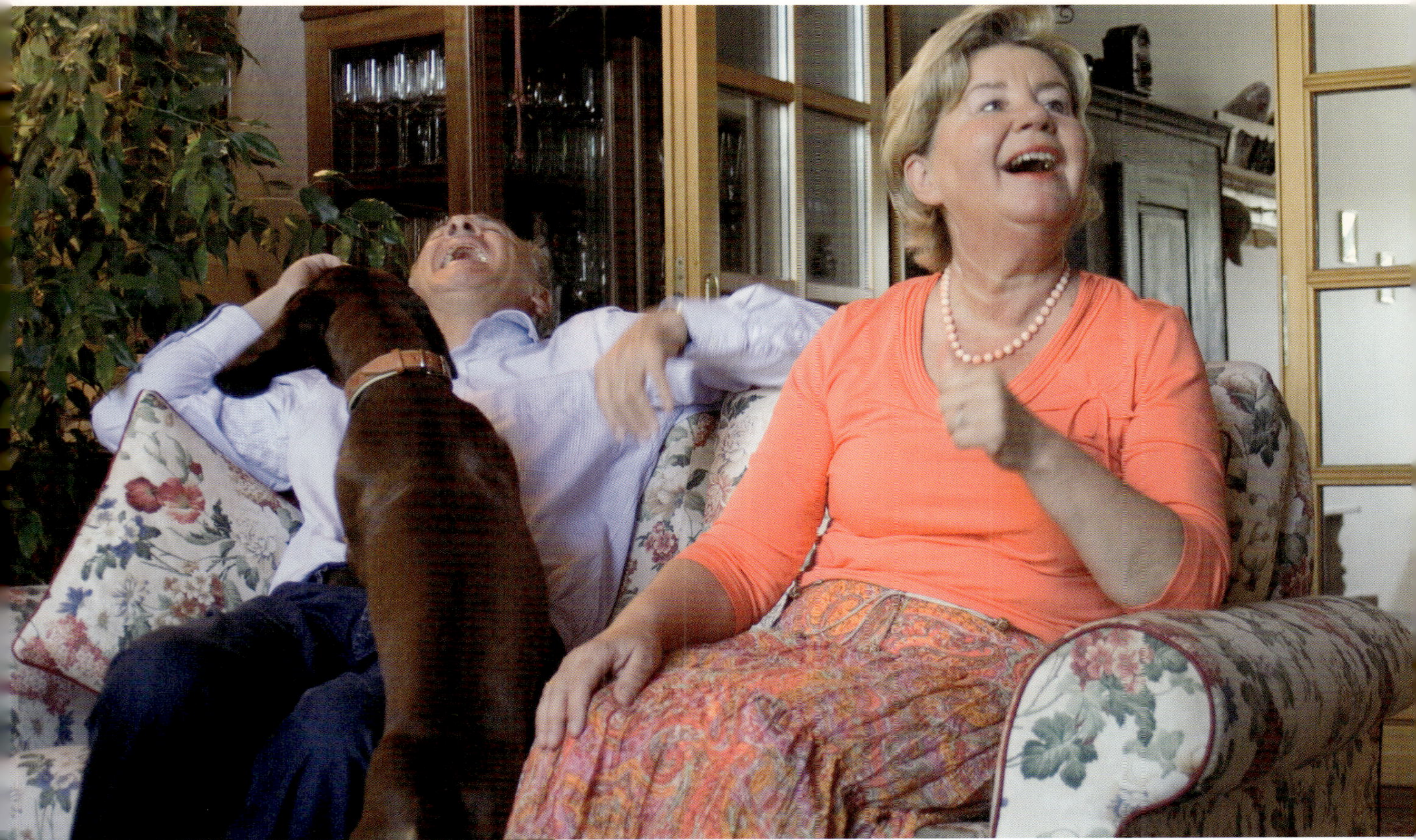

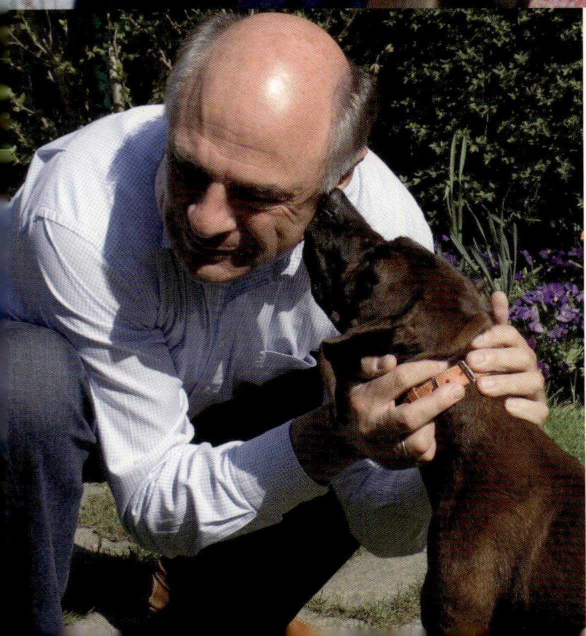

Geburtsdatum:	Juni 1998
Familienstand:	ledig
Herkunft:	Niederösterreich
Wohnort:	Radlbrunn
Hobbys:	mit Herrchen noch spät abends spazieren gehen
Special Skills:	erkennt die Autos der Chauffeure
Besondere Vorlieben:	spielen
Besondere Abneigung:	Wasser
Besonderes Kennzeichen:	Sonntagshalsband mit Strasssteinen
Reisen/Urlaub:	immer mit dabei

Pferde sind ihr Leben, diese Aussage trifft auf die Ex-Miss World hundertprozentig zu: Schon als kleines Mädchen fühlte sie sich von den edlen Tieren magisch angezogen – und was früher Hobby war, ist mittlerweile auch ihr Beruf. Im Magna Racino ist die „Jungmami“ (Tochter Ina ist 16 Monate alt) an allen Renntagen anzutreffen. „Ein Fixpunkt in meinem Leben ist jedoch nach wie vor mein Pferd Lalina“, erzählt Ulla, während sie ihren Schäferhund Junior krault. Der ist bereits seit sechs Jahren ihr treuester Begleiter und daher natürlich auch täglich mit, wenn Ulla mit Lalina reiten geht. Das führte dazu, dass sich Junior im Reitstall St. Lukas als Hausherr und Bewacher fühlt und auch so benimmt. „Was mich an dieser Rasse begeistert, ist, dass sie einfach ideale Familienhunde sind“, erzählt Weigerstorfer lächelnd. „Ina und Junior waren vom ersten Tag an die besten Freunde, die beiden lieben sich einfach heiß.“ Und nachdem der clevere Junior auch Katze Bagira davon überzeugen konnte, dass sie eigentlich ein Hund ist, herrschen im Weigerstorferschen Rudel Eintracht und Zufriedenheit.

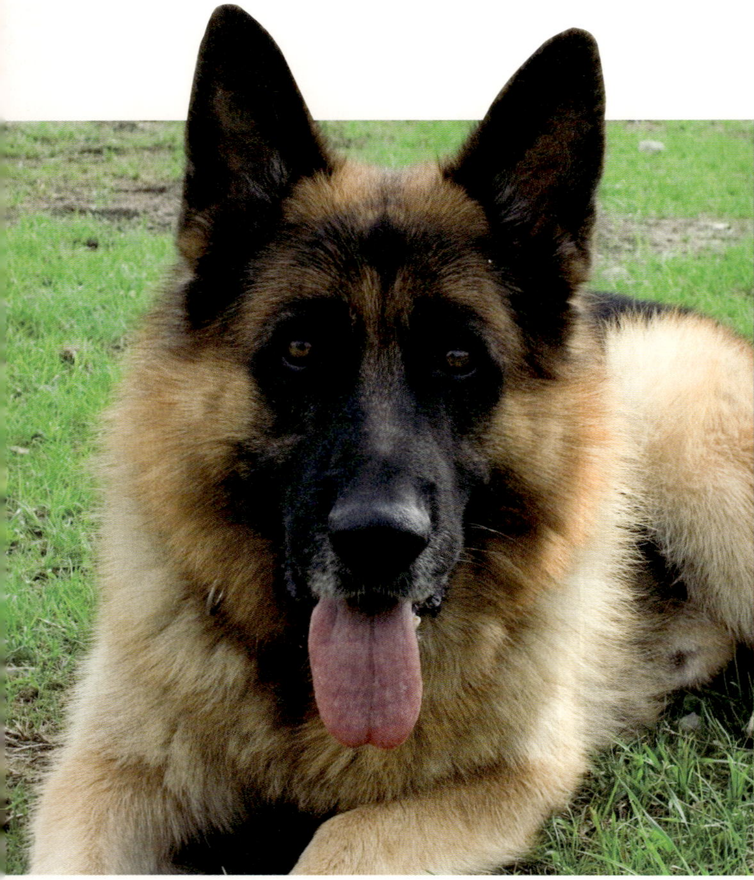

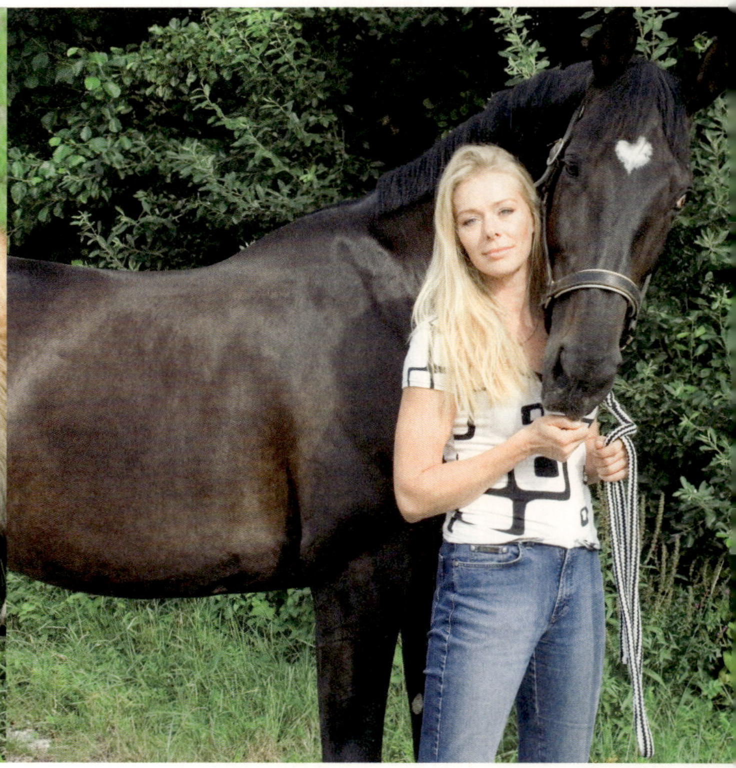

Geburtsdatum: 31.01.1996
Familienstand: beide ledig ohne Nachkommen
Wohnort: Ebreichsdorf, Sulz, Reitstall St. Lukas
Mitbewohner: 1 Katze Bagira, 6 Jahre alt
Ausbildung: Dressur
Special Skills: Reitstall bewachen, sich verbeugen
Besondere Vorlieben: Ball spielen, apportieren, Koppel gehen
Besondere Abneigung: Tierärzte, Ungerechtigkeit
Besonderes Kennzeichen: mag Pferde, herzförmige Zeichnung auf der Stirn, gutmütig
Reisen/Urlaub: beide bleiben im Reitstall

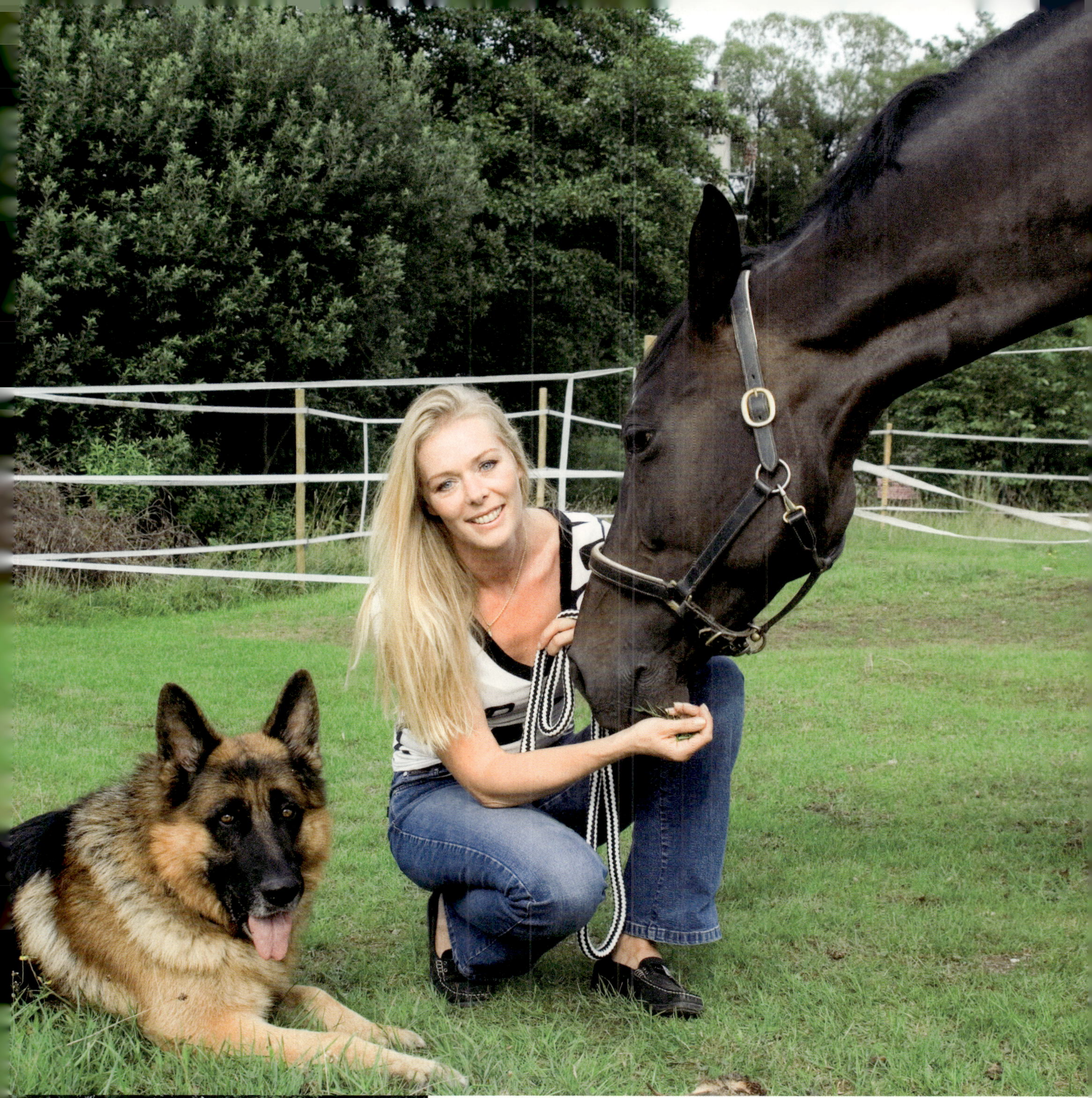

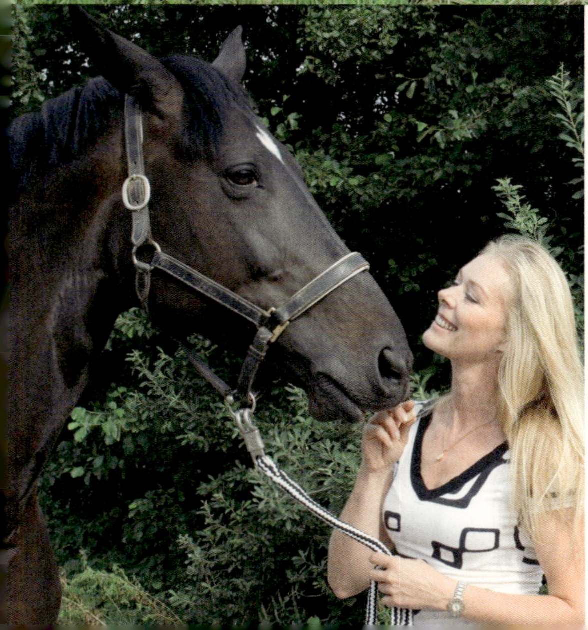

Junior & Lalina

Stockhaar-Schäfer & Oldenburger Stute

Ulla Weigerstorfer

Aida alias Izias von Yeutolin Labrador-Retriever

Alfred Ötsch Pate

Florian Schwab Besitzer

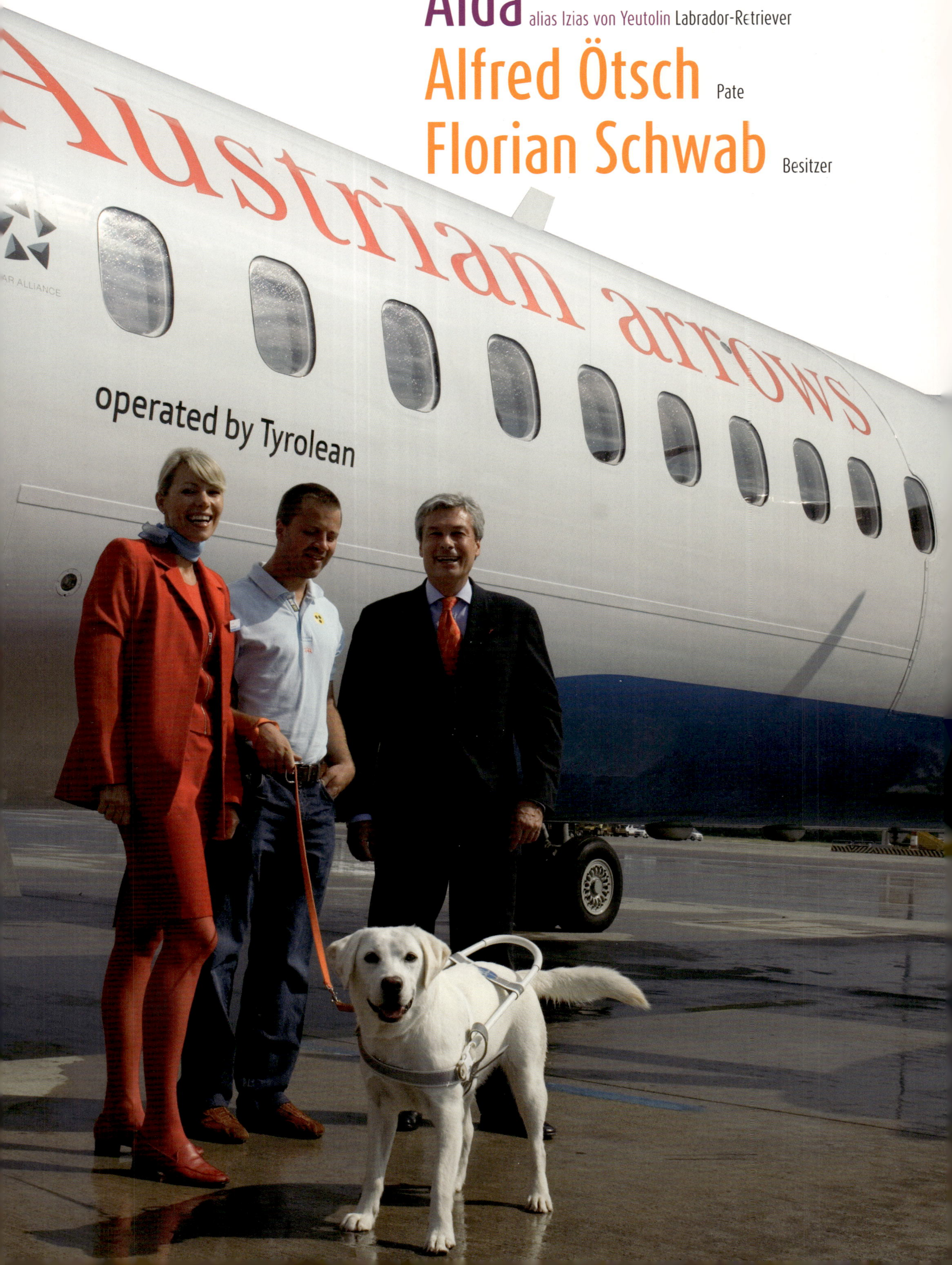

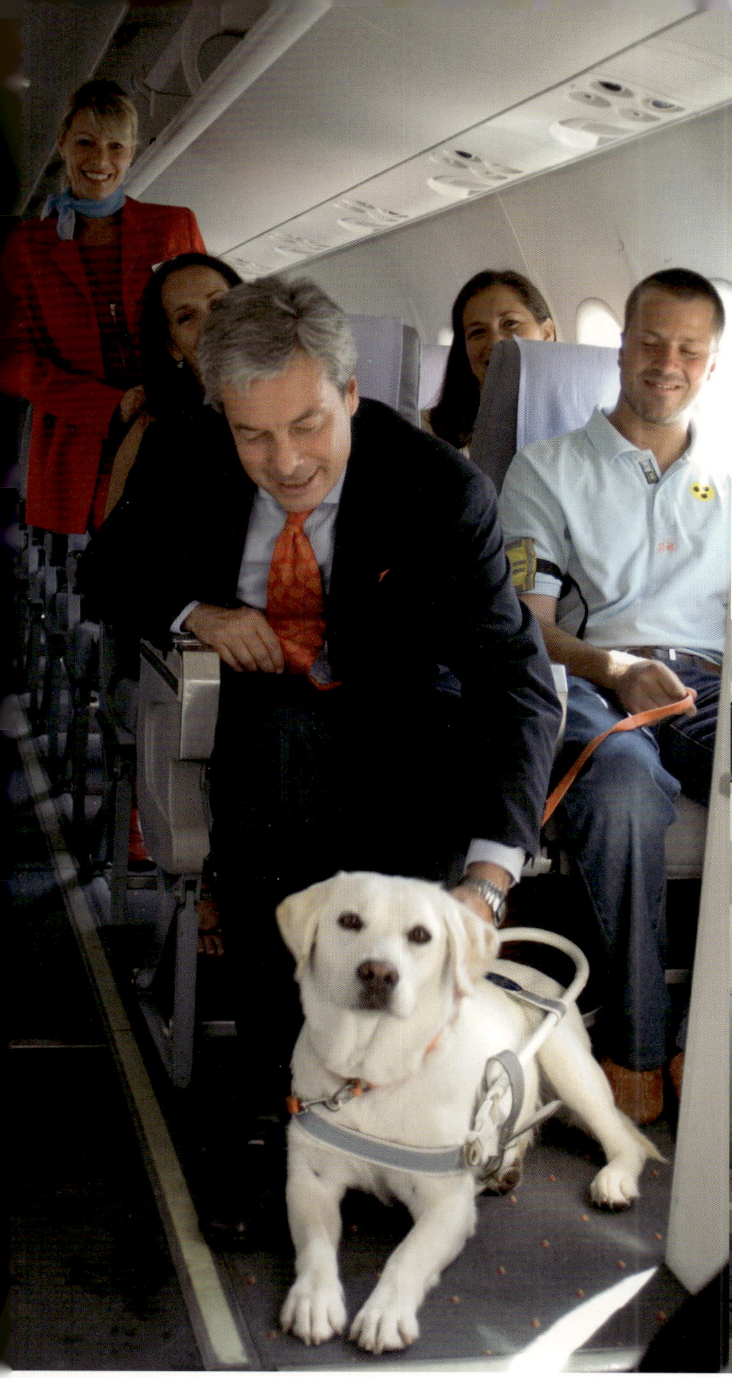

Geburtsdatum:	24.07.2003
Familienstand:	ledig
Herkunft:	aus Loipersbach im Burgenland
Wohnort:	Wels, OÖ
Hobbys:	schwimmen, spielen, essen
Spezielle Fähigkeiten:	ausgebildeter Blindenführhund
Besondere Vorlieben:	mit Florian unterwegs sein
Besondere Abneigung:	alleine sein
Besonderes Kennzeichen:	äußerst besonnen und liebenswert
Reisen/Urlaub:	Aida ist immer mit dabei

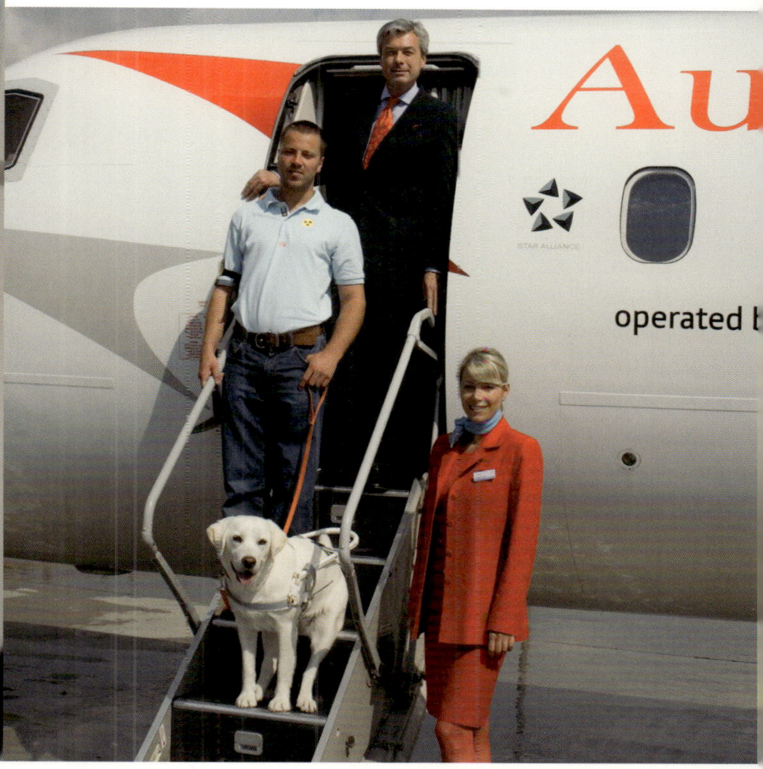

Zwar hat der neue Airline-Chef im Moment kein eigenes Tier, dennoch ist er tierliebend – wie neben den Bildern von unserem Fototermin, wo er sich sofort mit Florian Schwabs Begleithund Aida anfreundete, auch die Geschichte von Kater Max zeigt. Eines Tages waren im Garten des Managers in Niederösterreich jämmerliche Laute zu hören. „Meine Tochter Barbara und ich machten uns auf die Suche und fanden unter den Bäumen eine kleine, wimmernde Katze." Sofort wurden Rettungsmaßnahmen ergriffen und das kleine, verängstige Fellbündel mit Leckereien angelockt. Mit Babykatzenfutter wurde der kleine graue Kater, der den Namen Max bekam, hochgepäppelt. „Für uns war es selbstverständlich, dass er nicht in einem Tierheim landen sollte", also machte man sich auf die Suche nach einem guten neuen Plätzchen. Und wurde bei einer Freundin der Tochter fündig, wo Max seither nach Strich und Faden verwöhnt wird.
Als Manager der Austrian zeigt Alfred Ötsch ebenfalls Engagement für Tiere: „Servicehunde für behinderte Menschen dürfen bei uns natürlich mit an Bord und werden noch dazu kostenlos transportiert."
Davon sind nicht nur Florian und Aida begeistert!

Geburtsdatum:	10. Juli 1999, 10. März 2005
Familienstand:	Berney ist aus medizinischen Gründen kastriert
Herkunft:	Faaker See und Neulengbach
Wohnort:	Gars am Kamp
Mitbewohner:	3 Katzen: Carla, Joschi, Lucky
Ausbildung:	Grundausbildung
Special Skills:	Harvey „spricht", wenn er einsam ist
Besondere Vorlieben:	strawanzen, schwimmen, Kompost durchwühlen
Besondere Abneigung:	alleine sein
Besonderes Kennzeichen:	Berney ist die Gutmütigikeit in Person, Harvey neigt zur Eifersucht
Reisen/Urlaub:	werden zu Hause betreut

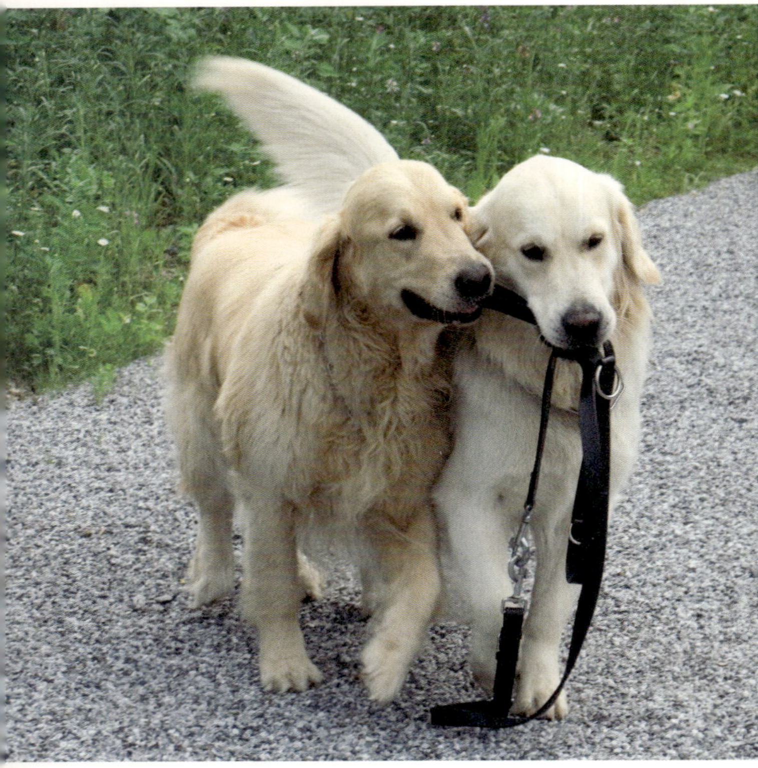

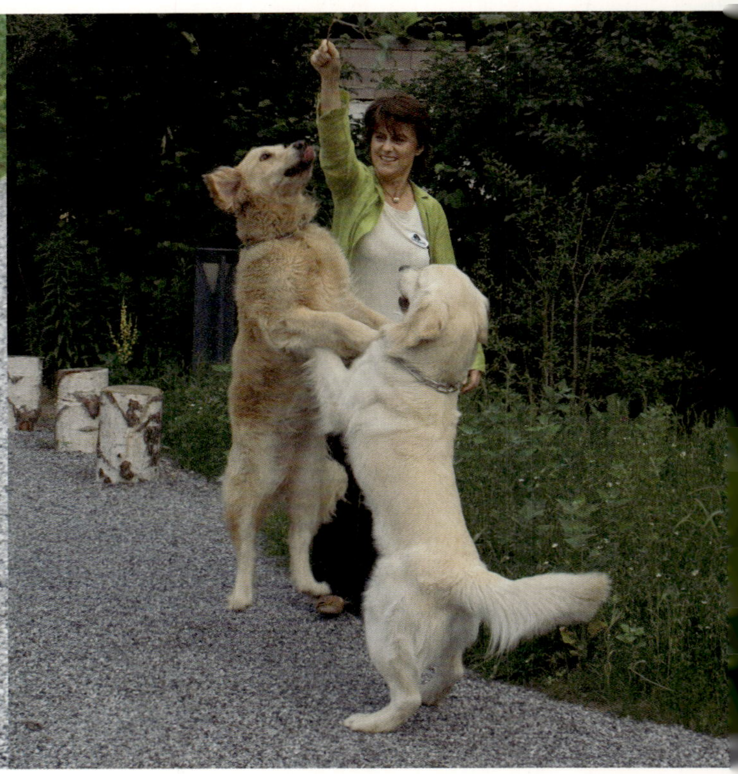

Berney von Rosthorn & Harvey von Baywatch Golden Retriever

Andrea Dungl-Zauner

Seiten 50 | 51

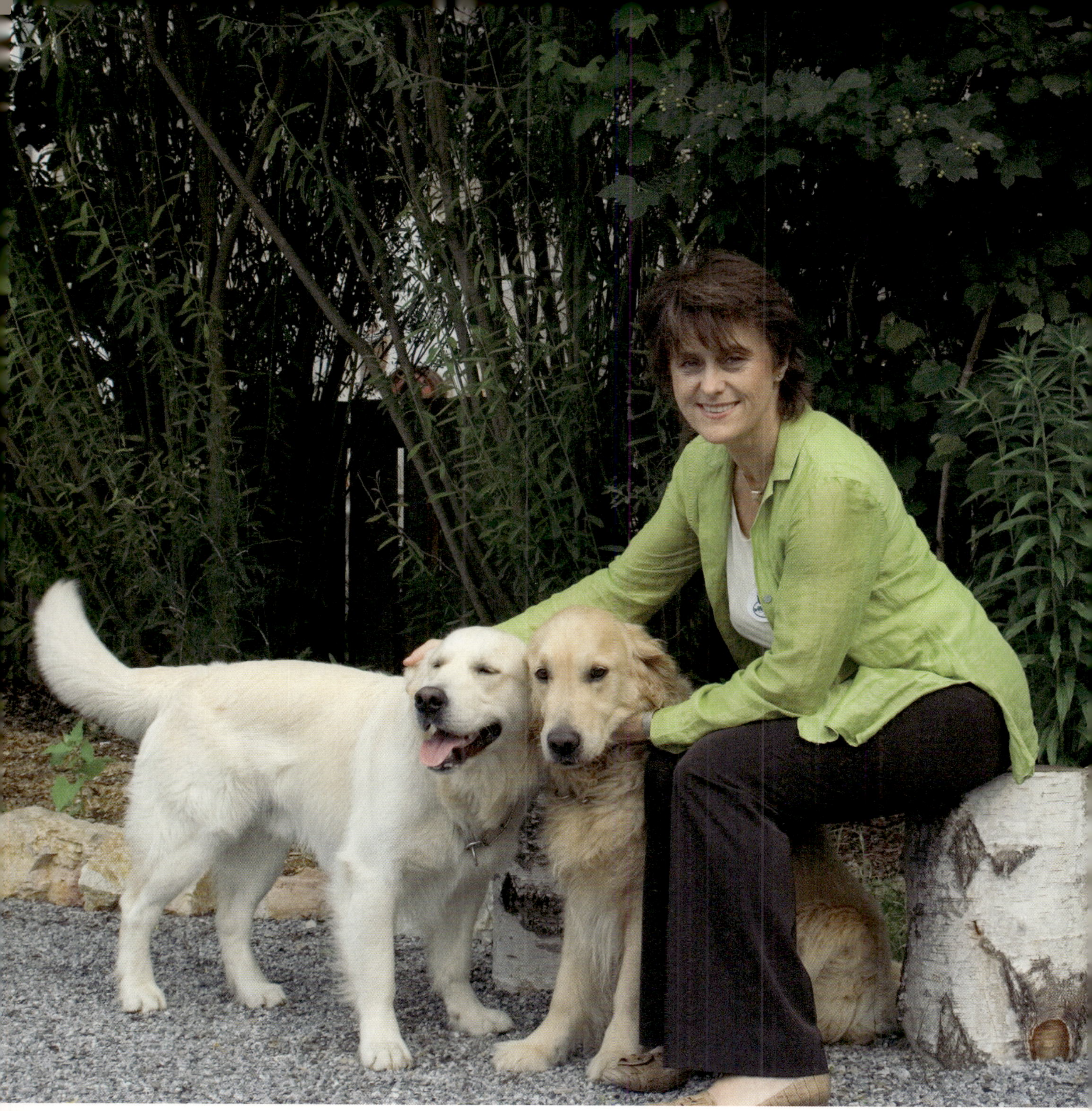

Hunde und Katzen gehören seit jeher zum fixen Bestandteil der Familie Dungl-Zauner. Einer der Lieblingshunde, mit denen Frau Dungl-Zauner aufwuchs, war der Dackel-Spaniel-Mischling Waldi, der später jedoch umgetauft werden musste: „Als wir herausgefunden haben, dass ‚er' ein Weiberl ist, wurde er zu Susi", erzählt sie lachend. Die Dungl-Zauners leben im Stile einer Großfamilie, zu der nicht zuletzt auch der Hund der Schwester, Aurin, zählt. Er ist der beste Freund von Golden Retriever Harvey. Dieser kam erst vor einem Jahr zur Familie und ist seitdem für Berney, der lange schwer krank gewesen war, „ein idealer Jungbrunnen". Berney ist nun agiler denn je: Zu seinen Spezialitäten gehört vor allem – ganz in der Bio-Tradition der Familie – das Inspizieren und Durchwühlen des Komposthaufens nach Essbarem. Harvey hingegen nützt jede Gelegenheit, um alleine oder mit Komplizen Aurin durch ganz Gars zu strawanzen. „Er geht nie jagen", weiß die ganze Nachbarschaft, „Harvey geht einfach nur gern allein spazieren!"

Vicky lebt im Katzenparadies. Denn was kann es für einen Zimmertiger Schöneres geben, als inmitten einer Kleingartensiedlung herumstreuen zu dürfen? Da gibt es jede Menge anderer Miezen, mit denen man streiten, viele Büsche und Sträucher, unter denen man sich perfekt verstecken oder Mäuse aufstöbern kann. Und das alles, ohne der Gefahr von vorbeirasenden Autos ausgesetzt zu sein. Die bekannte und sympathische SP-Politikerin ist eine bekennende Katzenfreundin: „Schon als Kind hatte ich eine Siamkatze und mir ist auch wichtig, dass meine Kinder mit Tieren aufwachsen." Schade nur, dass die selbstbewusste und unabhängige Vicky leider viel zu selten Schmusestunden einplant. Dafür findet sie umso öfter Zeit, um Mäusen nachzujagen – und diese anschließend auch zu bringen. Allerdings lebend! Für die beiden Kinder von Ulli Sima, Lukas und Marie, ist die sonst menschenscheue Vicky jedenfalls ein unverzichtbarer und innig geliebter Mitbewohner.

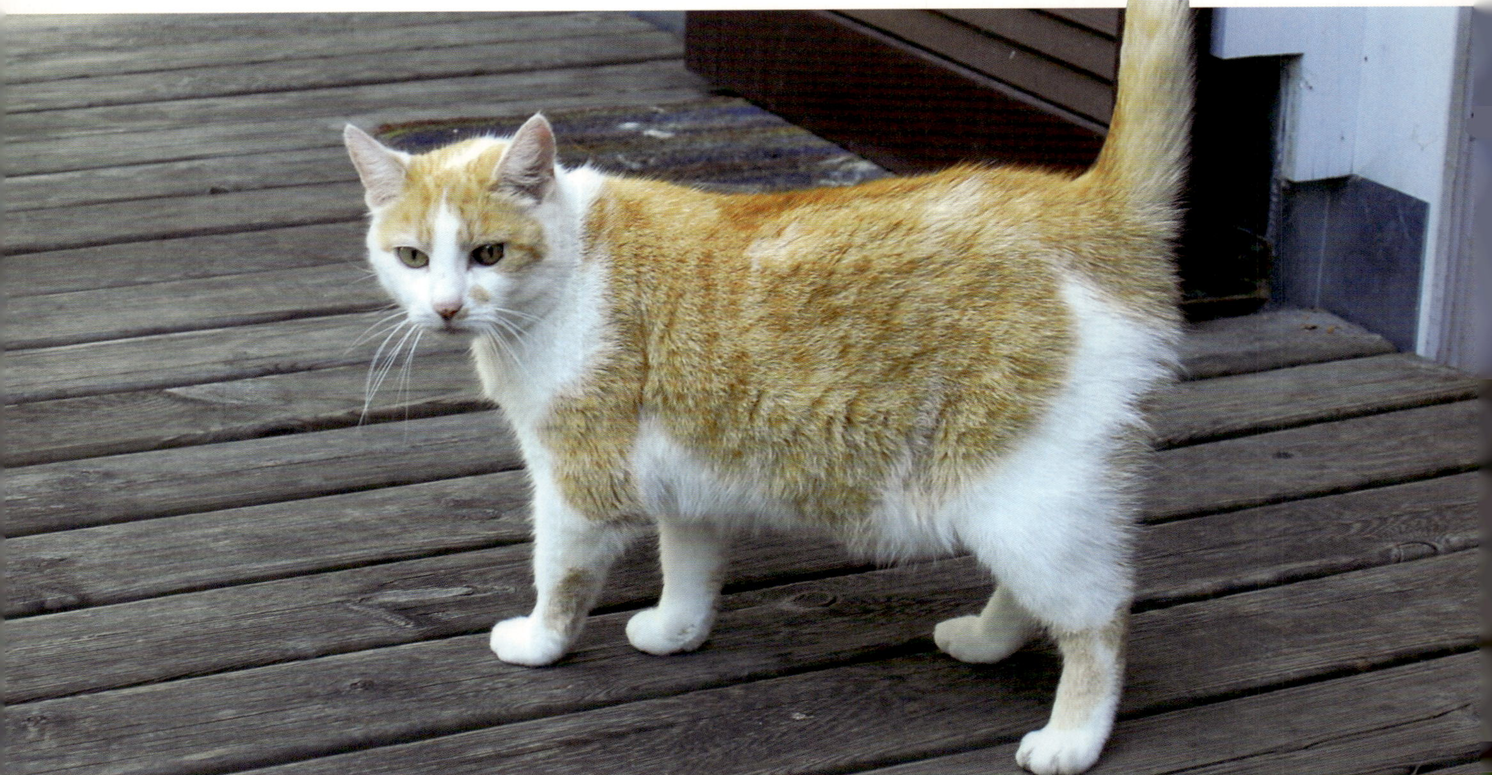

Geburtsdatum:	1996
Familienstand:	kastriert
Herkunft:	Tierheim
Wohnort:	Wien 16
Mitbewohner:	keine anderen Tiere
Hobbys:	Igel beobachten
Special Skills:	Mäuse fangen und bringen
Besondere Vorlieben:	herumstreunen
Besondere Abneigung:	fotografiert werden, viele Menschen
Besonderes Kennzeichen:	unabhängig, keine Schmusekatze
Reisen/Urlaub:	wird zu Hause betreut

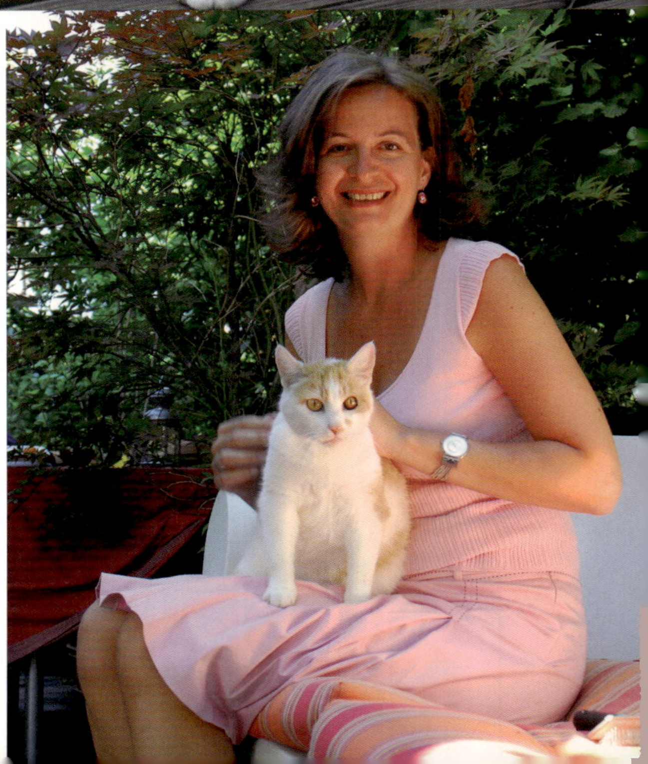

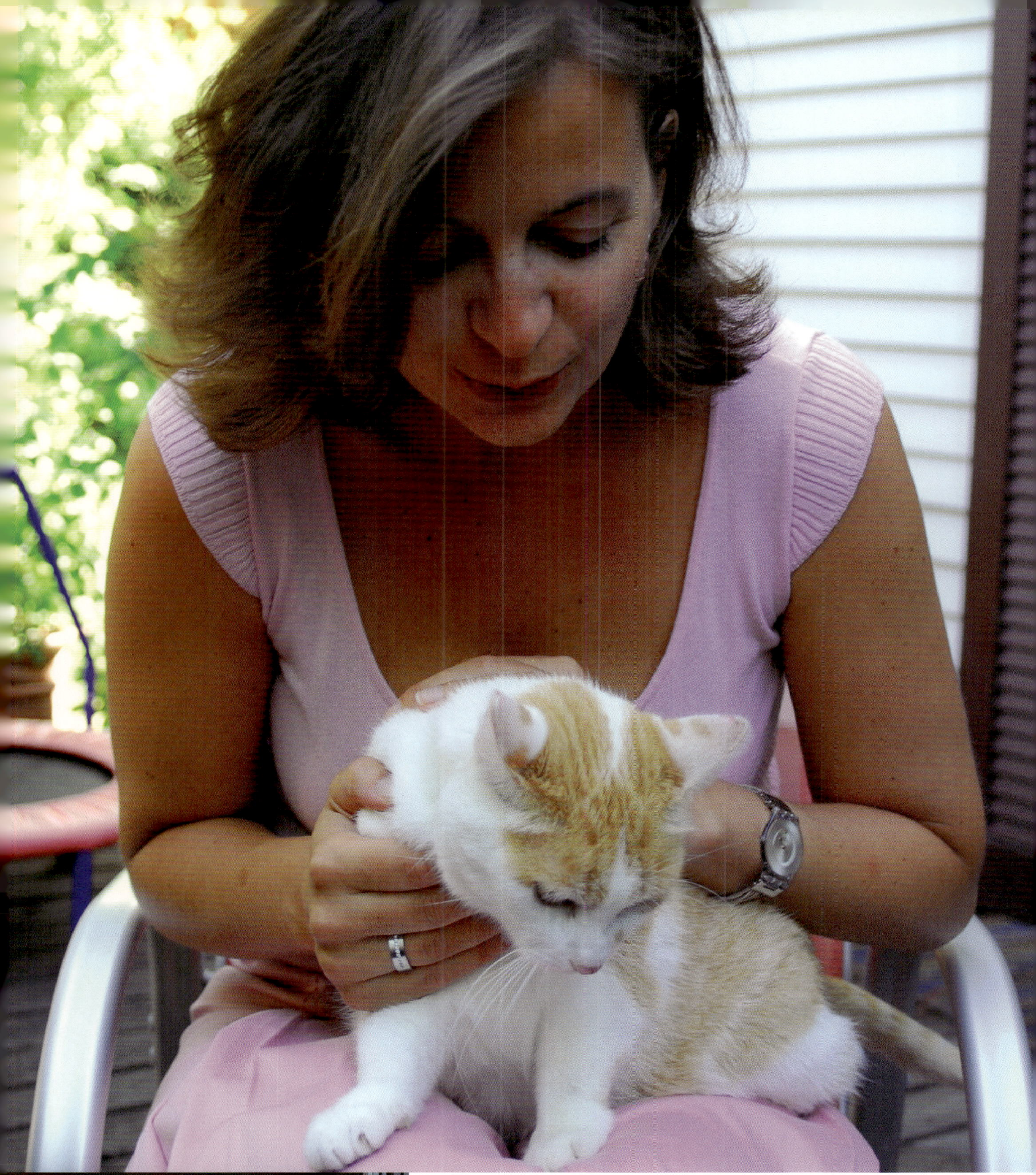

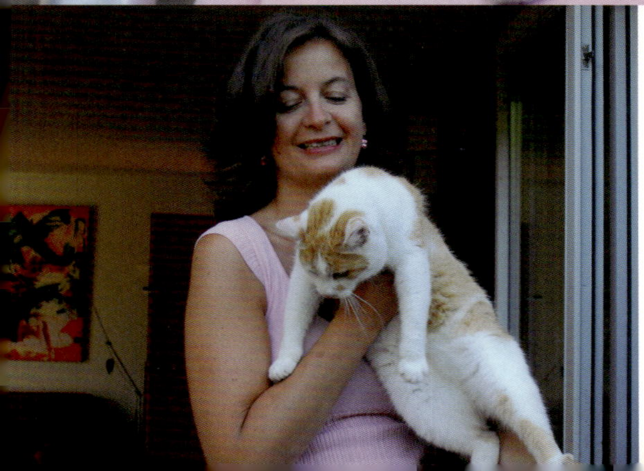

Vicky Hauskatze

Ulli Sima

Geburtsdatum: 29.03.2002
Familienstand: ledig
Herkunft: Prag
Wohnort: Wien 17
Ausbildung: Welpenkurs
Special Skills: stehend Auto fahren
Besondere Vorlieben: beim Gartenarbeiten zusehen
Besondere Abneigung: manche andere Hunde
Besonderes Kennzeichen: liebt Besuch
Reisen/Urlaub: Italien

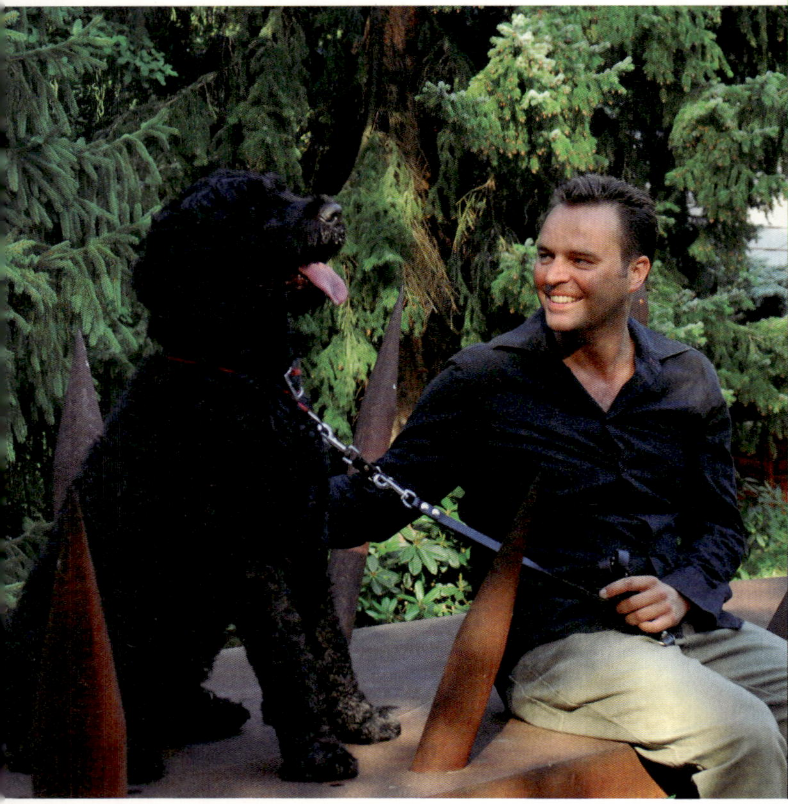

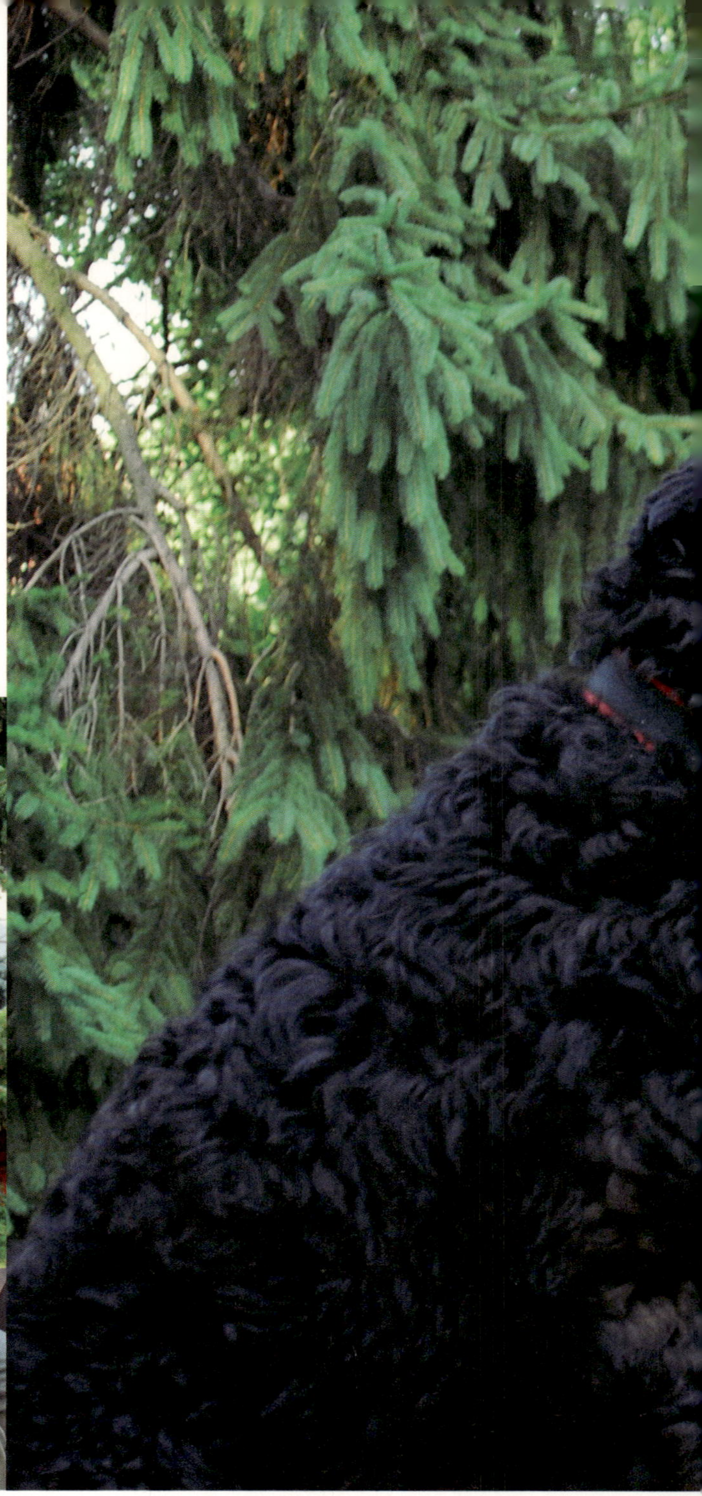

Im Garten von Art-Consultant Dr. Karl A. Irsigler gibt es neben der monumentalen Stahl-Skulptur „Das letzte Abendmahl“ von Mark Hübner noch ein zweites Kunstwerk namens Boris. Der russische Terrier ist sowohl optisch als auch charakterlich ein Ausnahme-Hund. Verleiht seine äußere Erscheinung bei der ersten Begegnung durchaus Respekt, nimmt einen sein liebenswürdiges, humorvolles Wesen im Gegenzug sofort für sich ein.
Der sanfte Riese ist ein absoluter Charakterhund, durch und durch gutmütig und verspielt. Er liebt Besuch und Festivitäten, bei denen er sich gleich einem der vielen Kunstgegenstände, die ihn umgeben, inszenieren kann. Besonders gerne sieht er seinem Herrl auch beim Gartenarbeiten zu. „Allerdings aus sicherer Entfernung, so als wolle er nicht Gefahr laufen, für irgendetwas eingespannt zu werden“, erzählt Irsigler schmunzelnd.
Die Bewachung des schönen Anwesens hingegen übernahm Boris vom ersten Tag an freiwillig und mit großer Hingabe.

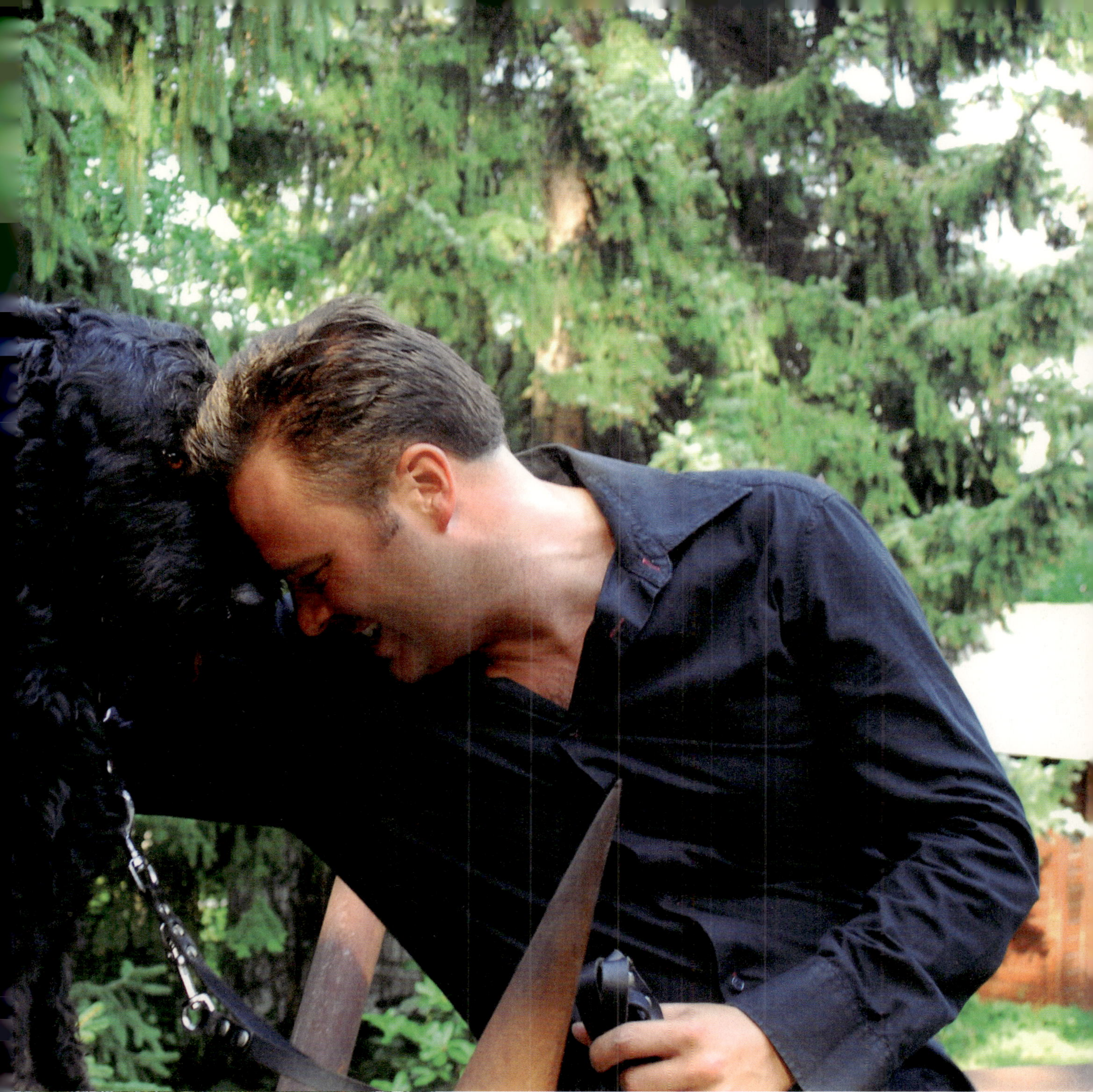

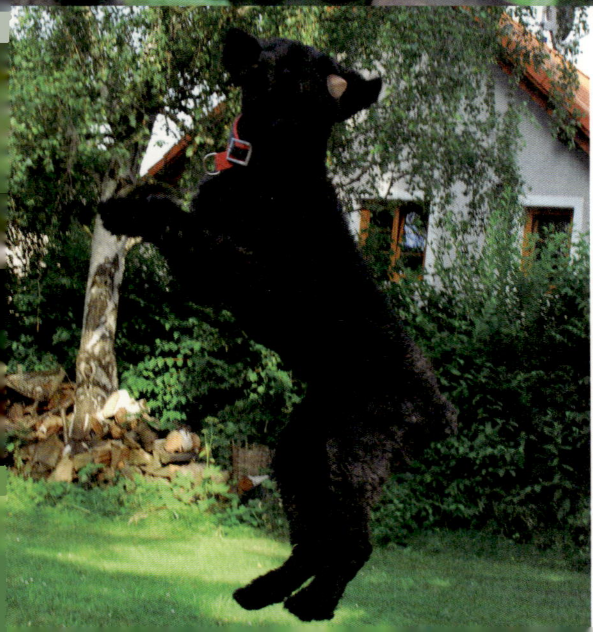

Boris Russischer Terrier

Karl A. Irsigler

Geschlafen wird eng an Herrli Erwin Strahl gekuschelt – das Frühstück nimmt Minou zwischen den Herrschaften sitzend ein. Selbstverständlich auf einem Sessel. Die Pudeldame, die liebevoll Schatzi genannt wird, ist der Star unter Stars und sie ahnt wohl nicht im Geringsten, dass sie von dem Schauspielertraumpaar der 50er- und 60er-Jahre verwöhnt wird. „Wir gehen auch nur in Restaurants, in denen Minou auf der Bank neben uns sitzen darf", sind sich die Künstler einig. Diesem Grundsatz war man auch schon bei Minous drei Vorgängern, natürlich auch Pudel, treu. „Schatzis" herzliches, sanftes Wesen aber ist einmalig – und auch die Erlebnisse mit ihr, erzählt Waltraud Haas schmunzelnd: „Eines Abends kamen wir heim, das Haus war hell erleuchtet und die Tür von innen verriegelt" – sofort wurde die Polizei gerufen, die Tür aufgebrochen. Doch es waren keine Einbrecher am Werk, sondern Minou konnte als „Täterin" überführt werden.

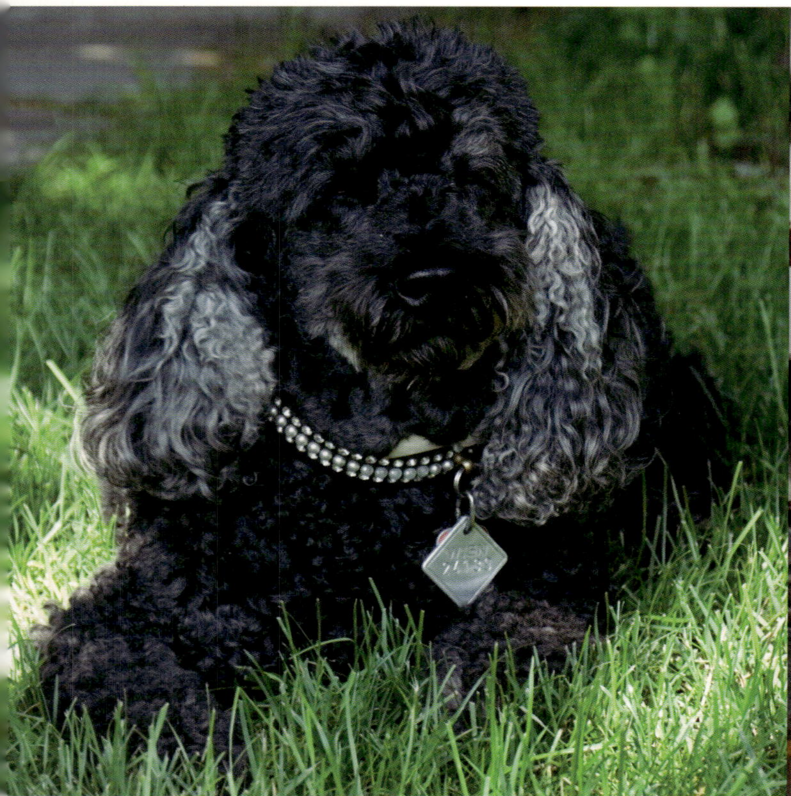

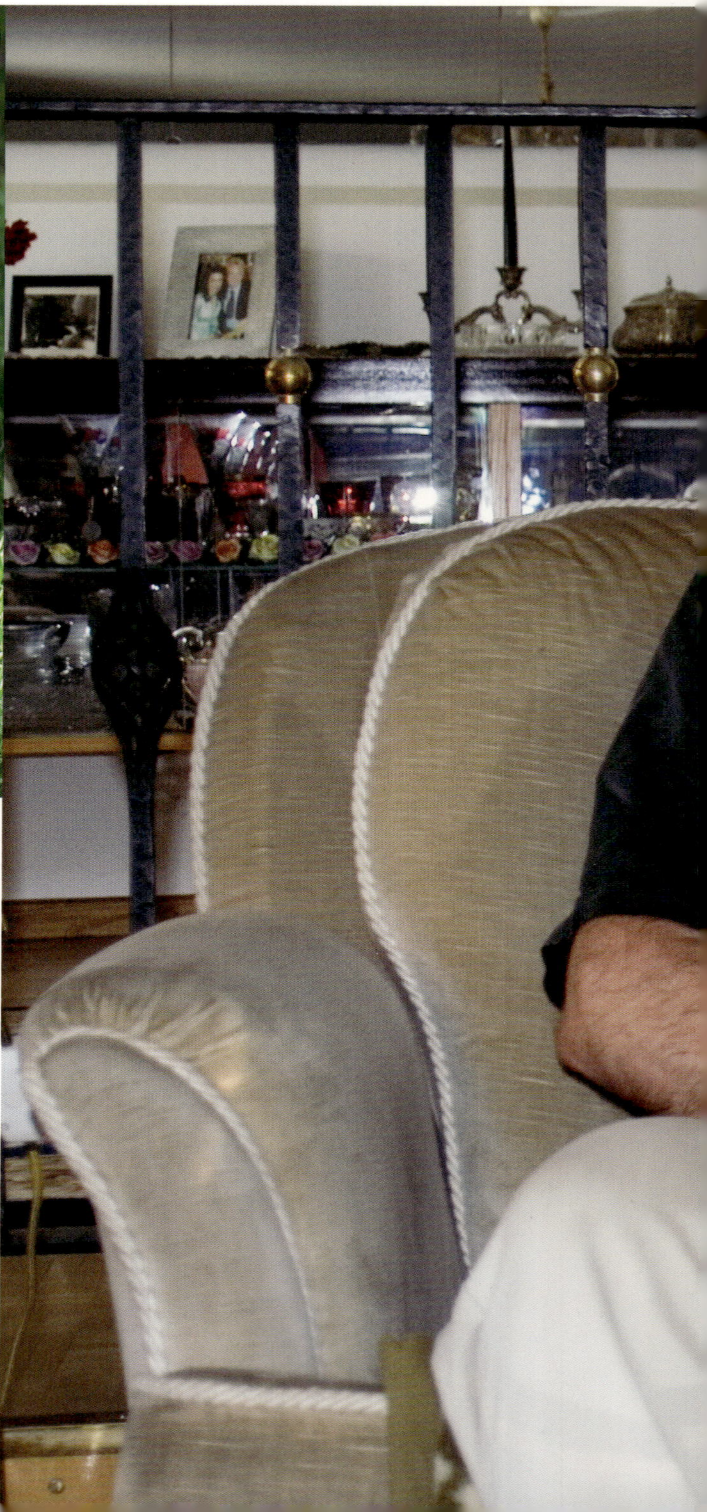

Minou Kleinpudel

Waltraud Haas & Erwin Strahl

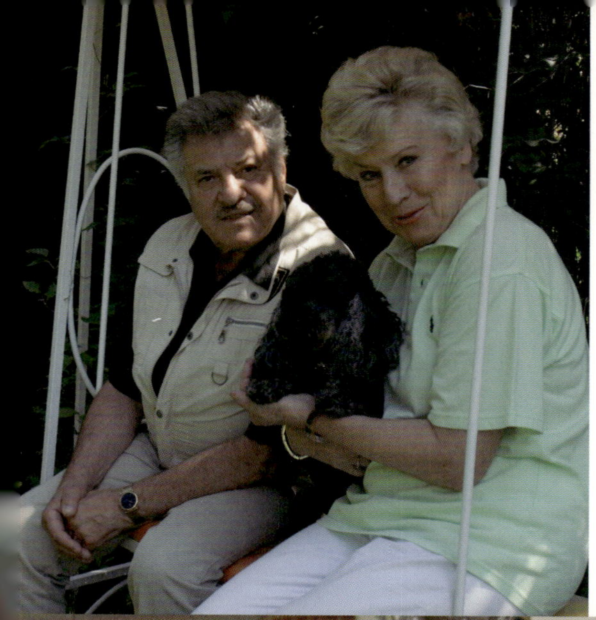

Geburtsdatum: 19.4.1997 (wird auch gefeiert)
Familienstand: ledig
Wohnort: Wien 13
Hobbys: mit Frauli und Herrli schmusen
Special Skills: kann Handi geben, versteht JEDES Wort
Besondere Vorlieben: Frolic, Frankfurter und Schokolade
Besondere Abneigung: Gewitter, Silvester, große Hunde, Katzen
Besonderes Kennzeichen: ausgezeichneter Wachhund
Reisen/Urlaub: von den Kinder Marcus und Leila oder Tante Trauti zu Hause betreut

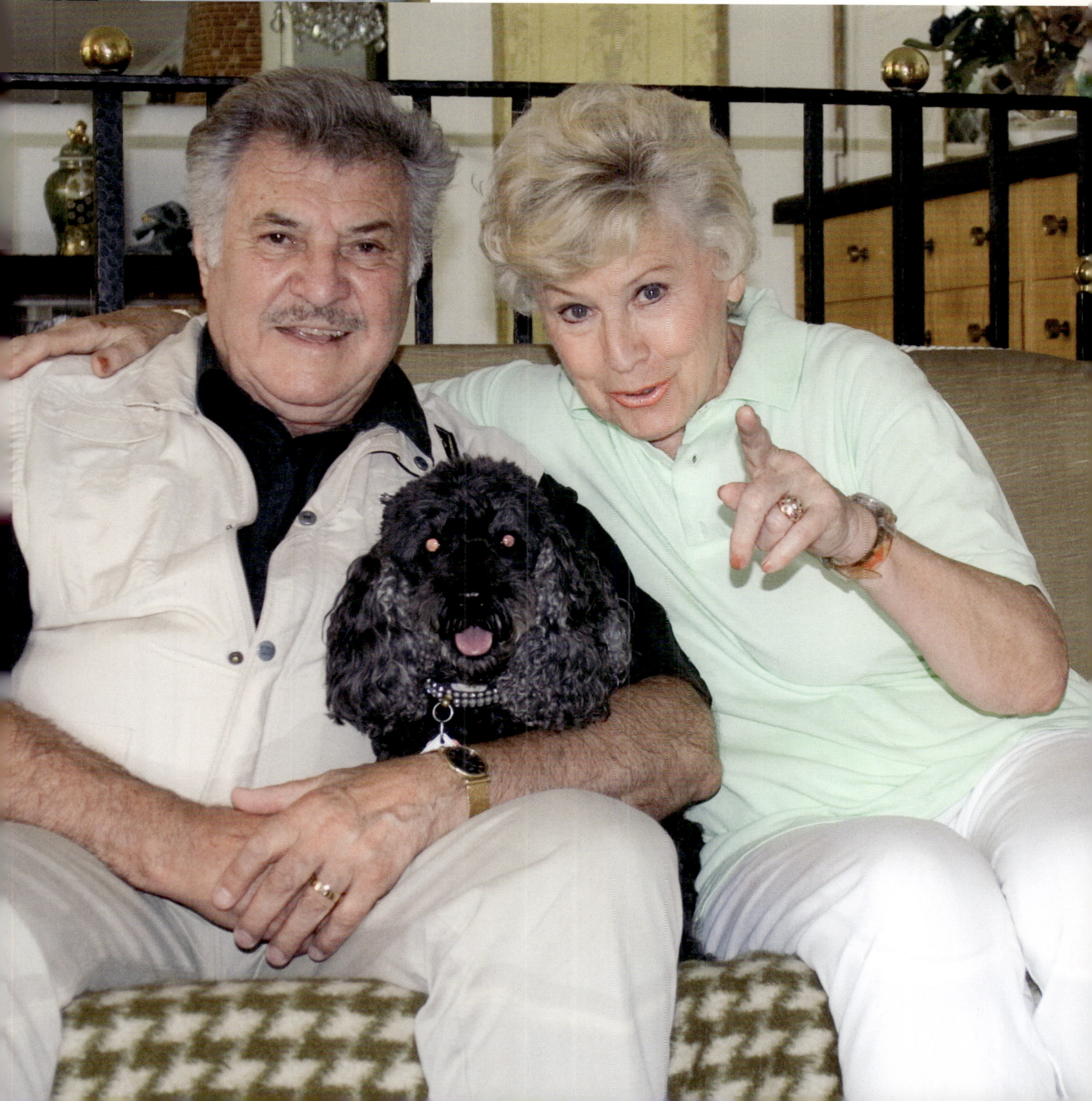

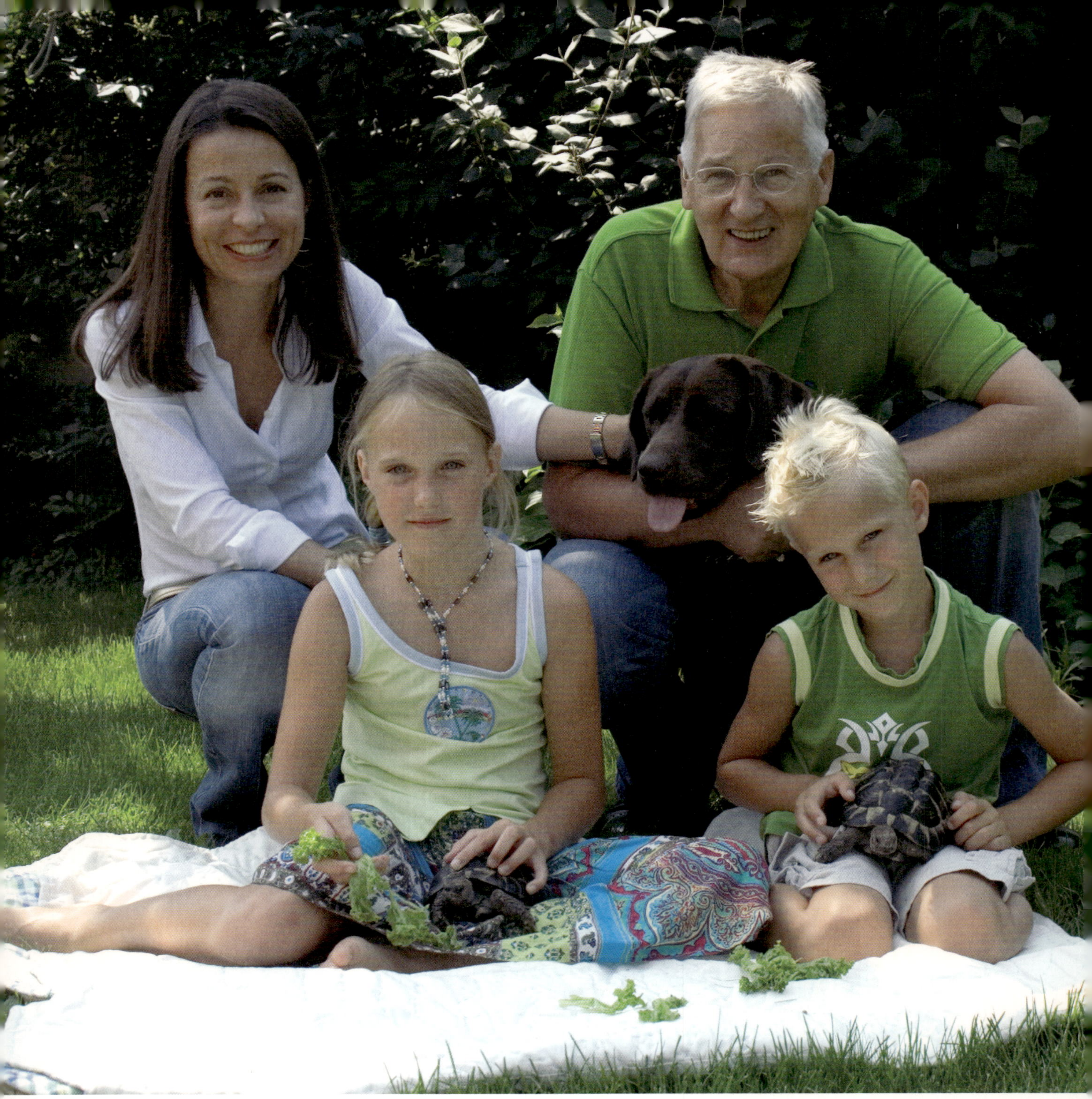

Nelly Labrador-Retriever
Janet Kath & Veit Schalle Paten
Familie Baumgartner Besitzer

Seiten 58 | 59

Geburtsdatum:	3. Juni 2005
Familienstand:	ledig, nicht kastriert
Wohnort:	Mödling
Mitbewohner:	2 griechische Landschildkröten Max und Moritz, von der Schildkrötenhilfe, 2 Fische
Ausbildung:	Welpenschule und diverse Fortbildungskurse
Hobbys:	schlafen
Besondere Vorlieben:	andere Hunde, Brot
Besondere Abneigung:	Beißkorb, alleine sein
Besonderes Kennzeichen:	liebt Kinder
Reisen/Urlaub:	Kärnten, Tirol

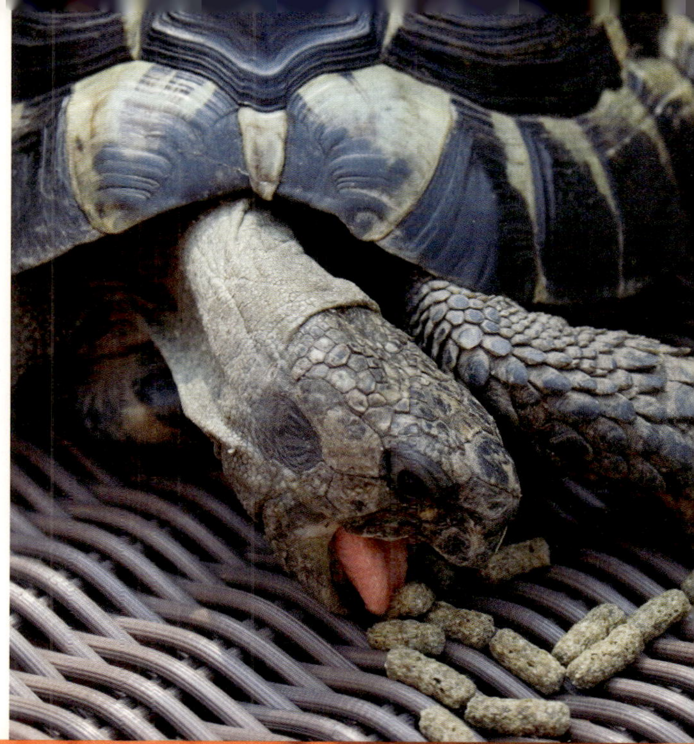

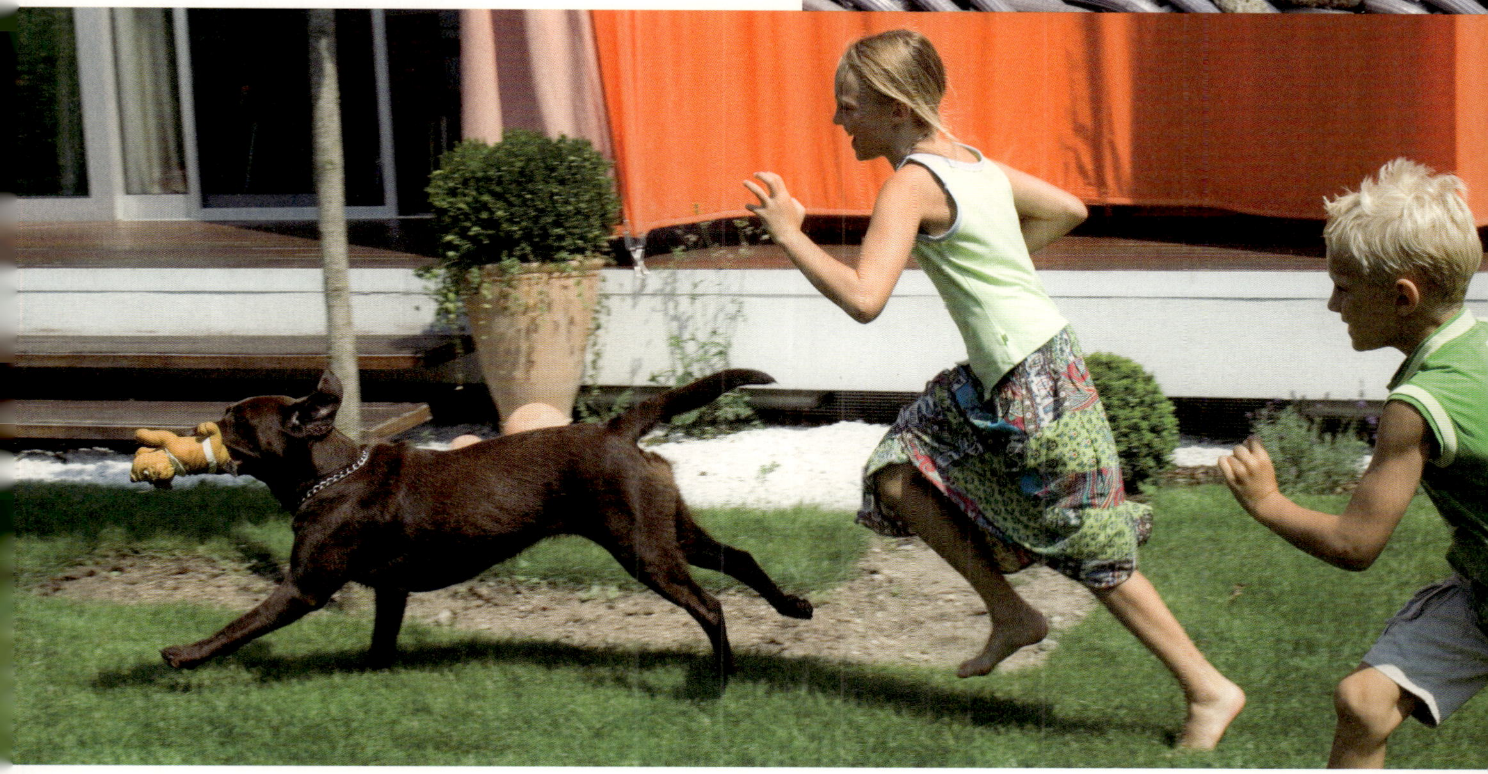

Labrador-Retriever-Dame Nelly sowie die beiden Schildkröten Max und Moritz gehören eigentlich der Familie der Tochter von Ex-Billa-Boss Veit Schalle. Die Betonung des ersten Satzes liegt auf „eigentlich" – denn Veit Schalle ist „absolut vernarrt" in Nelly. „Wir passen bei jeder Gelegenheit auf sie auf", weiß auch die Hundestiefmutter, Interio-Chefin Janet Kath, ein Lied von dem Geriss um Nelly zu singen. Die findet das auf jeden Fall toll, denn eines hasst sie: „Alleine sein", lacht Frau Baumgartner, „darum fährt sie überall hin mit, wo es nur geht." Die beiden Kinder Veit und Katja haben in Nelly die optimale Spielgefährtin gefunden, mit der sie gemeinsam im großen Garten des Hauses in Mödling genauso viel Spaß haben wie bei den Urlauben der reisefreudigen Baumgartners in Kärnten oder Tirol.

Geburtsdatum:	6. April 1996
Familienstand:	ledig, kastriert, keine Nachkommen
Herkunft:	Korea
Wohnort:	Wien
Ausbildung:	holländische Privat-Trainerin in Korea
Special Skills:	Trost spenden
Besondere Vorlieben:	große Rüden und Tante Chris Lohner
Besondere Abneigung:	fotografiert und gefilmt werden
Besonderes Kennzeichen:	räumt Spielzeug auf
Reisen/Urlaub:	Korea, Südafrika, immer und überall dabei

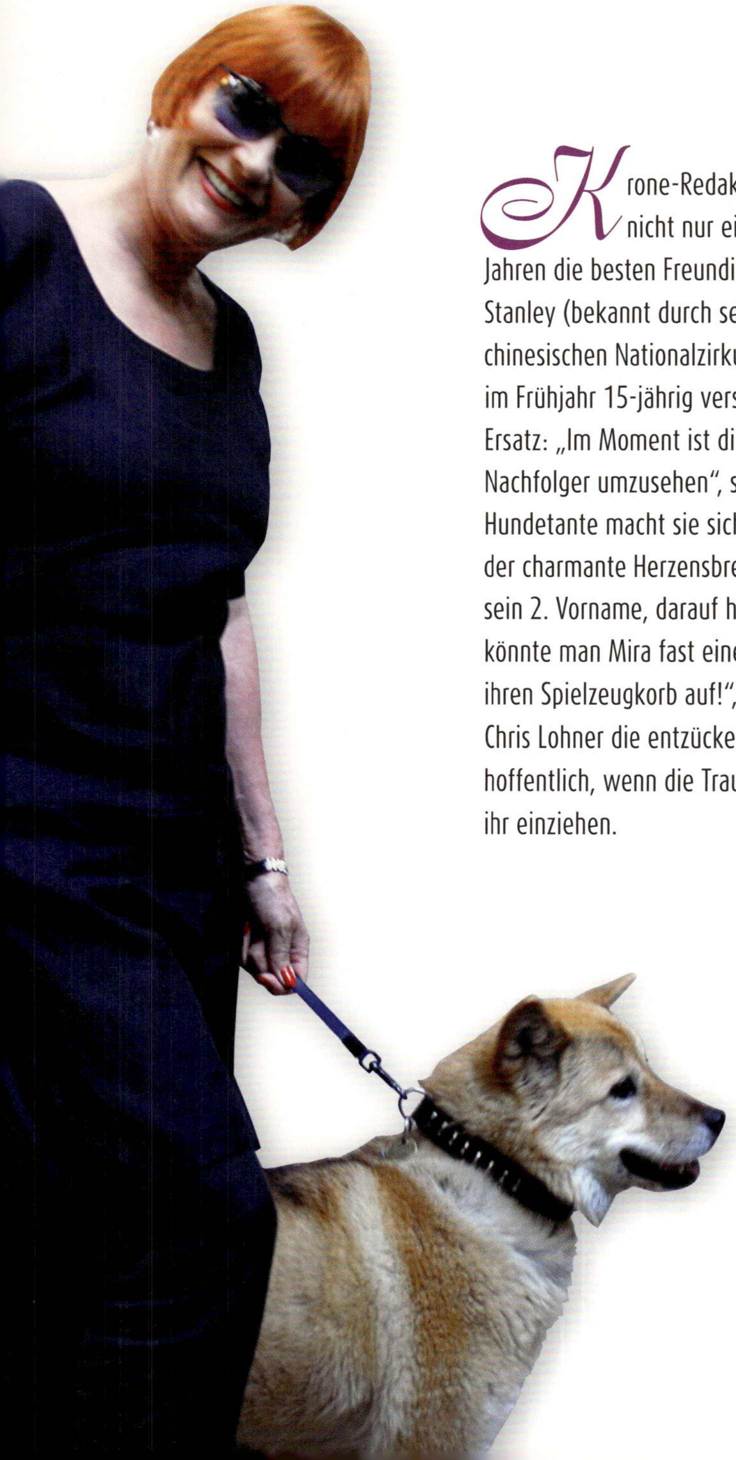

Krone-Redakteurin Hannelore Mezei und Chris Lohner verbindet nicht nur eine große Liebe zu Hunden, die beiden sind auch seit Jahren die besten Freundinnen. Nachdem Chris Lohners geliebter Cairne-Terrier Stanley (bekannt durch seine Auftritte in der Show „Tohuwabohu" und im chinesischen Nationalzirkus, wo er bravourös „Sitz und Platz" vorführte) heuer im Frühjahr 15-jährig verstarb, dient nun Hannelore Mezeis Mira als tröstender Ersatz: „Im Moment ist die Trauer einfach noch zu groß, um mich nach einem Nachfolger umzusehen", seufzt Chris Lohner, während sie Mira streichelt. „Als Hundetante macht sie sich aber bestens", lacht Hannelore Mezei. Hatte sich der charmante Herzensbrechers Stanley vor allem auf Keksi („das war quasi sein 2. Vorname, darauf hat er immer gehört", Zitat Lohner) spezialisiert, könnte man Mira fast einen Ordnungsfimmel nachsagen. „Sie räumt sogar ihren Spielzeugkorb auf!", sind die beiden Damen begeistert. Obwohl TV-Star Chris Lohner die entzückende Mira besonders in ihr Herz geschlossen hat, wird hoffentlich, wenn die Trauerzeit vorüber ist, wieder ein eigener Vierbeiner bei ihr einziehen.

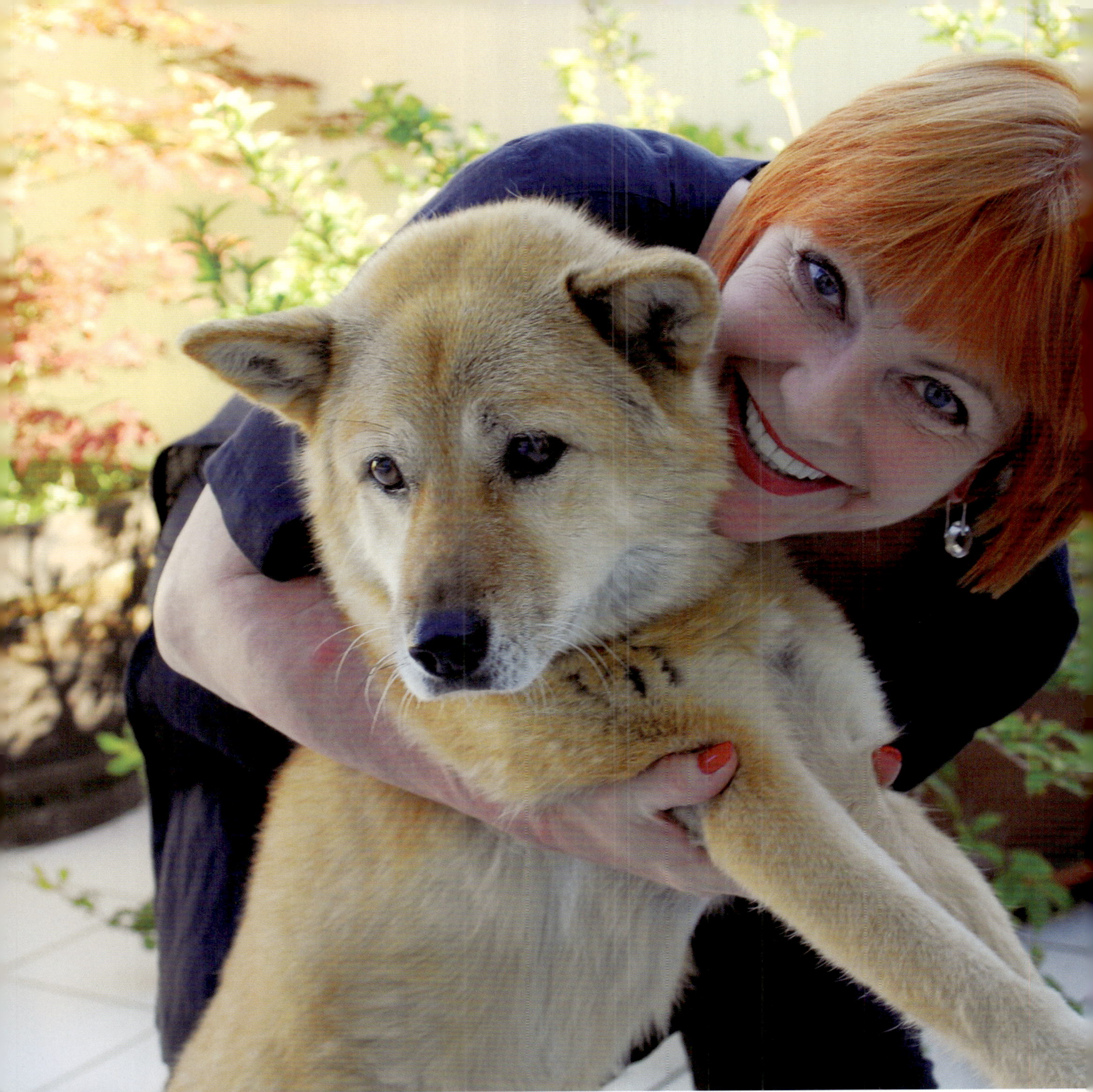

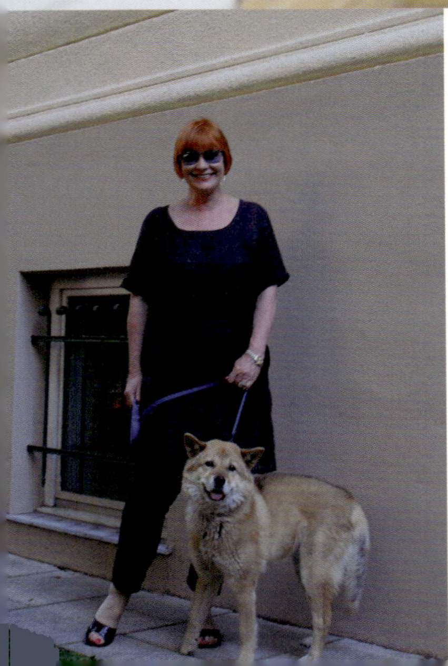

Mira Koreanischer Jindo
Chris Lohner Patin
Hannelore Mezei Besitzerin

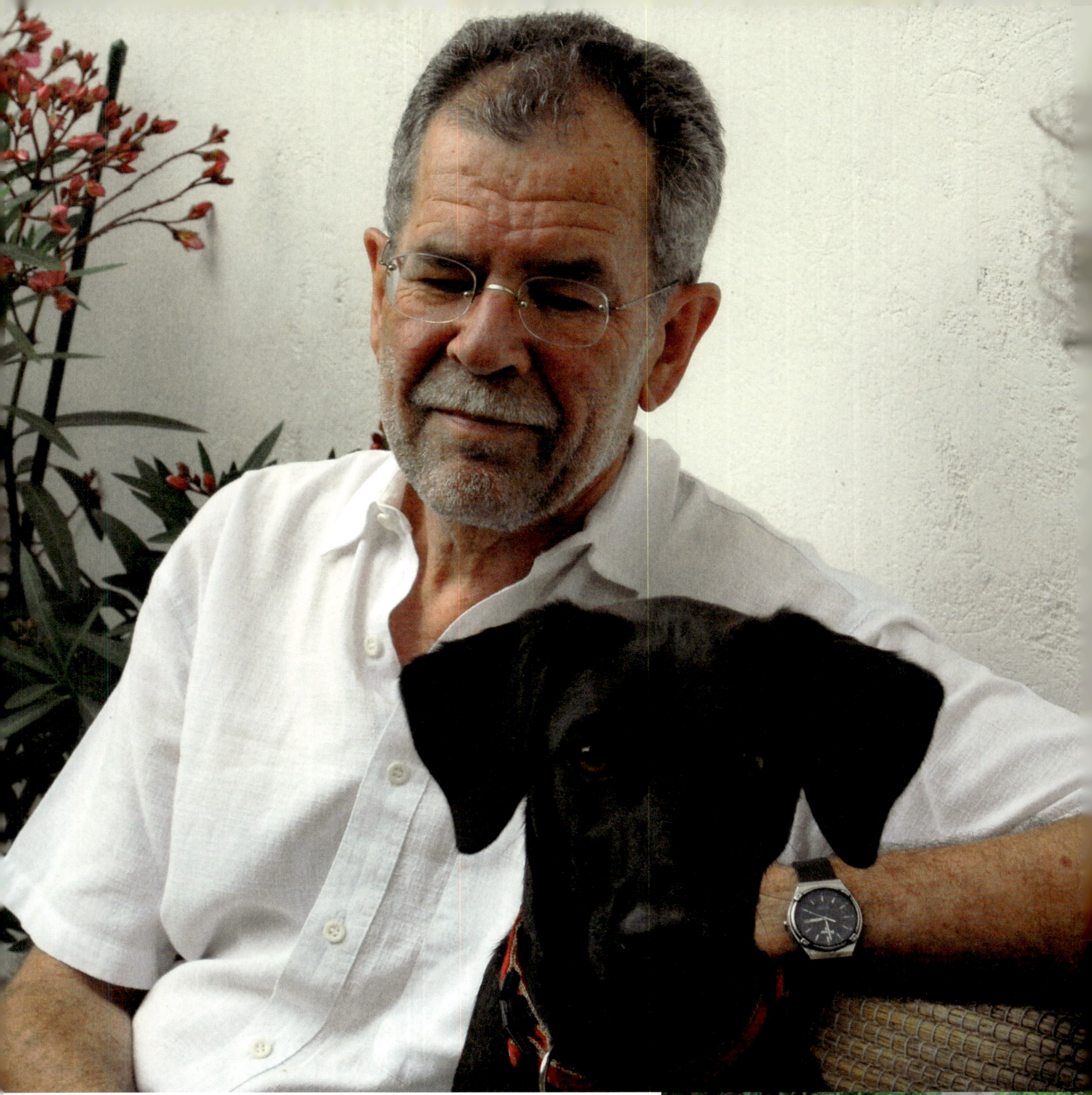

Chico und Kita
Mischlingshunde

Alexander Van der Bellen

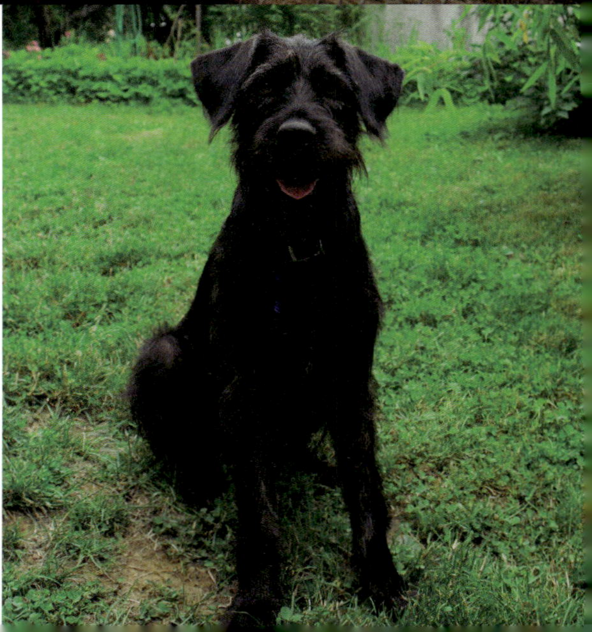

Seiten 62 | 63

Geburtsdatum: 27.05.2004
Familienstand: Geschwister
Herkunft: Burgenland
Wohnort: Burgenland
Mitbewohner: Katze
Ausbildung: Grundausbildung
Special Skills: Mäuse fangen
Besondere Vorlieben: Obst direkt vom Baum essen
Besondere Abneigung: Fliegen und Gelsen
Besonderes Kennzeichen: liebenswert und unkompliziert
Reisen/Urlaub: Wien, Tirol

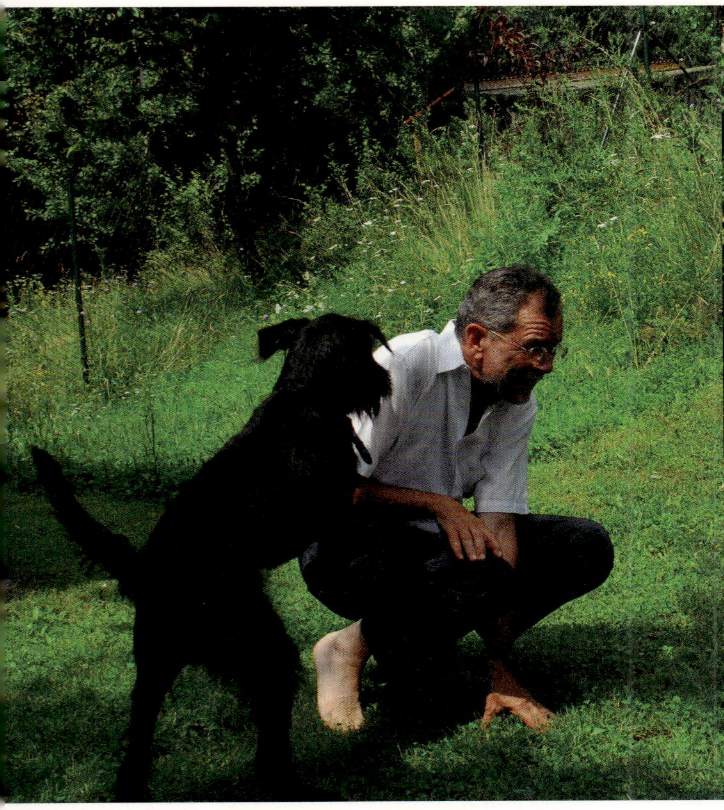

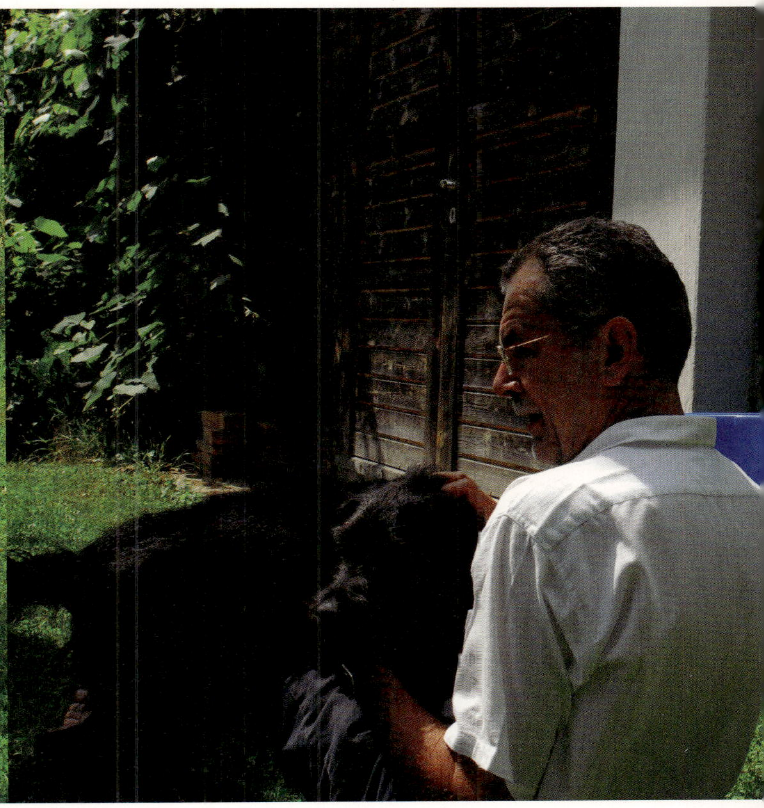

Wann immer es seine spärliche Freizeit zulässt, entspannt Grünen-Klubobmann Alexander Van der Bellen im Garten seines Hauses im südlichen Burgenland im Kreise seiner Familie, zu der natürlich auch die zwei Hunde Chico und Kita gehören.

Die Geschichte der Familien-Hunde ist eine lange und abwechslungsreiche, die von einem Scotch Terrier über einen Chow Chow bis hin zu einem English Setter schon viele Kapitel aufweist.

Nach rund zehn Jahren berufsbedingter Hunde-Abstinenz fanden 2004 die beiden Welpen, die aus einem Wurf von einem Bauernhof in der Gegend stammen, bei den Van der Bellens ihr neues Zuhause.

Obgleich sowohl äußerlich als auch charakterlich durchaus verschiedenen, sind die Geschwister ein Herz und eine Seele. Auf dem weitläufigen Grundstück genießen sie ihr Hundeleben und auch fast jede erdenkliche Freiheit. Dass wo die Freiheit des einen beginnt, die des anderen endet, sieht man auch daran, dass die ehemalige Hauskatze auf Chicos „Wunsch" inzwischen in die Scheune gezogen ist.

Für den Schönbrunner Zoodirektor ist ein Leben ohne Tiere nicht vorstellbar. Aufgewachsen als jüngstes von acht Kindern in Tirol war ziemlich bald klar, dass er die Leidenschaft zum Beruf machen würde. „Als ich zehn Jahre alt war, gab mir ein Freund der Familie den prophetischen Rat, ich solle jetzt das Gymnasium besuchen, danach Veterinärmedizin studieren und Zoodirektor in Deutschland werden." Sein erstes Geld verdiente er mit der Zucht von Wellensittichen. Den Gewinn investierte er sofort wieder in eine riesige Voliere, denn „mir war immer wichtig, dass es meinen Tieren gut geht". „Seine" Schützlinge im Wiener Zoo sind hinlänglich bekannt. Seine ganz private Menagerie hat Pechlaner im südlichen Burgenland untergebracht. Vor allem Tauben haben es dem Veterinär angetan, und sobald er über sie zu reden beginnt, gerät er ins Schwärmen, rezitiert Taubengedichte und erzählt in seinem sympathischen Tiroler Dialekt Erlebnisse mit und Ereignisse rund um seine gefiederten Kameraden. So musste er einmal seinen eigenen PKW mit dem Wagenheber aufbocken, „weil ein Viecherl beim Picken mit dem Schnabel unter dem Auto hängengeblieben ist". Eins ist sicher, auch wenn Pechlaner ab Jänner 2007 in Pension geht – Tiere werden jedenfalls sein Leben weiter mitbestimmen.

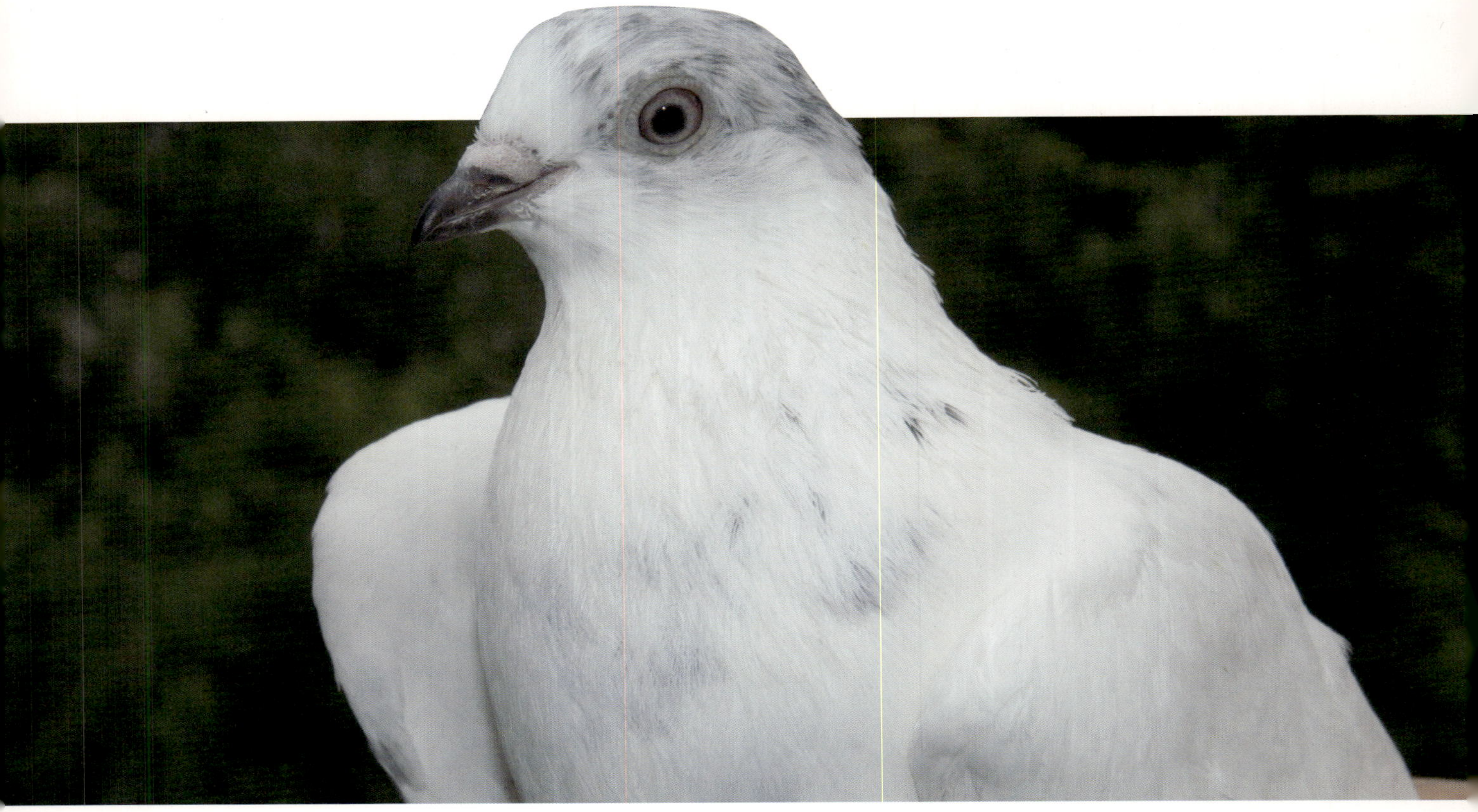

Geburtsdatum:	2004
Familienstand:	einige sind „verheiratet"
Wohnort:	südliches Burgenland
Mitbewohner:	ungarische Riesentauben, 1 Wolfsspitz, 1 Hauskatze, 10 Hühner, 3 Enten, 2 Kaninchen, 2 Schildkröten, Schafe und Esel
Hobbys:	stundenlang sehr hoch als Schwarm über dem Hof kreisen
Special Skills:	Hochflugtraining
Besondere Vorlieben:	sobald ein Auto im Hof parkt, picken die Tauben an der Unterseite des Autos herum
Besondere Abneigung:	Wanderfalken
Besonderes Kennzeichen:	weiß gestorcht, schwarze Flügelspitzen

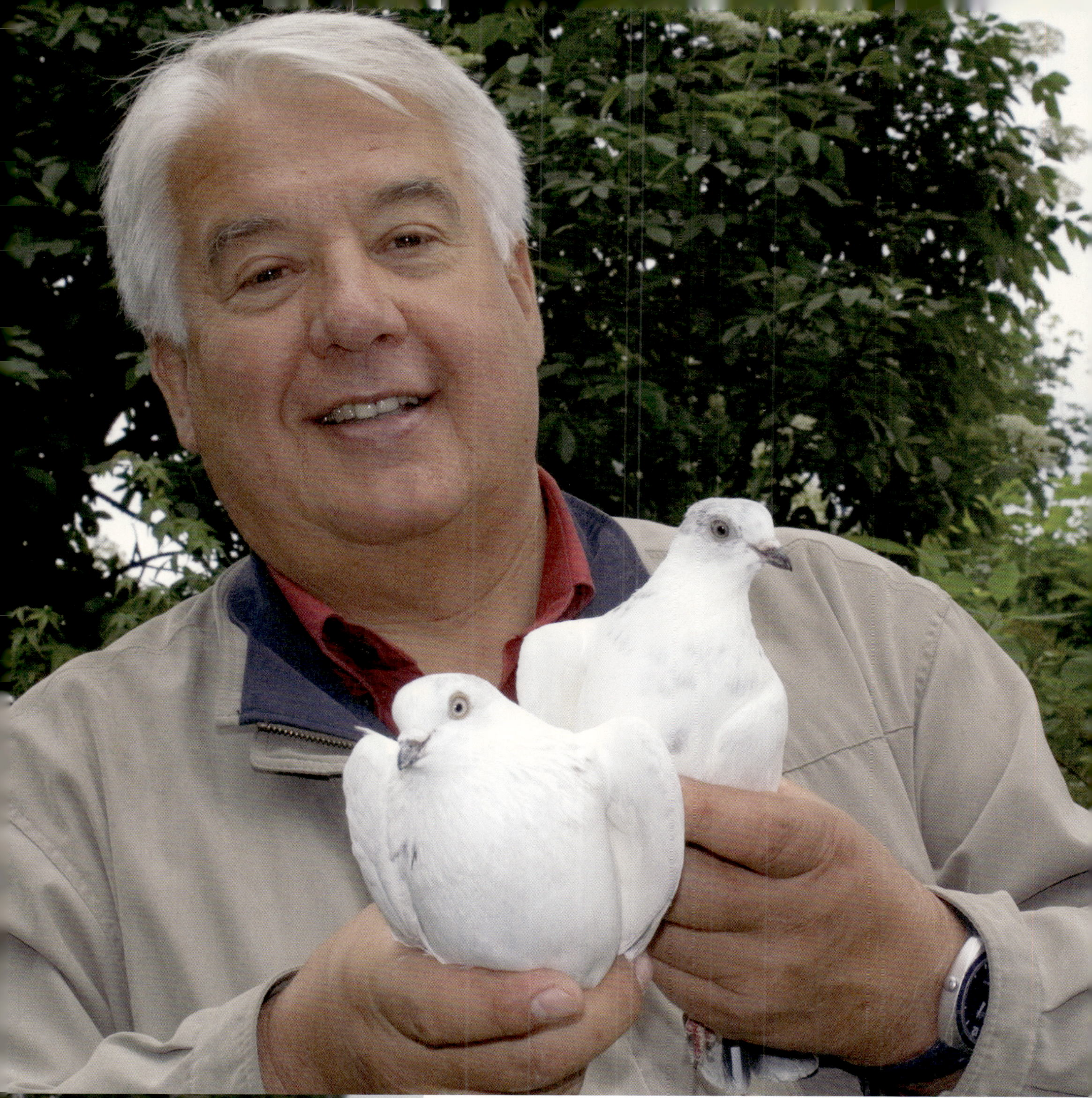

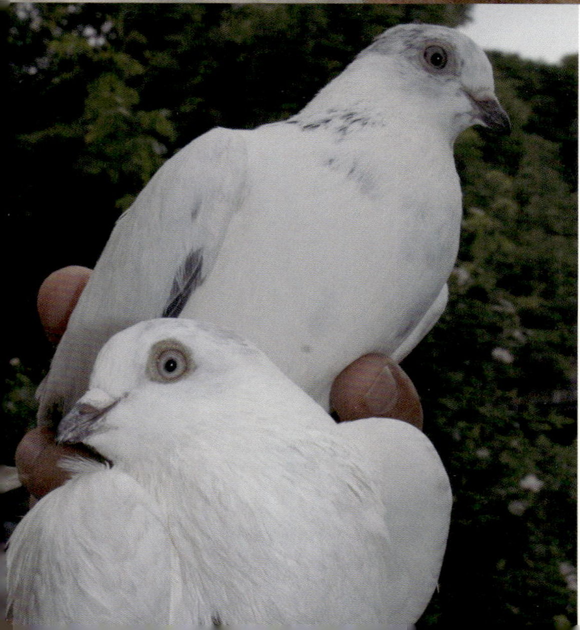

ca. 38 Wiener Hochflug-Tauben

Helmut Pechlaner

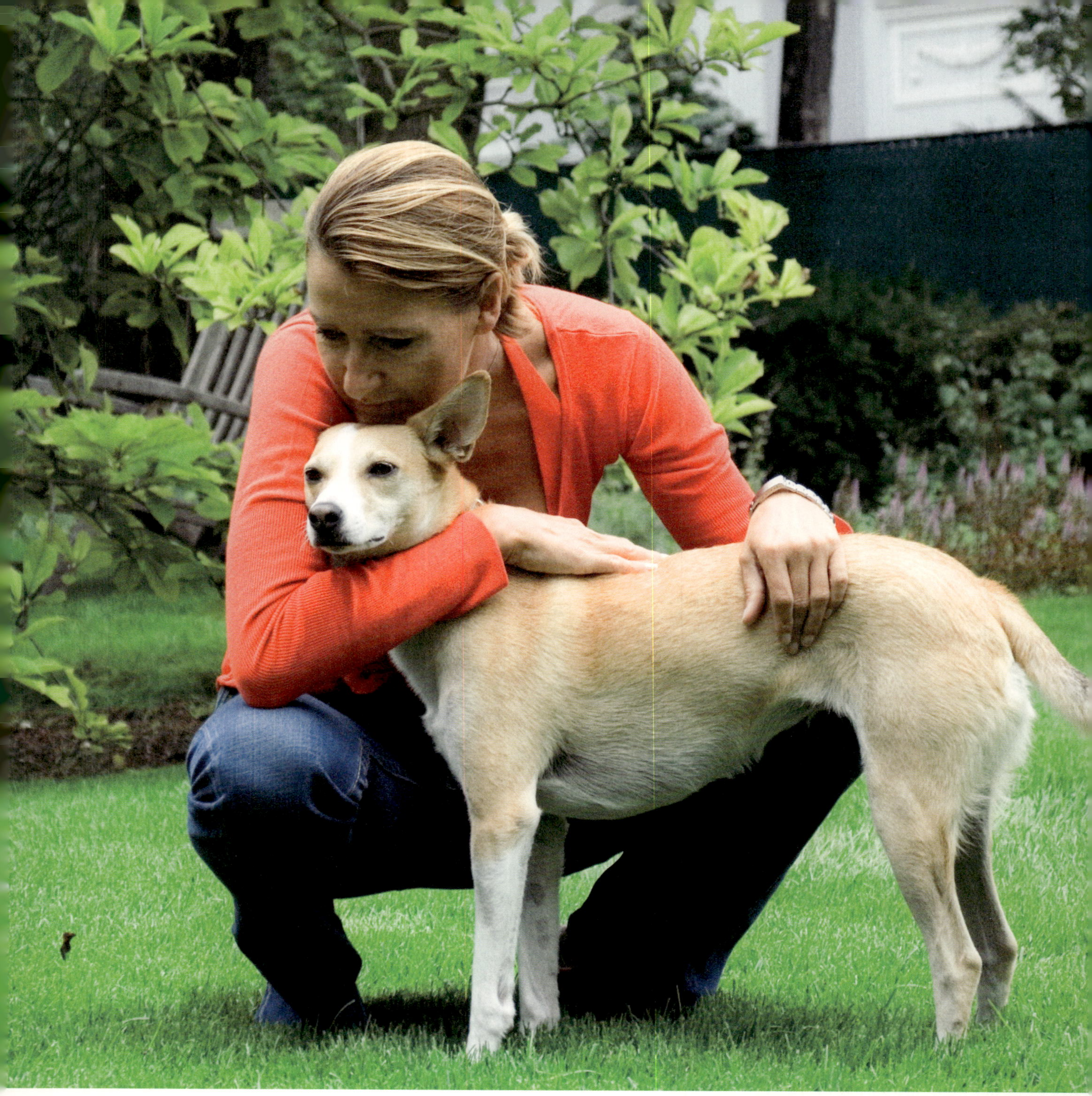

Frau Fritz, Indie, Sarah Mischlingshunde

Bettina Steigenberger

Seiten 66 | 67

Eigentlich wollte Bettina Steigenberger nur einen Hund. Aufgrund ihrer Tätigkeit als Managerin der österreichischen Steigenberger Resorts ist die Enkelin des Hoteldynastiegründers ständig unterwegs, geworden sind es mittlerweile aber dennoch drei. Und nicht nur ist jede der drei Hündinnen sowohl charakterlich als auch optisch ein absolutes Unikat, jede bringt auch ihre eigene Geschichte mit. „Die Mutter von Frau Fritz lief einer Freundin von mir zu", erzählt Frau Steigenberger, „und wie sich schnell herausstellte, war sie nicht allein." So zog Welpe Frau Fritz, anfangs noch mit dem nicht wirklich alltagstauglichen Namen Principessa, als Einzelhund ins Hotel-Imperium. Bis Frau Steigenberger dann ein Foto von Tsunami-Opfer Indie sah – und schon hatte Frau Fritz eine kleine Schwester. Sarah, das Baby im Rudel, wurde auf einem spanischen Flohmarkt „verschenkt" und soll die Letzte im Bunde sein. Denn: „Bei aller Liebe, drei sind wirklich genug", so Bettina Steigenberger fest entschlossen. Ganz fest. Wirklich ...?

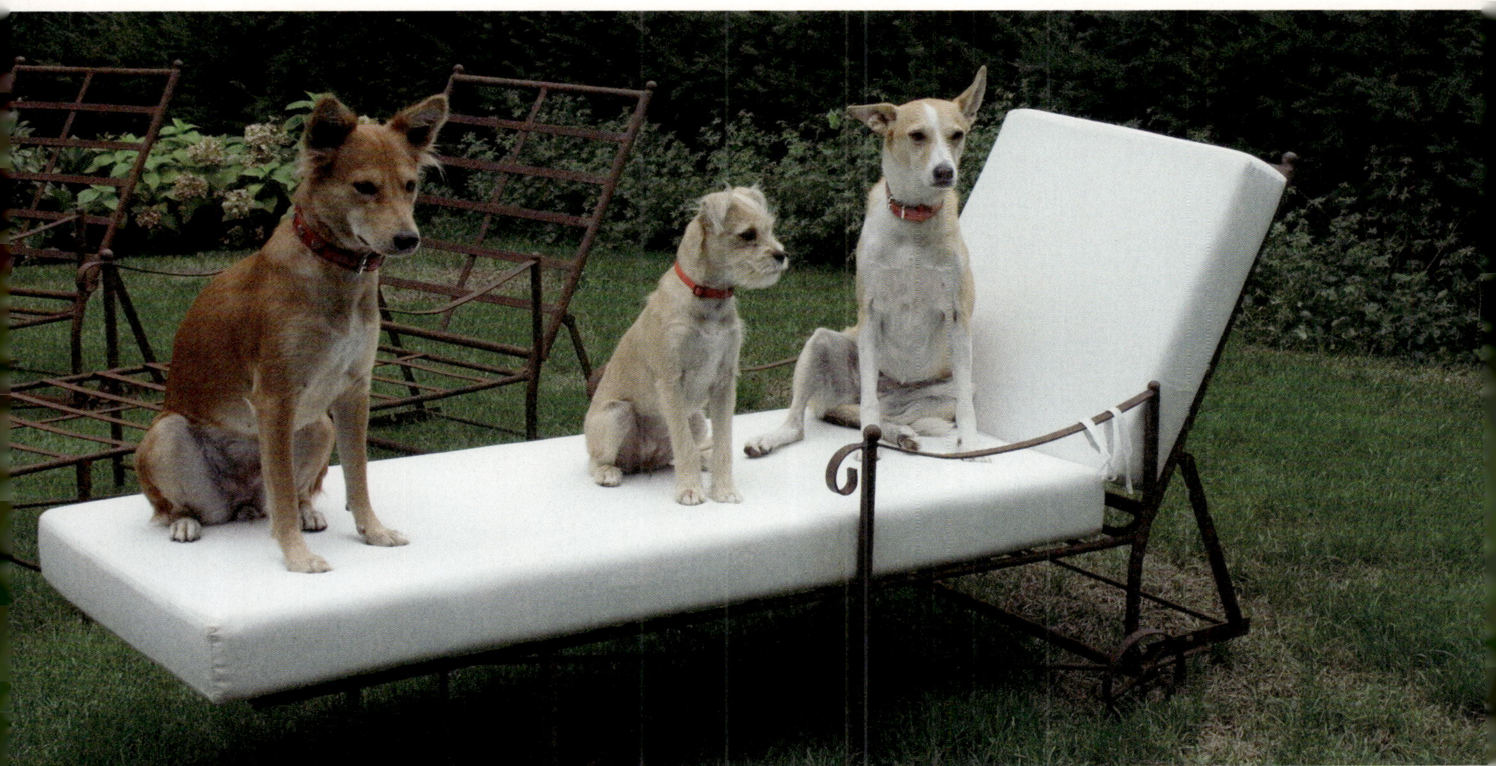

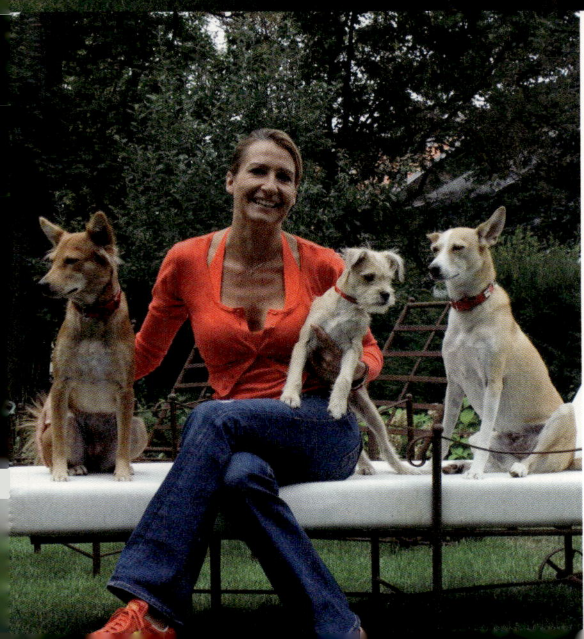

Geburtsdatum:	2002/2004/2006
Familienstand:	Stiefschwestern
Herkunft:	Mischlinge aus Spanien und Sri Lanka
Wohnort:	Wien, Frankfurt, Spanien
Ausbildung:	Frau Fritz besuchte eine Hundeschule
Hobbys:	schwimmen, Alleingänge
Besondere Vorlieben:	Jogurt essen
Besondere Abneigung:	gebadet werden
Besonderes Kennzeichen:	alle drei bellen gerne gemeinsam
Reisen/Urlaub:	auf längeren Reisen immer dabei

Mexx und Alice Golden Retriever
Andreas & Kathi Herzog

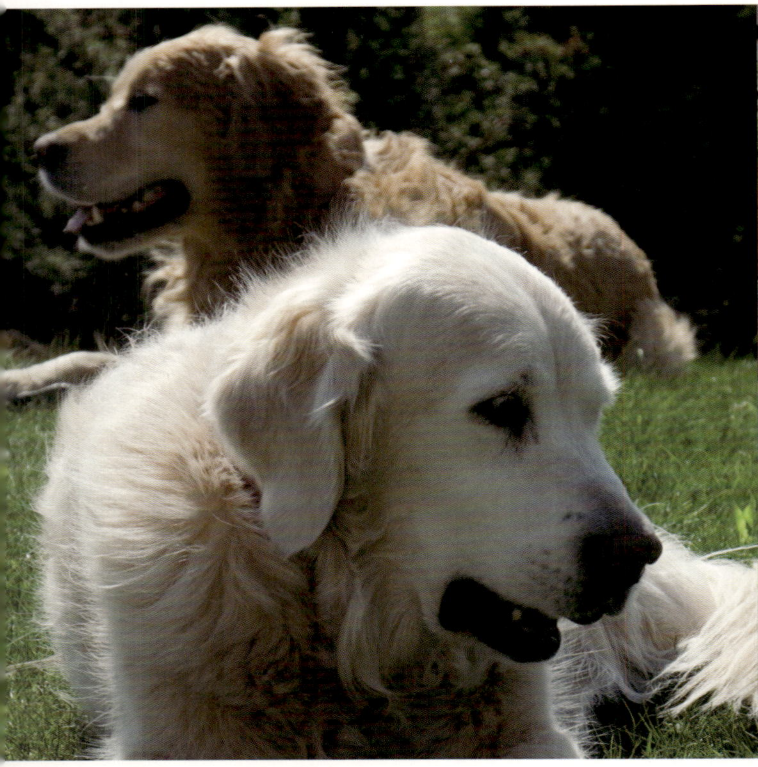

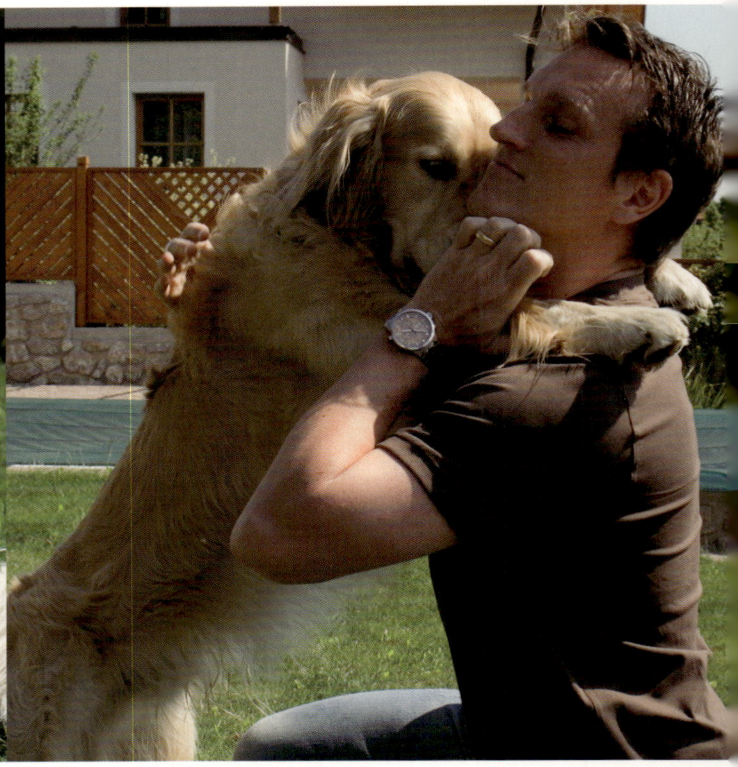

Geburtsdatum:	06.06.2003 / 22.12.1992
Familienstand:	ledig, keine Nachkommen
Wohnort:	Bezirk Mödling, Niederösterreich
Mitbewohner:	2 Katzen, Pferde
Ausbildung:	BGH I
Hobbys:	schwimmen, schmusen, fressen
Special Skills:	(noch) unbekannt
Besondere Vorlieben:	geföhnt werden
Besondere Abneigung:	Dobermänner, Staubsauger, Hitze
Besonderes Kennzeichen:	Mexx ist ein sensibler Gentleman, der alle aus dem Pool rettet, während Alice nach Steinen taucht
Reisen/Urlaub:	mit dem Auto überall dabei

Ex-Kickerstar Andi Herzog hatte früher mit Hund und Katz nicht viel am Hut, bestenfalls einen Wellensittich auf dem Kopf, das war's aber schon. Seine Frau Kathi jedoch war mit Tieren aufgewachsen und studierte auch während Andis Legionärszeit in Bremen die Tieranzeigen der lokalen Zeitungen. Eines schönen Tages überredete sie den Göttergatten zu einem „ganz unverbindlichen Besuch" bei einem Züchter. „Ich hab absichtlich meine Brieftasche zu Hause gelassen, um nur ja keinen Hund zu kaufen!", erinnert sich Andi schmunzelnd zurück. „Als ich aber Alice dann gesehen habe, bin ich wie ein Blitz zurück nach Haus gefahren und hab das Geld geholt!" Mexx kam dann vor drei Jahren dazu. Seitdem tollen die zwei miteinander durch den Garten. Ihre große Leidenschaft heißt jedoch „Pool": „Den lieben sie heiß, da wird nach Steinen getaucht und werden Badende unfreiwillig gerettet. Und – man darf das ja gar nicht laut sagen – damit die beiden leichter raus- und reinklettern können, hab ich ihnen extra Stufen eingebaut!" Was für ein Hundeleben!

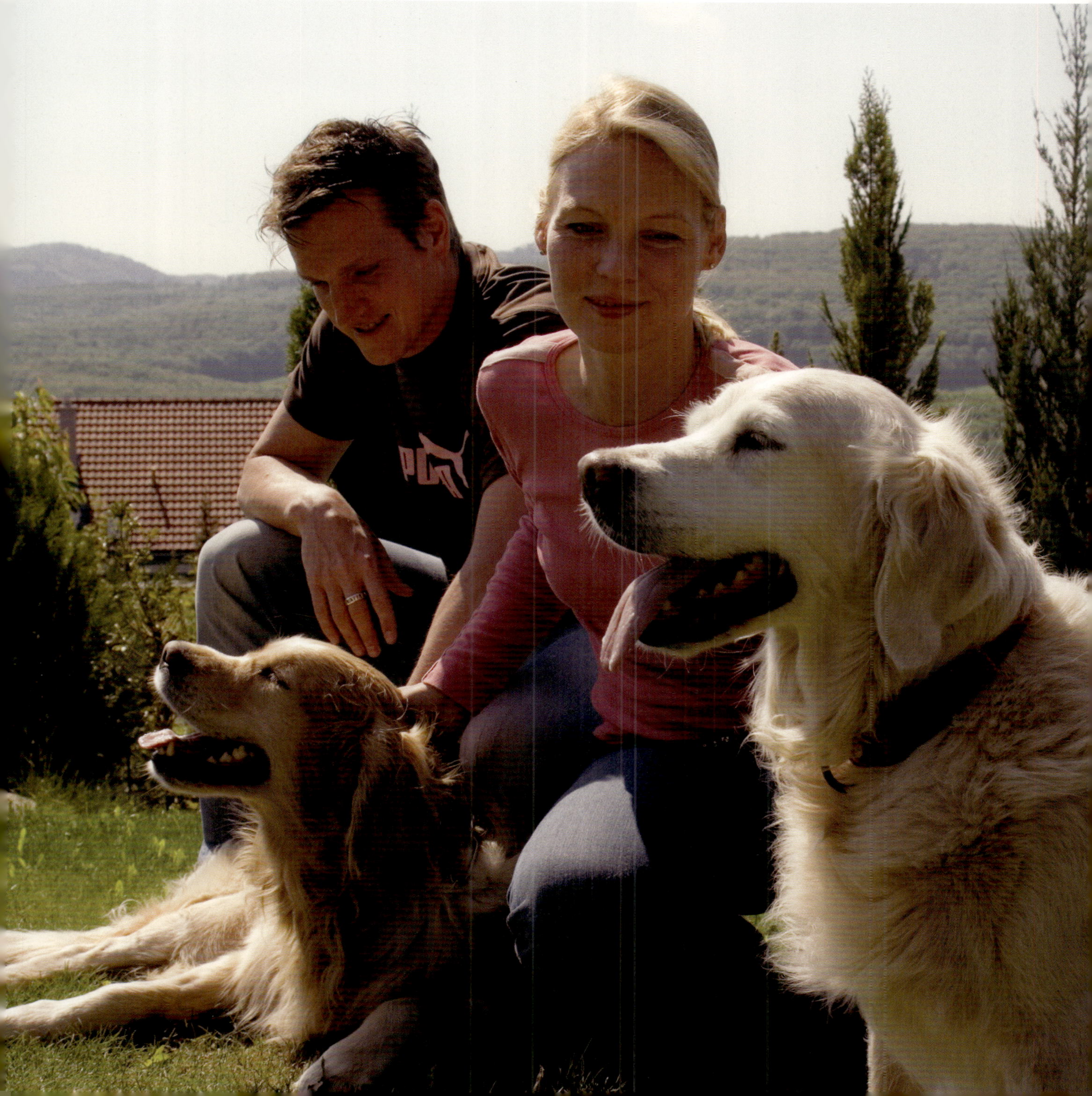

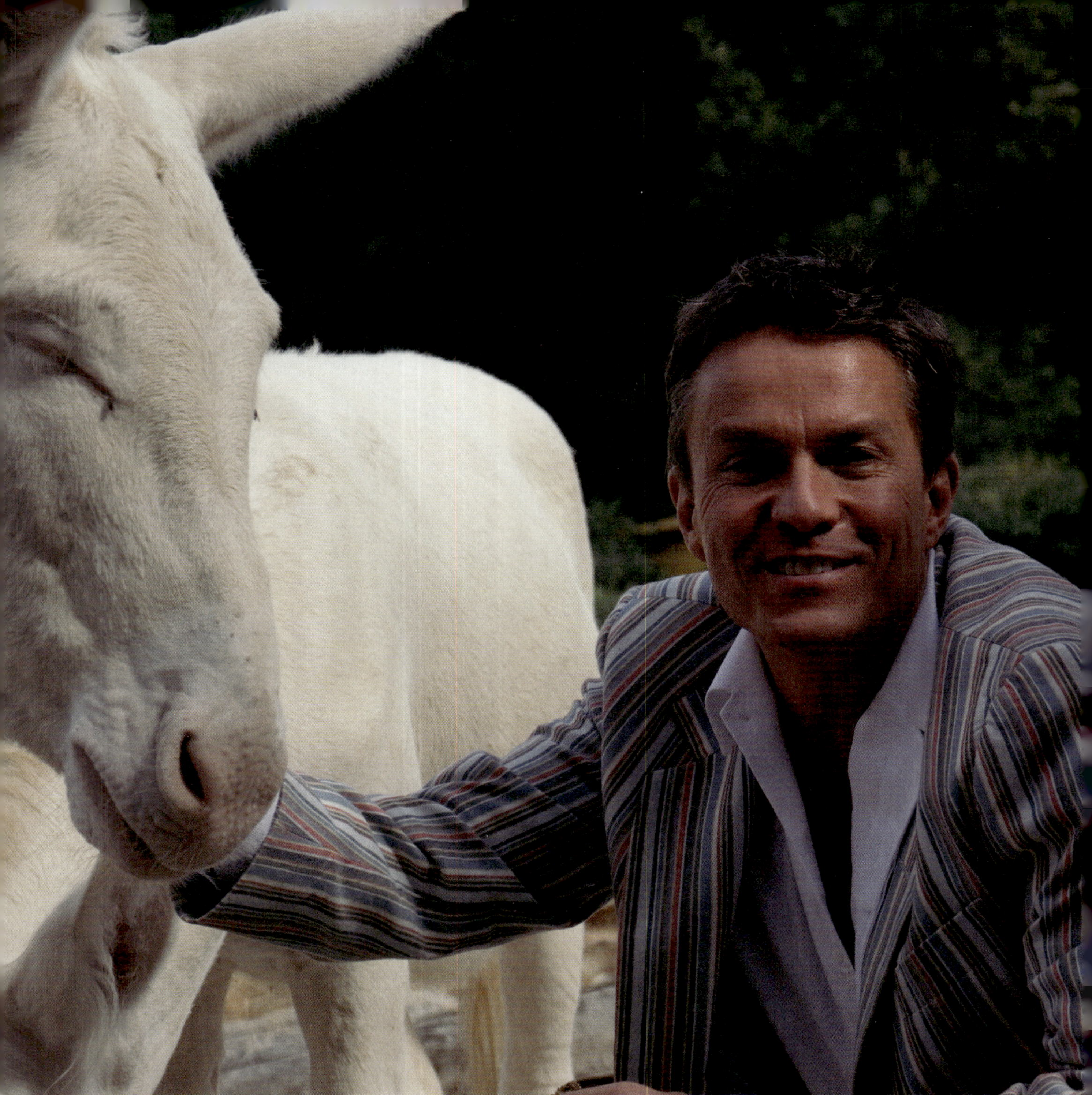

Tierische Freunde

aus dem Schönbrunner Zoo

Alfons Haider

Seiten 70 | 71

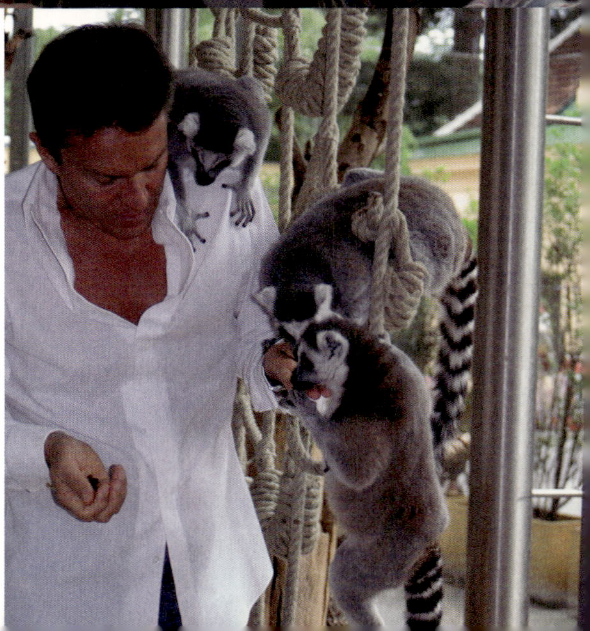

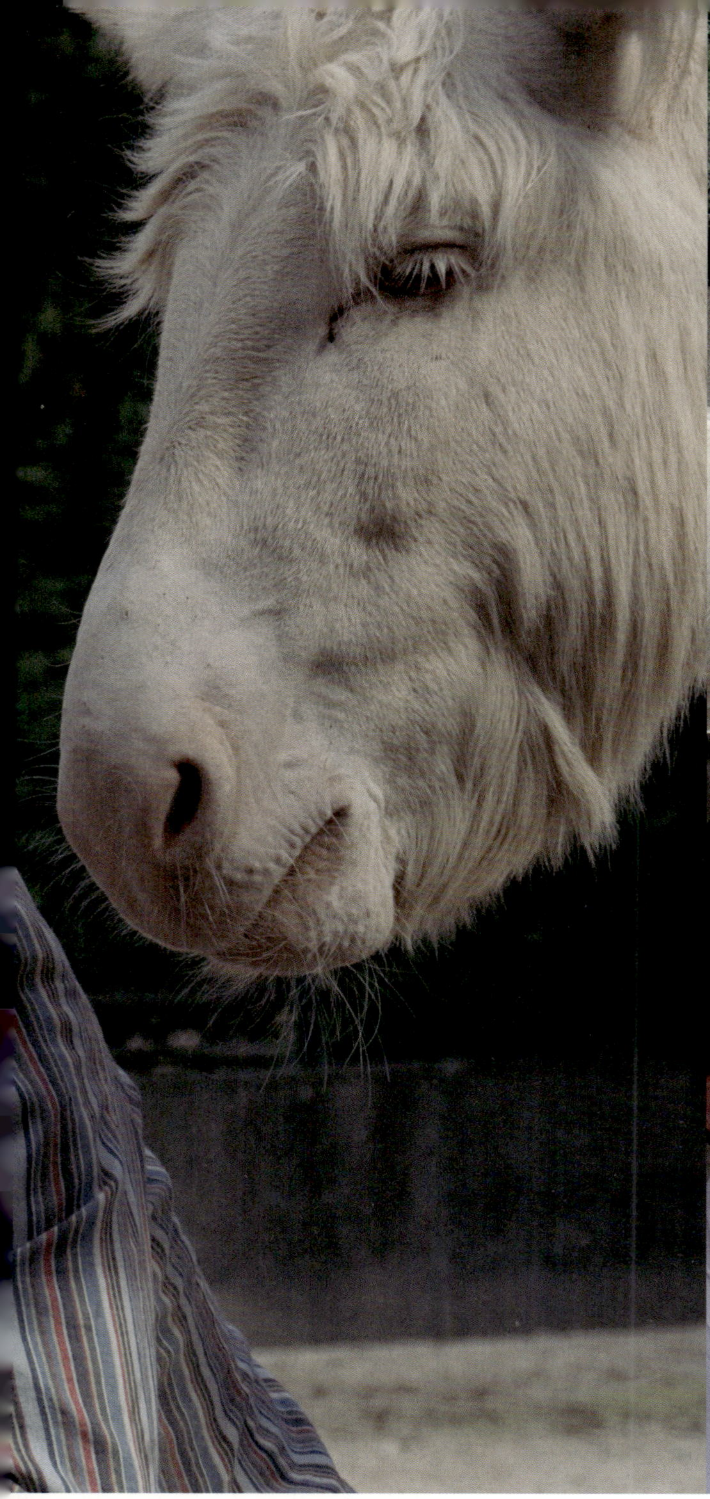

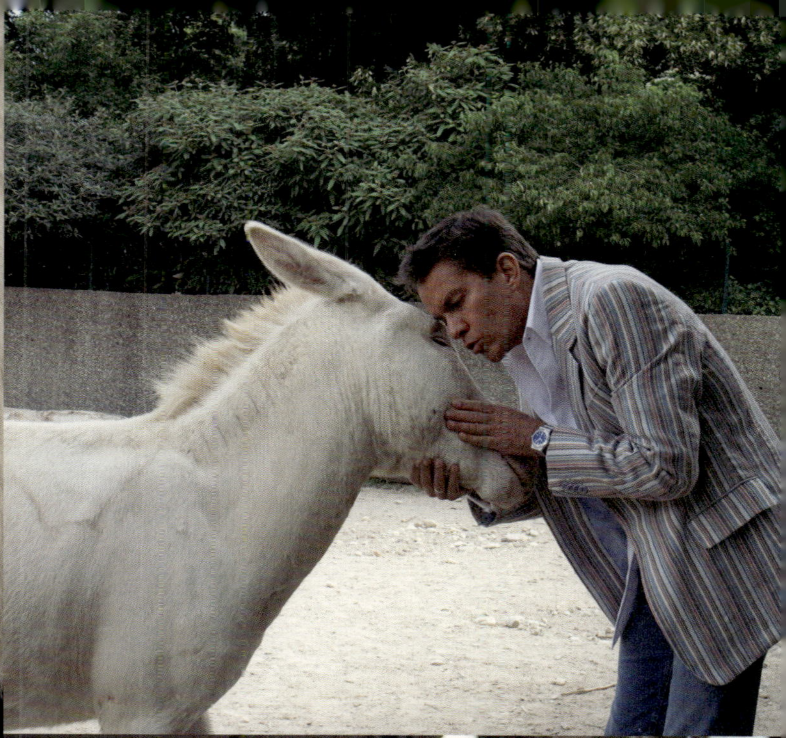

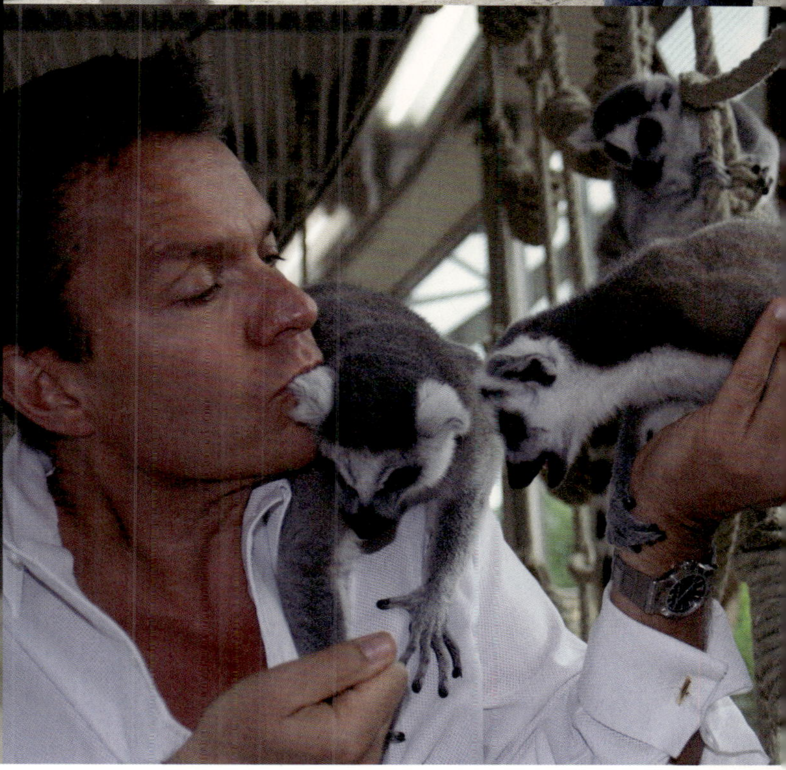

Was immer Alfons Haider anpackt – er tut es perfekt. Ob als Moderator, Sänger oder Schauspieler – der fesche Wiener legt immer ungemein viel Herz und Charme in seine Arbeit. Genauso viel Gefühl hat er auch für Vierbeiner: „Tiere sind die einzigen undiplomatischen Lebewesen – und ich liebe sie heiß!“, erzählt der Entertainer, der auch erfolgreich die Tiersendungen „Tier x 4“ und „Gut gebrüllt Löwe“ moderierte und nur auf Grund seines beruflichen Engagements auf einen vierbeinigen Begleiter verzichtet. Wann immer es ihm möglich ist, schaut er nach „seinen Lieblingen“ im Schönbrunner Zoo. So war er monatelang regelmäßig bei Orang-Utan-Dame Nonja und Elefantendame Jumbo auf Besuch. Für arme Viecherln hat Alfons Haider sowieso ganz besonders viel übrig, was die unglaubliche Summe von 50.000 Euro, die er kürzlich dem Tierschutz zur Verfügung stellte, eindrucksvoll beweist. Noch ein Aspekt mehr, um Alfons weiterhin bei all seinen Projekten viel Glück und Erfolg zu wünschen.

Geburtsdatum: 15.01.1996
Herkunft: Ungarn
Wohnort: Wien 19
Mitbewohner: 2 Katzen, 1 Golden-Retriever-Welpe
Special Skills: tritt in Werbefilmen auf
Besondere Vorlieben: Sushi, Katzen, Eden und Reiss Bar
Besondere Abneigung: große schwarze Hunde
Besonderes Kennzeichen: sehr selbstbewusst, muss immer im Mittelpunkt stehen und den Kasperl spielen
Reisen/Urlaub: immer dabei – z. b. Türkei, Italien, Spanien, Paris, Tenerriffa, Wörthersee etc.

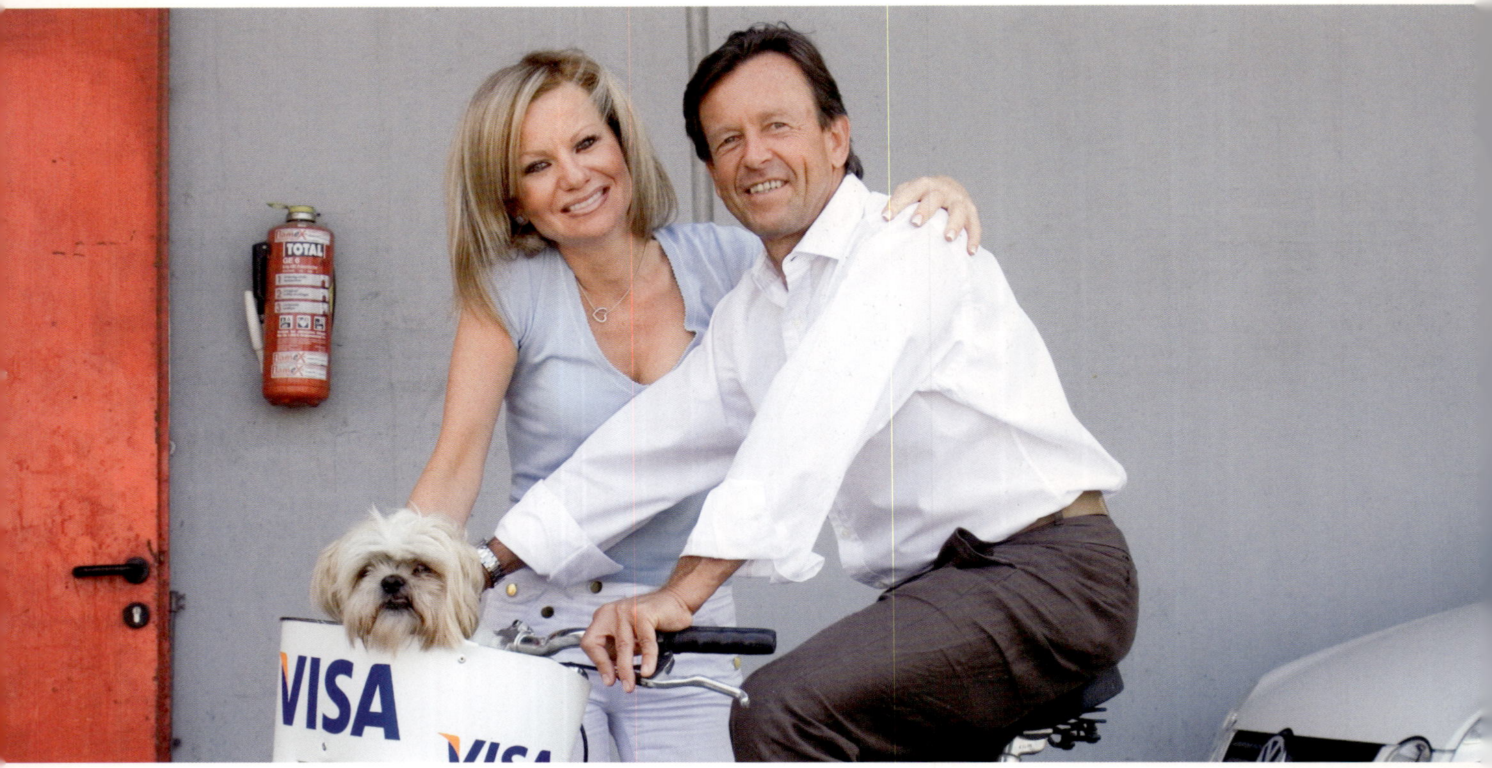

Sollten Sie je in der Wiener Eden Bar einen Hund entdecken, der aus einem Champagner-Glas Wasser schlürft, so brauchen sie sich keine Sorgen um ihren Geisteszustand zu machen. Es handelt sich um Jonathan vulgo Johnny, den vierbeinigen Liebling von Karl Javurek und seiner Lebensgefährtin, denn der „liebt die Eden und ist auch noch der beste Freund von Michi Schimankos Vierbeiner", so Anna Bespalowa.
Auch Gewista-Chef Javurek, der erst durch die Liebe auf den Hund gekommen ist, kann sich ein Leben ohne Johnny nicht mehr vorstellen. „Ich hatte schon verschiedene Rassen, aber Johnny ist etwas Besonderes", so die Jet-Set-Lady Anna, die das arme Tierchen aus furchtbaren Verhältnissen in Ungarn rettete. Seitdem ist Johnny überall mit dabei, ob beim Motorboot fahren am Wörthersee oder beim Einkaufsbummel auf den Champs-Elysées in Paris. Wäre Johnny ein Zweibeiner, er wäre sicher DER Charmeur auf jedem großen Parkett – und dafür beneiden wir ihn fast ein bisschen ...

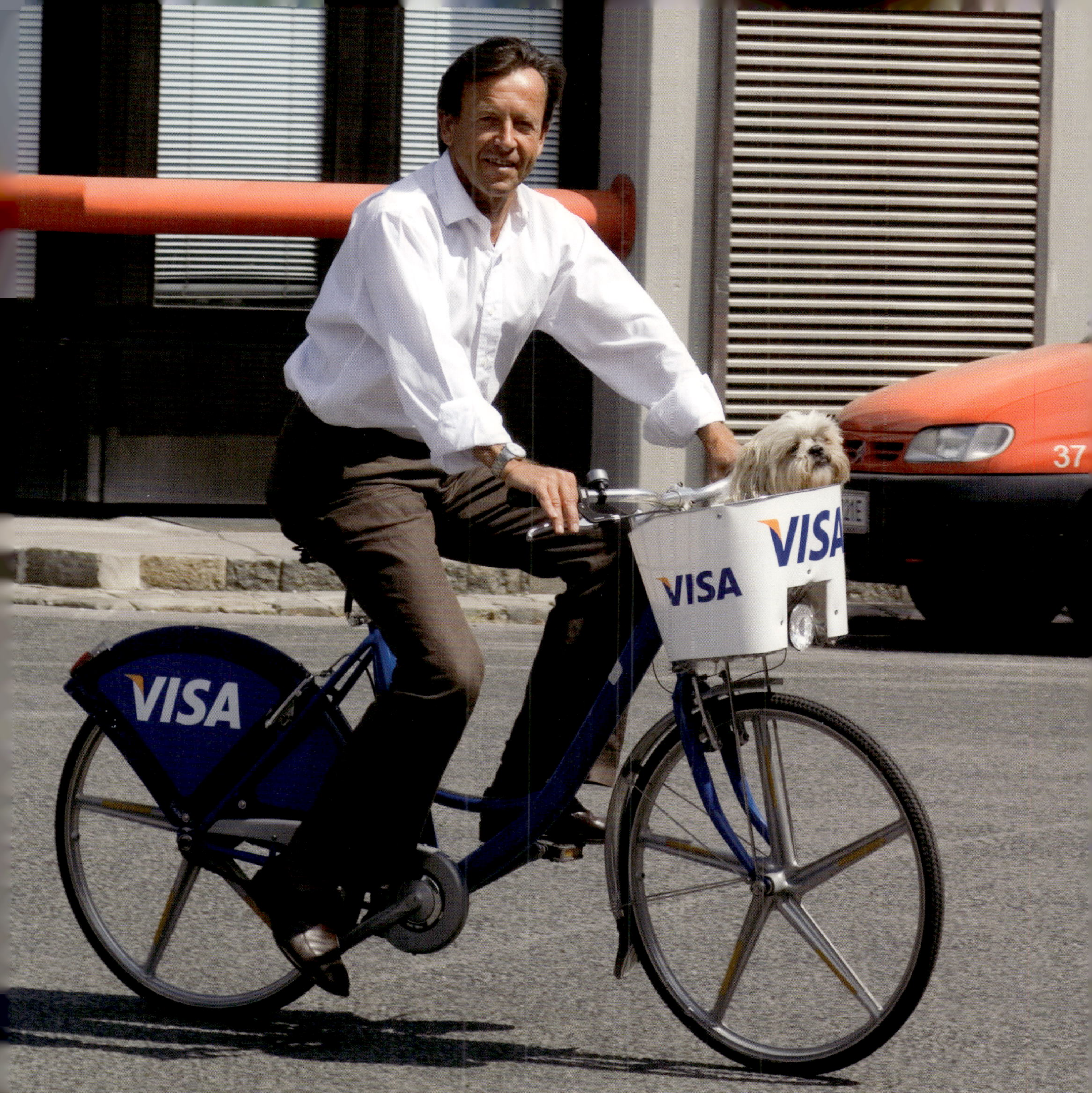

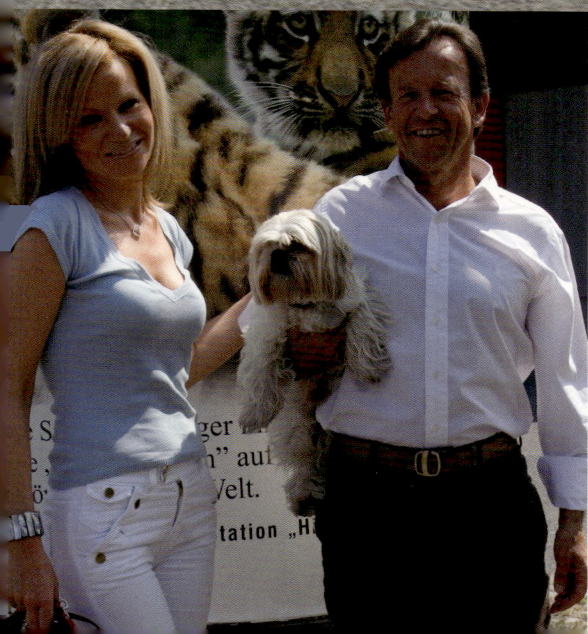

Jonathan „Johnny“ Shih Tzu

Karl Javurek & Anna Bespalowa

Für die meisten Österreicher ist er der Urwiener. Im wirklichen Leben ist Karl Merkatz aber in Salzburg zu Hause. Und zwar auf einem wunderschönen alten Bauernhof. Einstens tummelten sich dort Schweine, Hühner, Schafe und Gänse. Aber irgendwann wurde dies dem bekannten Schauspieler verständlicherweise zu viel. Immerhin gibt es noch ein Pferd, ein Pony und zwei Hunde Nelly und Odin.
Nellys einzige Pflicht im Merkatzschen Haushalt ist es, glücklich zu sein. Zitat: „Wir haben den Hund nicht, weil er irgendwas kann, sondern einfach nur, weil er lieb ist." Kann man sich eine schönere Liebeserklärung an einen Hund vorstellen? Die sanfte, liebenswürdige Hündin war beim Fototermin zwar etwas traurig, weil Hundefreund Odin mit Merkatz' Tochter gerade auf „Sprach-Urlaub" (O-Ton Merkatz) in Frankreich war, die Wartezeit bis zu seiner Rückkehr wird ihr aber durch besondere Zuwendung der ganzen Familie verkürzt.

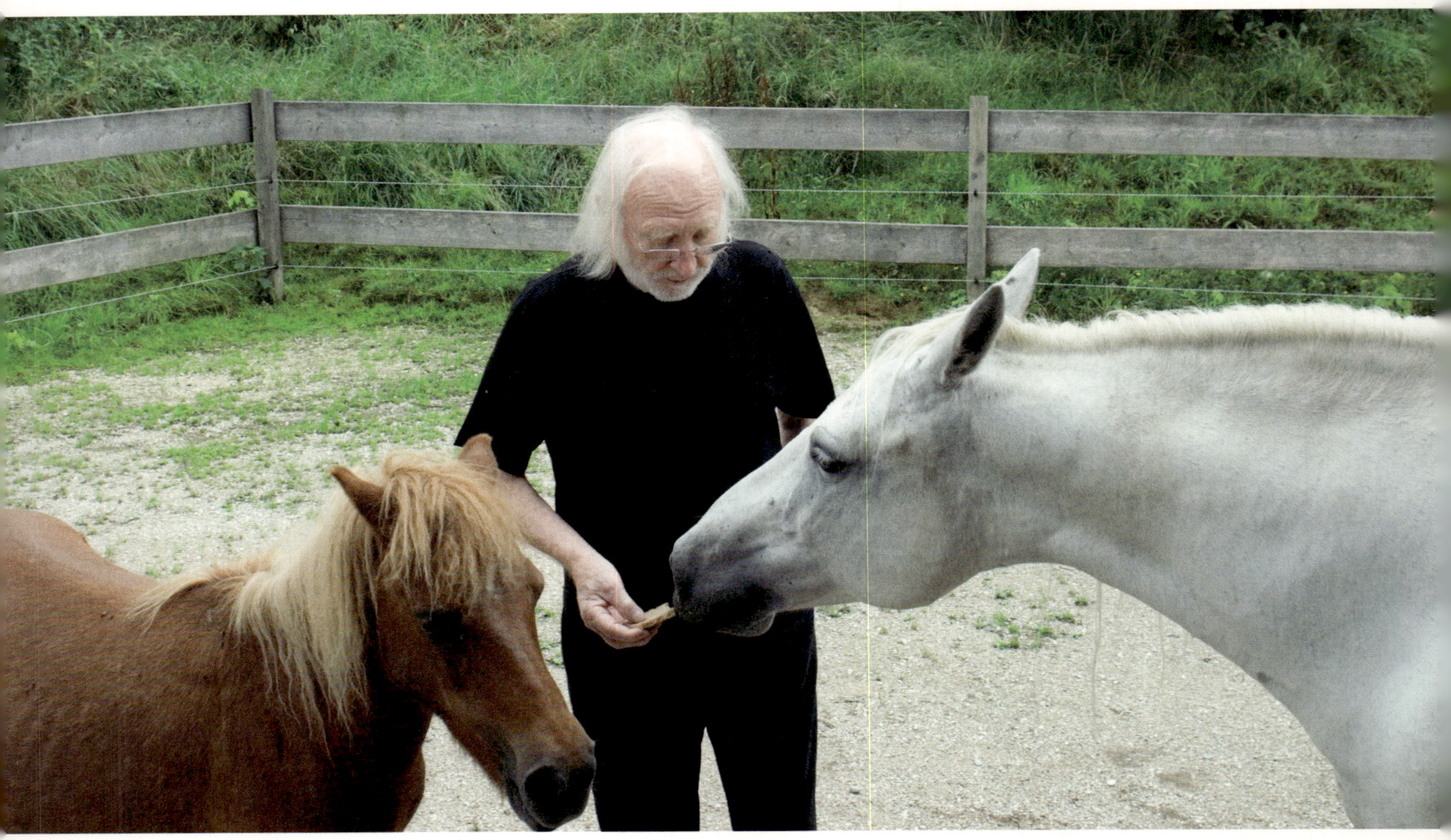

Geburtsdatum:	1999
Familienstand:	ledig
Herkunft:	Mix
Wohnort:	Straßwalchen
Mitbewohner:	Schnauzer Odin (4,5 Jahre)
Besondere Vorlieben:	Odin!!
Besondere Abneigung:	wenn Odin weg ist
Besonderes Kennzeichen:	hat ausgeprägten Freiheitsdrang, würde streunen, wenn sie könnte
Reisen/Urlaub:	bleibt immer am Hof

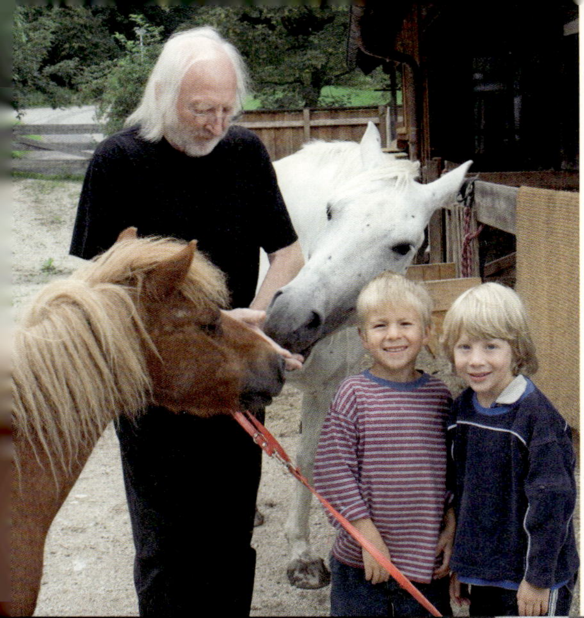

Nelly
Mischlingshund

Karl Merkatz

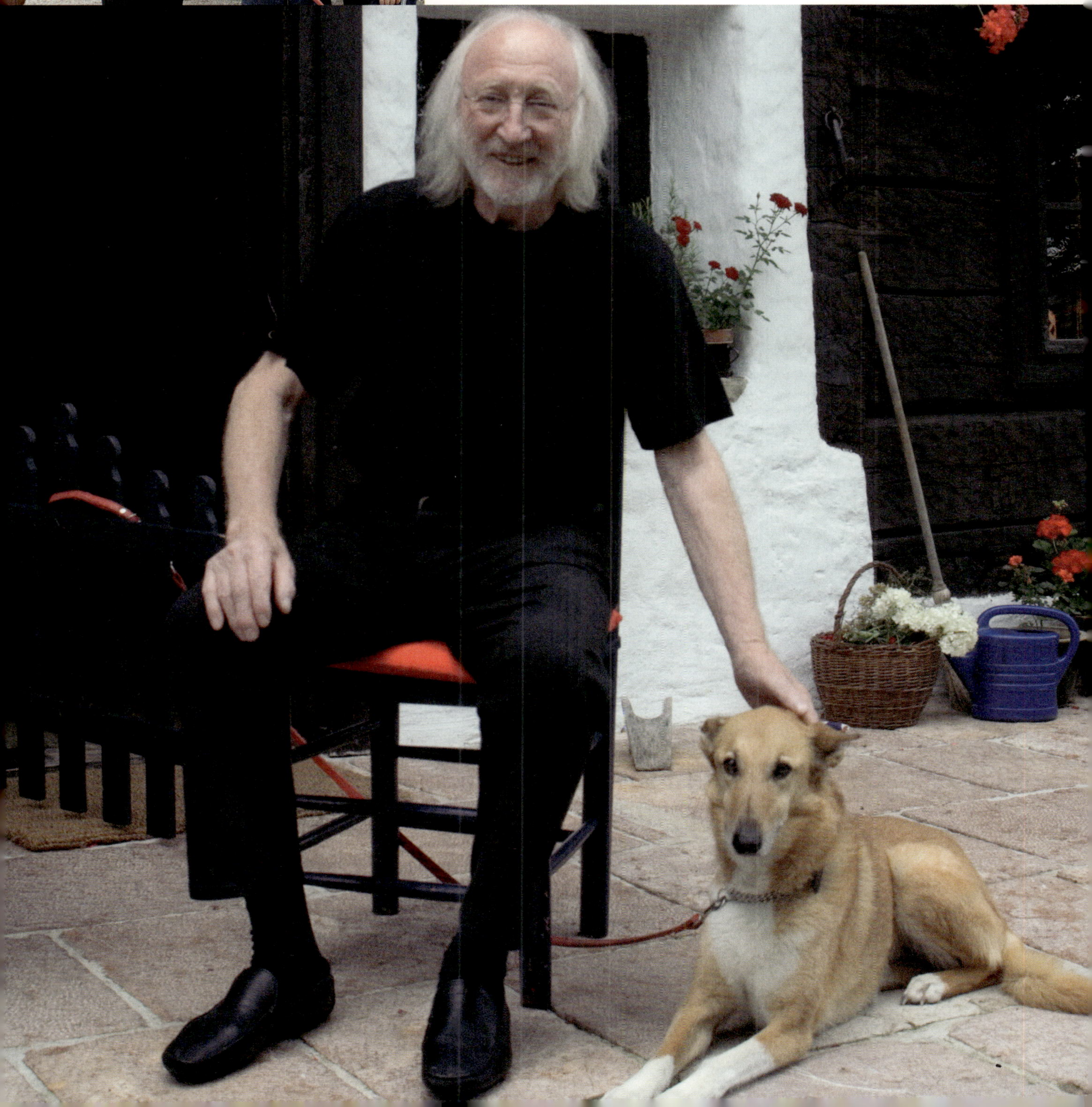

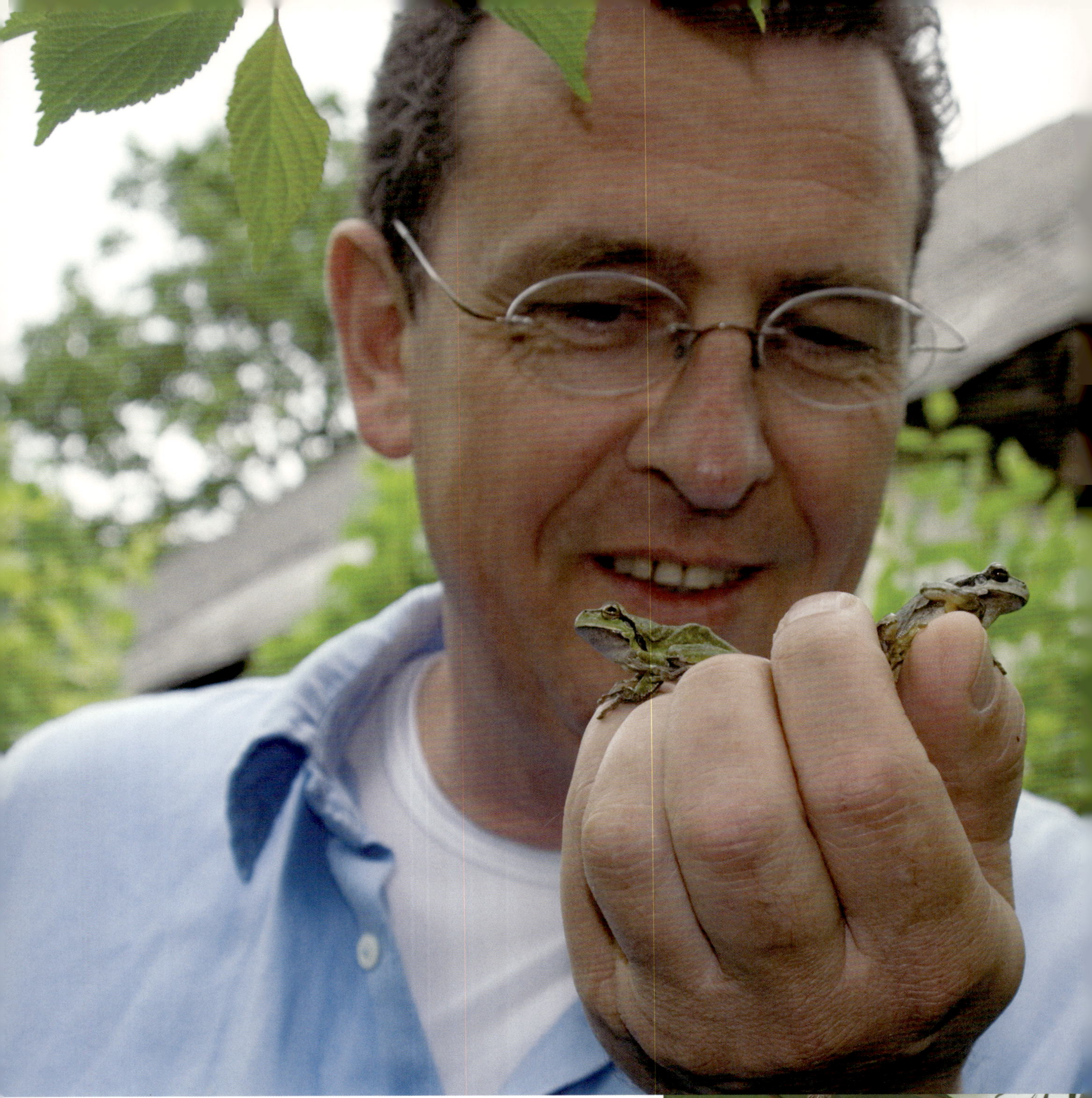

Xenedra Edra

Entlebucher Sennenhund

Walter & Eveline Eselböck

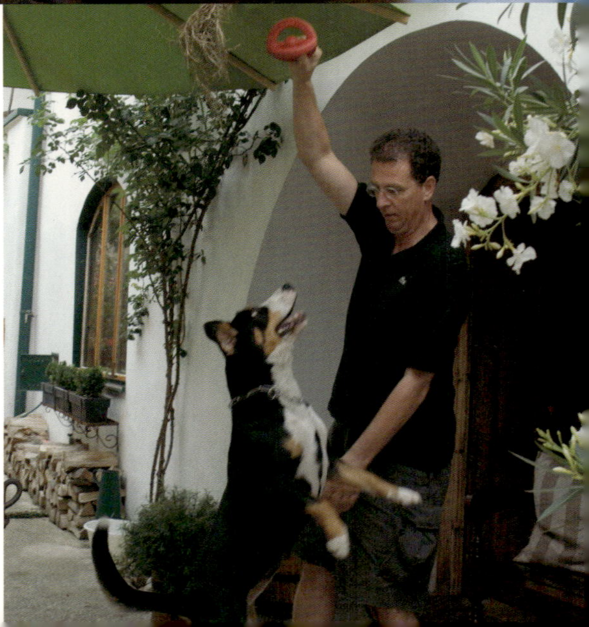

Seiten 76 | 77

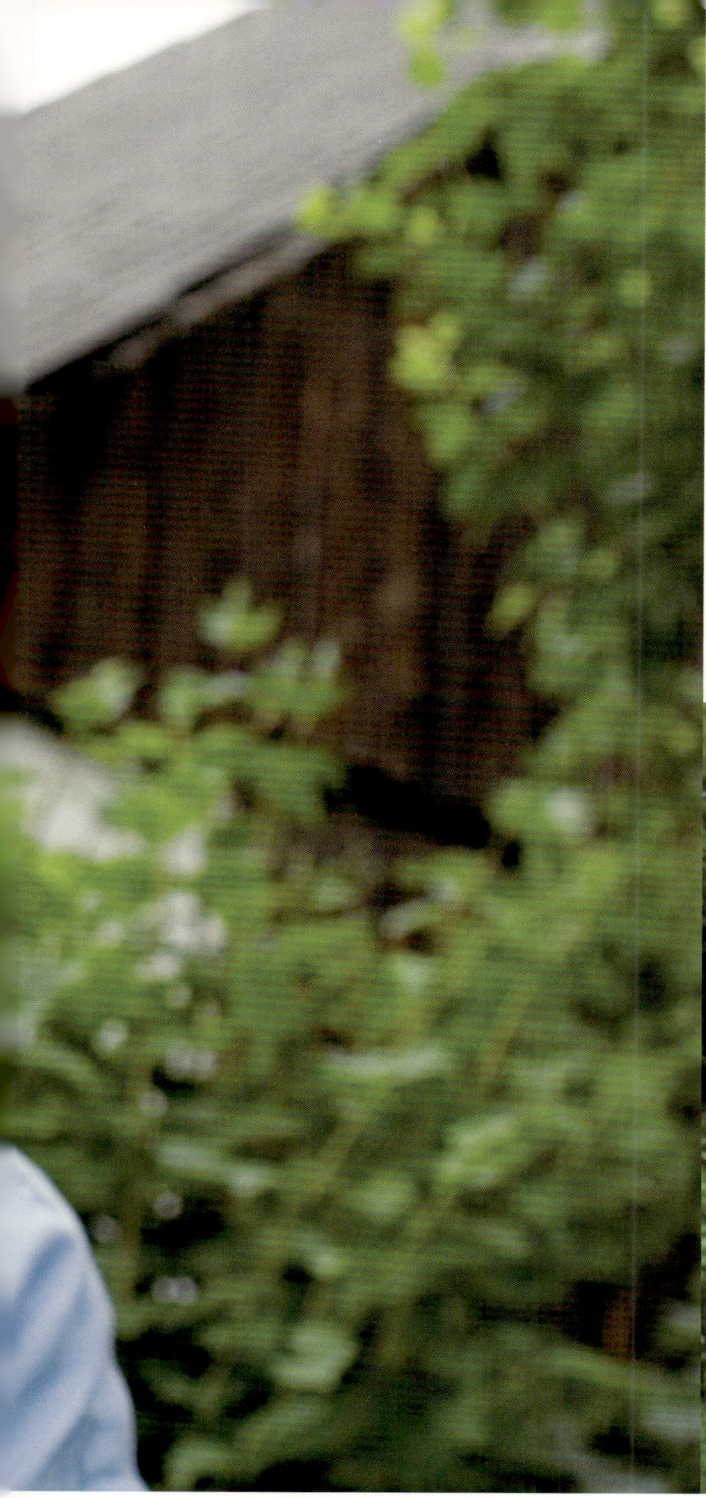

Geburtsdatum: 21. März 2004
Familienstand: ledig, kastriert, keine Nachkommen
Herkunft: Slowakei
Wohnort: Burgenland
Mitbewohner: Hunde, Katzen, Frösche
Ausbildung: Hundekurse
Hobbys: laufen und schwimmen
Special Skills: Gourmet-Nase
Besondere Vorlieben: andere Hunde
Besondere Abneigung: Leine
Besonderes Kennzeichen: sehr eigensinnig
Reisen/Urlaub: bei Autoreisen immer dabei

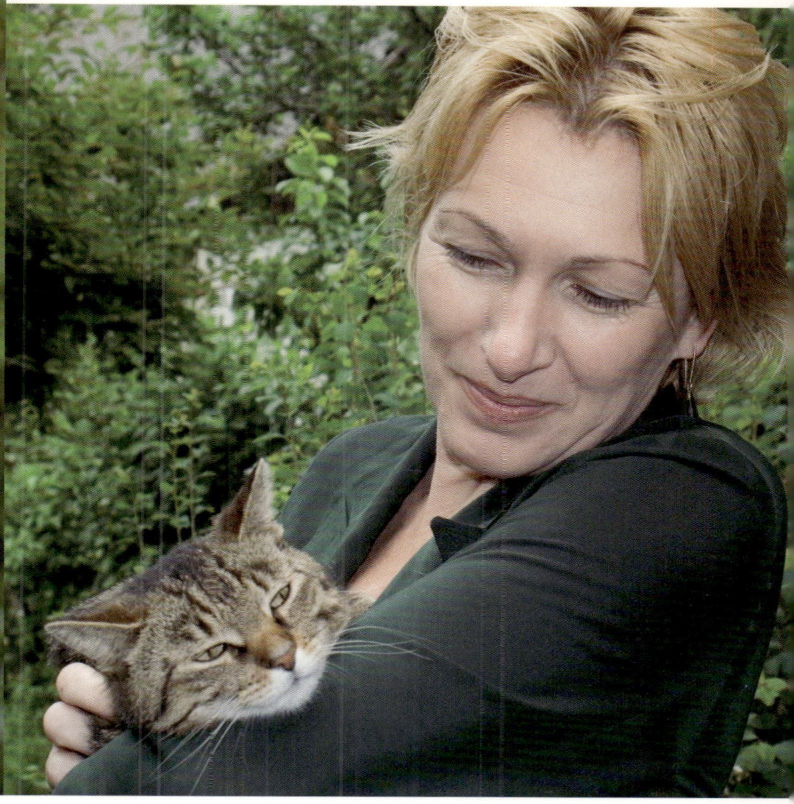

Edra, der Entlebucher Sennenhund der behaubten Gastronomenfamilie Eselböck, lebt im burgenländischen Schützen am Gebirge („Taubenkobel") in einem Paradies auf Erden. „Ich bin ein großer Tierfreund und habe seit meiner Kindheit schon so ziemlich alles daheim gehabt, was kreucht und fleucht" – beginnt Starkoch Walter Eselböck aufzuzählen: „Darunter waren ein Rhesusaffe, ein Schwein, ein Kaiman, ein Falke und eine sprechende Dohle." Durch ihre Charakterstärke, die man auch als Dickköpfigkeit bezeichnen könnte, und ihren unbändigen Bewegungsdrang gab Edra den Eselböcks anfangs einiges zu knabbern auf. Mittlerweile gut erzogen bewacht sie vor allem das Privathaus der Familie. Der prachtvolle Garten des „Taubenkobels" gehört nunmehr, neben den unzähligen Fröschen, die in einer eigenen Regentonne wohnen, den zwei Katzen Lilly und Klara. Diese lassen sich, wenn sie nicht gerade irgendwo in der stilvollen Anlage verschwunden sind, auch gerne von den Gästen streicheln. Neben dem kulinarischen Hochgenuss ist allein das entspannte Ambiente einen Besuch wert.

Geburtsdatum:	20.05.2003
Familienstand:	Vater
Wohnort:	Wien und Kärnten
Mitbewohner:	2 „Maine-Coon"-Katzen, Ferdinand und Dona
Ausbildung:	Gehorsams-Prüfung
Hobbys:	laufen und stöbern
Special Skills:	rettet alles und jeden aus dem Wasser, ob nötig oder nicht
Besondere Vorlieben:	Kipferl
Besondere Abneigung:	Jack Russel Terrier
Besonderes Kennzeichen:	extrem stur
Reisen/Urlaub:	mit dem Auto überall dabei

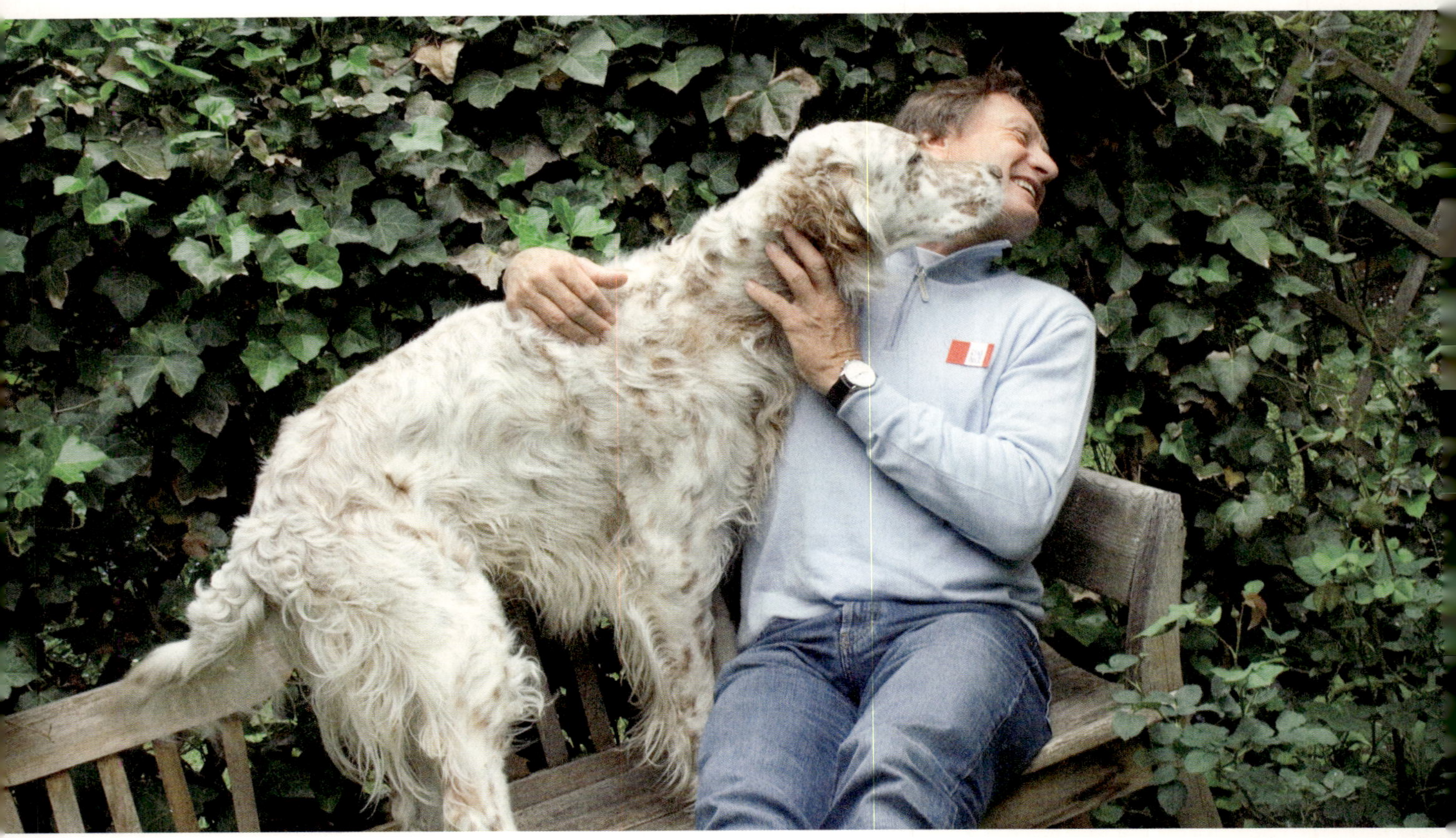

Henry ist das genaue Gegenteil von Herrl Franz Klammer: „Er ist ein äußerst phlegmatischer, fast schon ein stoischer Hund", beschreibt ihn Eva Klammer. Hinzu kommt: „Er ist durch nichts aus der Ruhe zu bringen. Mit nichts zu locken – und er ist stur um der Sturheit willen!" Vielleicht ist es ja seine englische Herkunft, die ihm die beständige Coolness beschert – bestens ersichtlich auch an der Gelassenheit gegenüber seinen zwei Mitbewohnern Ferdinand und Dona, ihres Zeichens Katzen! Sein Phlegma macht ihn auch völlig unempfänglich für Leckerlis. „Dies führte dazu", erzählt der Schikaiser schmunzelnd, „dass ein Freund der Familie, der Henry auch abrichtete, es zuließ, dass er einmal nach der Jagd beim Ausweiden des Hirsches dabei sein durfte, da er ja dafür bekannt war, an Futter völlig uninteressiert zu sein. Dieses eine Mal siegte sein Instinkt dann aber doch über die Coolness, denn in einem unbeobachteten Moment verschlang er den gesamten Hirschlungenbraten bis aufs kleinste Fitzelchen ..." Die Leidenschaft der Engländer für Innereien hätte man in diesem Fall wohl bedenken sollen.

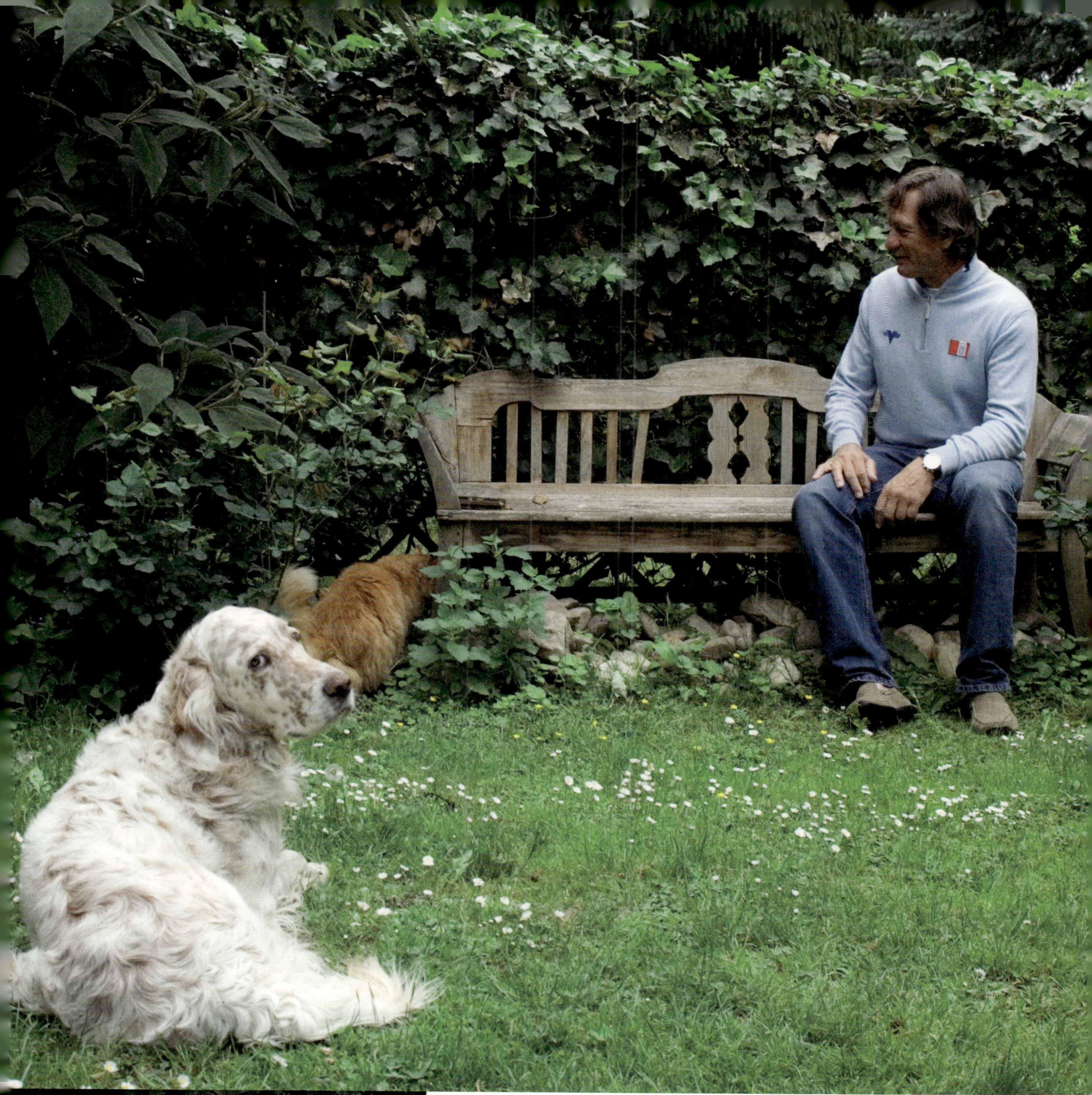

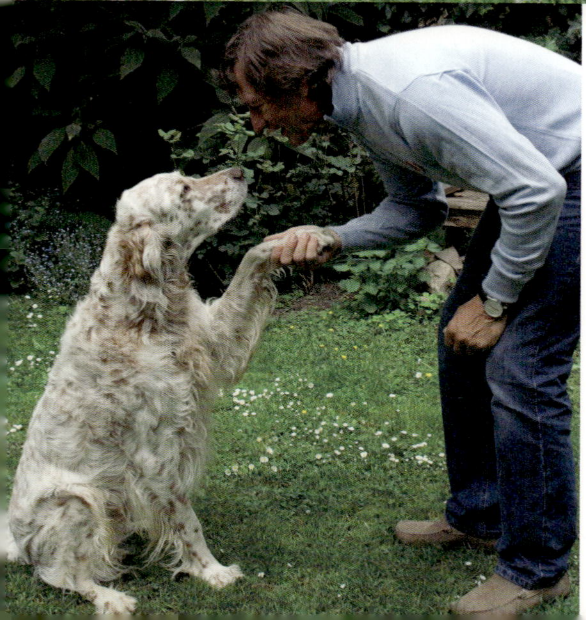

Henry
English Setter

Franz Klammer

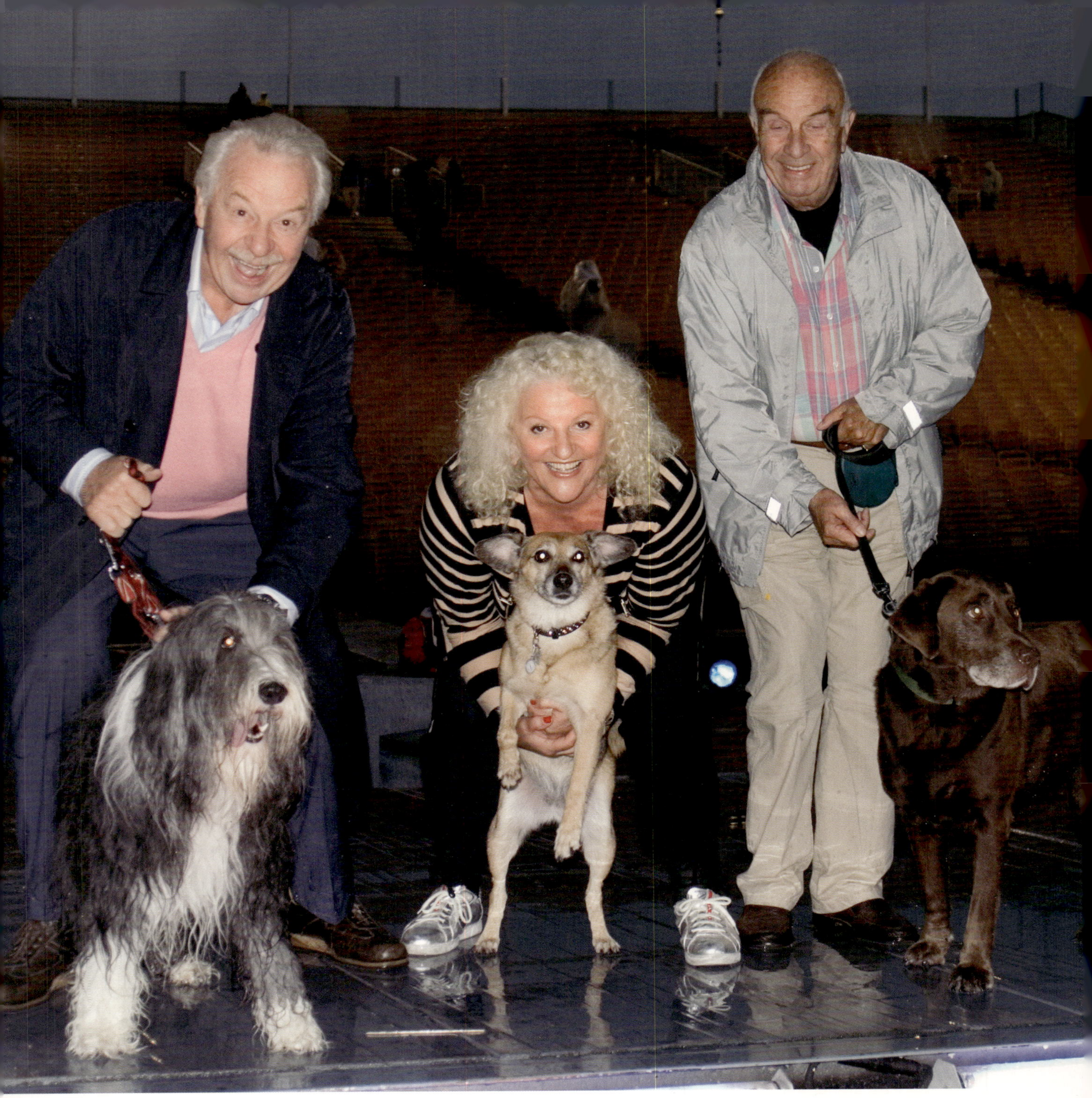

Ich liebe große Hunde, ich liebe große Rollen, ich liebe die große Seebühne in Mörbisch, ich liebe große Operetten-Inszenierungen – das alles finde ich wunderbar!" Wer sonst als Mörbisch-Intendant Harald Serafin könnte diese Worte so darbringen? Heuer versammelten sich um ihn ganz besonders viele Hundefreunde im Burgenland. Tierfreundin Marika Lichter ist verliebt in ihre Roxy alias Roxy-Baby, die in Ungarn aus einer Mülltonne gerettet wurde und seitdem ein bewegtes Leben führt. Dirigent Rudi Bibl ist stolzer Eigentümer der Labrador-Dame Noelle, die, wie der Name schon sagt, am 24. Dezember, aus einer Pariser Tierhandlung heraus, in sein Leben trat. Und auch Reinhard Wagenhofer, seines Zeichens Fotograf und Grafiker der Festspiele, hatte seine Bearded-Collie-Dame Dee Dee stets mit dabei, wenn der „Graf von Luxemburg" tausenden Menschen sowohl musikalischen als auch optischen Hochgenuss bereitete. Alles in allem einfach: Wunderbar!

Seiten 80 | 81

Roxy, Noelle, Dee Dee

Ungarischer Mistkübelhund, französischer Labrador, Bearded Collie

Harald Serafin Pate

Marika Lichter, Rudi Bibl, Reinhard Wagenhofer Besitzer

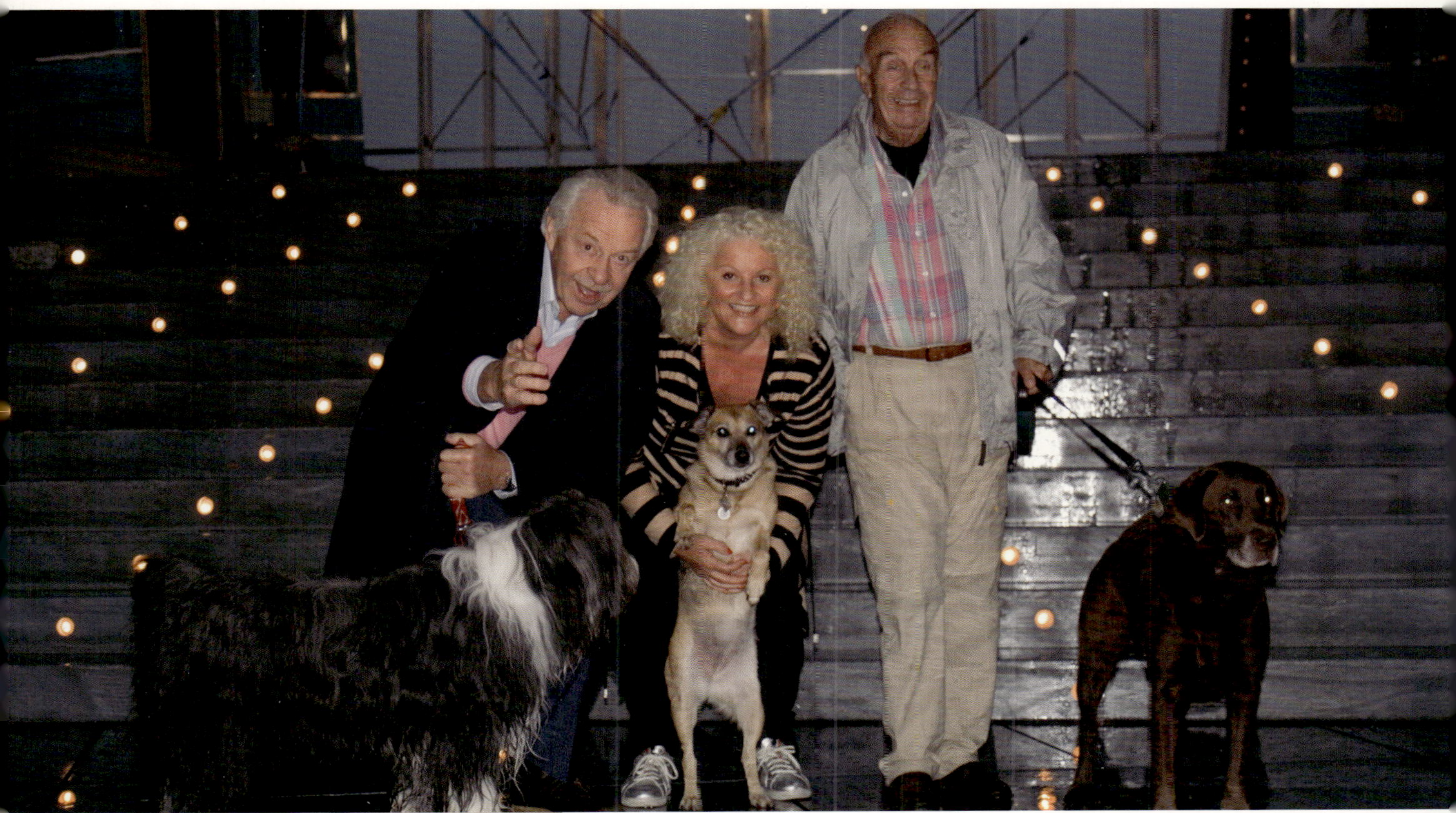

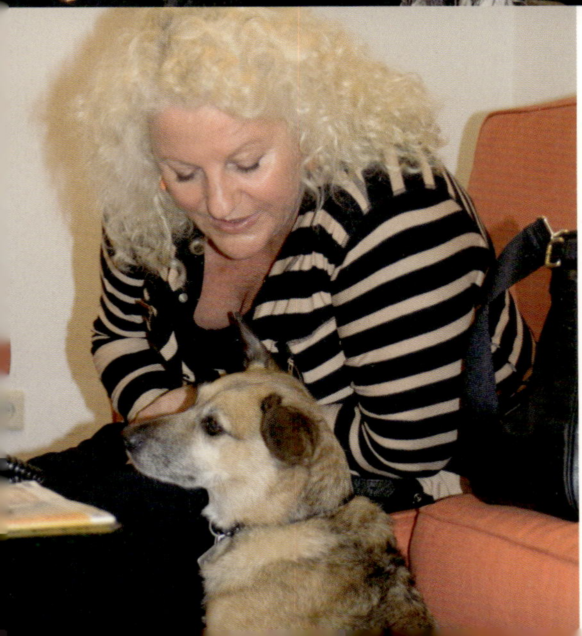

Geburtsdatum:	1999/1989/2003
Familienstand:	ledig
Wohnort:	Wien, Klosterneuburg, Neunkirchen
Ausbildung:	große Rollen
Besondere Vorlieben:	große Bühnen
Besondere Abneigung:	spielfreie Tage
Besonderes Kennzeichen:	hochmusikalisch

Die beste und wirksamste Form der Entspannung findet Starpianist Rudolf Buchbinder am Beckenrand seines idyllischen Biotops, mit dem er sich „ein Stück Natur in den Stadtgarten“ geholt hat. Darin tummeln sich ca. 34 Goldfische. „Viele davon sind Albinos“, zeigt er in das bunte Treiben, „die habe ich mit meiner Tochter quasi als Rettungsaktion in verschiedensten Tierhandlungen aufgekauft, weil sie keiner haben wollte!“ Einer der Bewohner ist ein kleiner schwarzer Fisch, den Rudolf Buchbinder aber nicht gekauft hat: „Der war eines Tages einfach da!“, ist er noch immer verblüfft. „Wie das Findelkind im Biotop gelandet ist, ist uns bis heute ein Rätsel!“ Er wurde aber „freudigst aufgenommen“ und dreht seitdem u. a. mit den Goldfischen Martin und Berndi – benannt nach Freunden der Familie – unter den wachsamen Augen zweier scheuer Wasserschildkröten seine Runden. Selbstverständlich „ganz piano“!

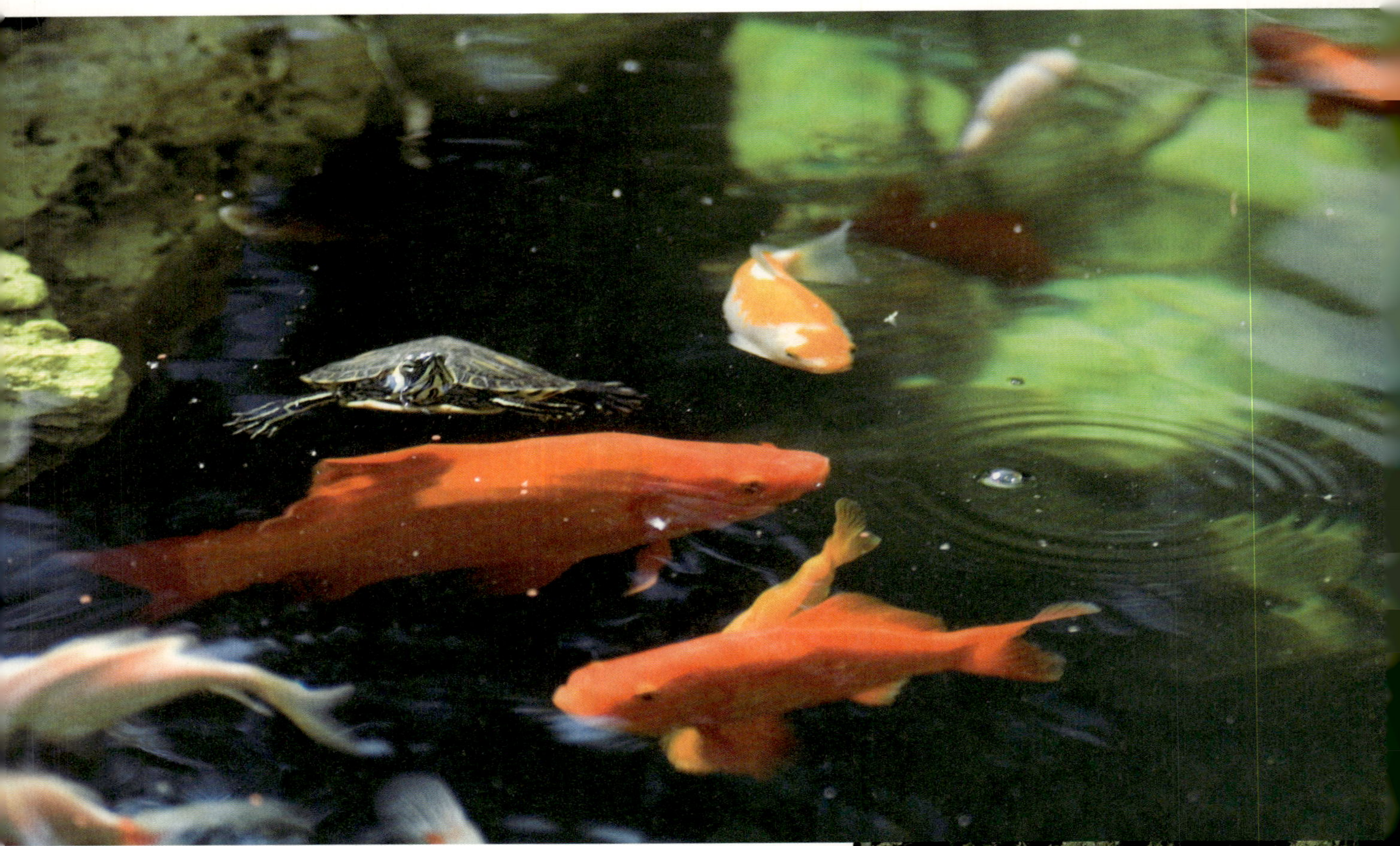

Geburtsdatum:	Fische 2000–2005, Wasserschildkröten ca.1996
Herkunft:	Wien und Umgebung
Wohnort:	Wien
Mitbewohner:	Libellen
Hobbys:	am Finger knabbern
Besondere Vorlieben:	Klaviermusik
Besondere Abneigung:	falsche Töne

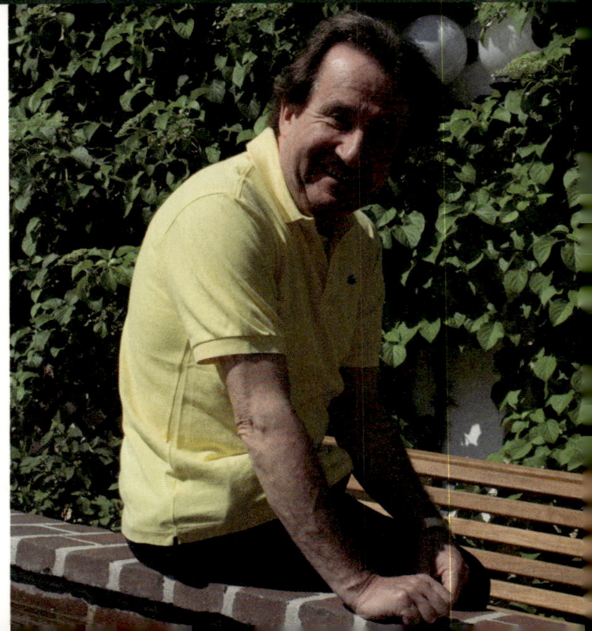

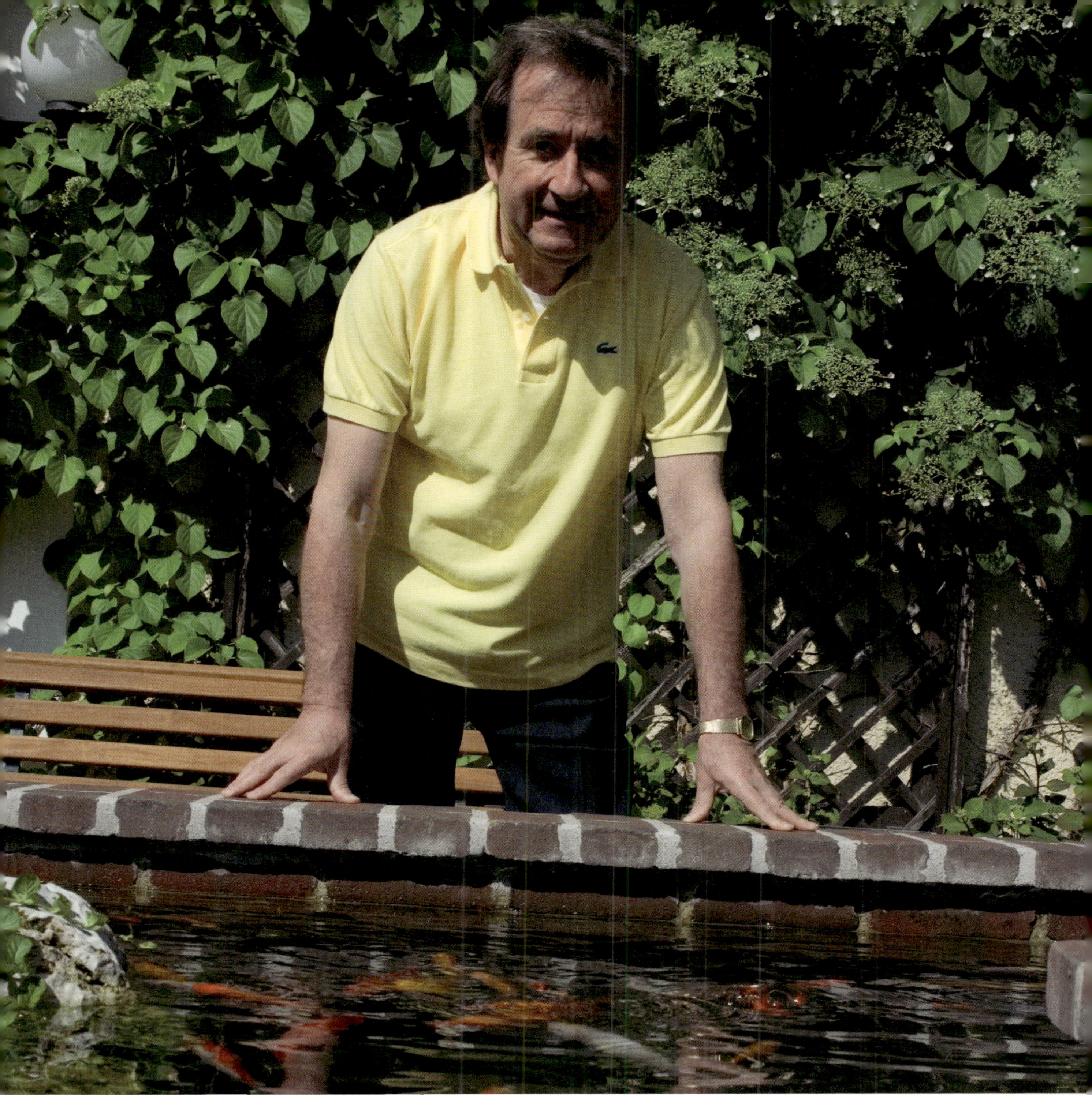

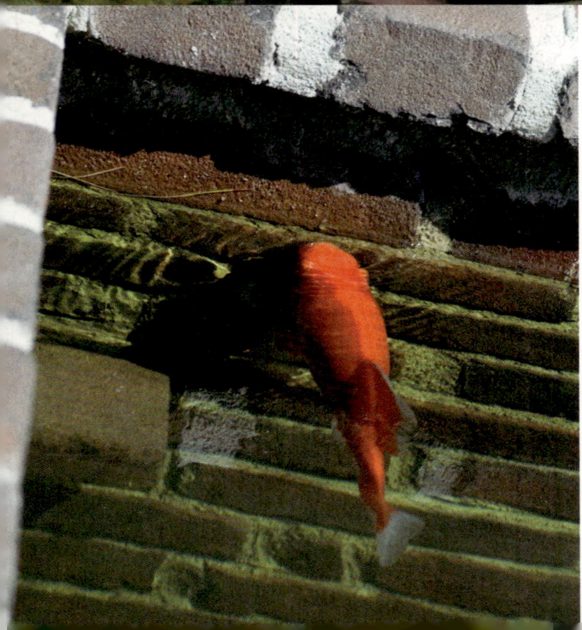

Berndi und Martin

Goldfische

Rudolf Buchbinder

Geburtsdatum:	ca. 2000
Familienstand:	ledig
Herkunft:	aus dem Tierheim
Wohnort:	Seewalchen am Attersee, Wien
Hobbys:	Krähen nachlaufen und verbellen, schwimmen
Besondere Vorlieben:	Schweinsohren
Besondere Abneigung:	Silvester
Besonderes Kennzeichen:	sehr auf Anna fixiert
Reisen/Urlaub:	immer dabei

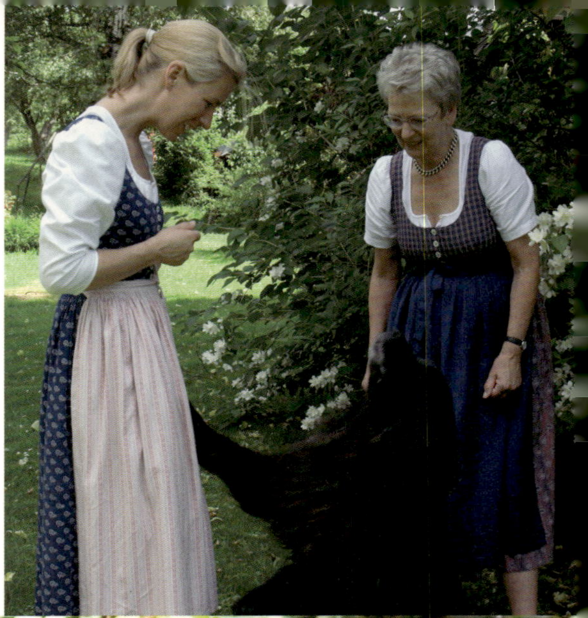

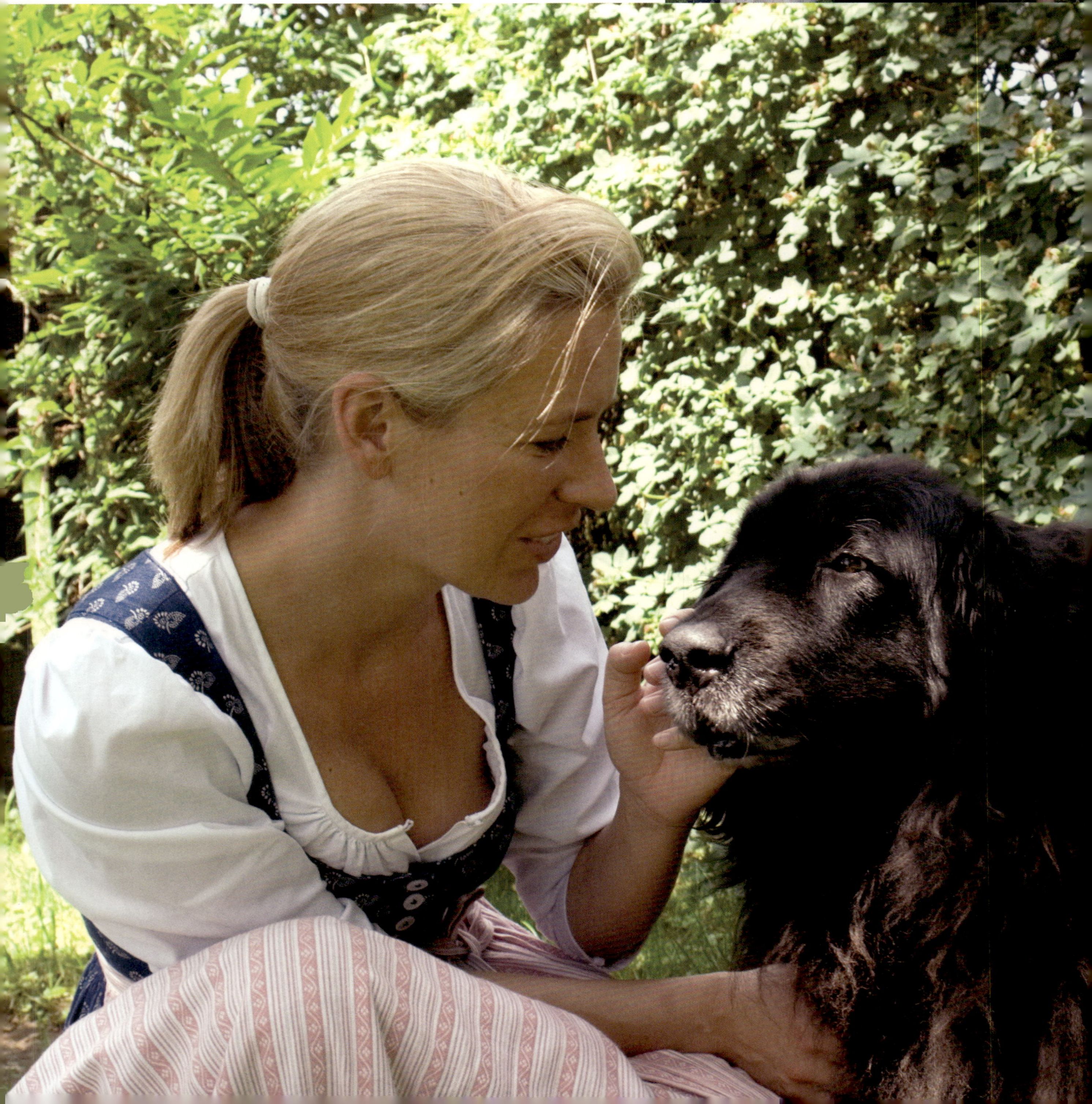

Das idyllische Anwesen der Tostmann-Damen am Attersee ist fest in weiblicher Hand. Das „Dreimäderlhaus“ wird passend komplettiert von Neufundländerhündin Lisa, der Gelassenheit und Liebenswürdigkeit in animalischer Person. Lisa landete nach einer furchtbaren Kindheit in einem niederösterreichischen Tierheim, wo sie scheinbar auf Anna Tostmann gewartet hat. Denn seit sich die beiden zum ersten Mal begegneten, sind sie unzertrennlich. Unter der Obhut der Tostmann-Damen erholte sie sich bestens vom Martyrium ihrer frühen Tage und lernte ein ganz normales, glückliches Hundeleben zu führen. „Fast scheint es, als danke mir Lisa immer noch für ihre Rettung, mit absoluter Treue und Liebe“, erzählt Anna Tostmann nicht ohne Rührung. Schon lange vor Lisa gab es im Hause Tostmann Neufundländer – Gexi Tostmanns Vater brachte es dabei sogar einmal auf die stolze Zahl von 40 Hunden. Die Begeisterung seiner Frau, die für das leibliche Wohl des „kleinen Rudels“ zuständig war, hielt sich verständlicherweise in Grenzen. Dafür genießt Einzelhund Lisa nun die Aufmerksamkeit aller in vollen Zügen und sie hat es sich auch verdient!

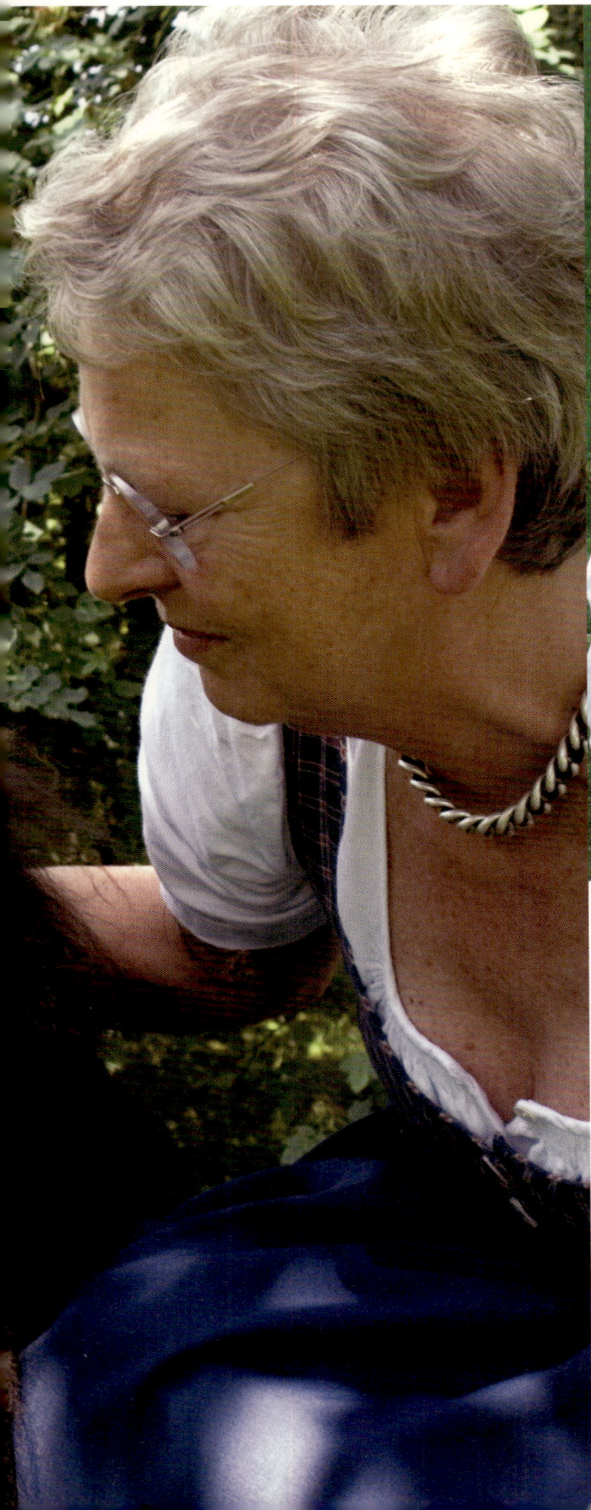

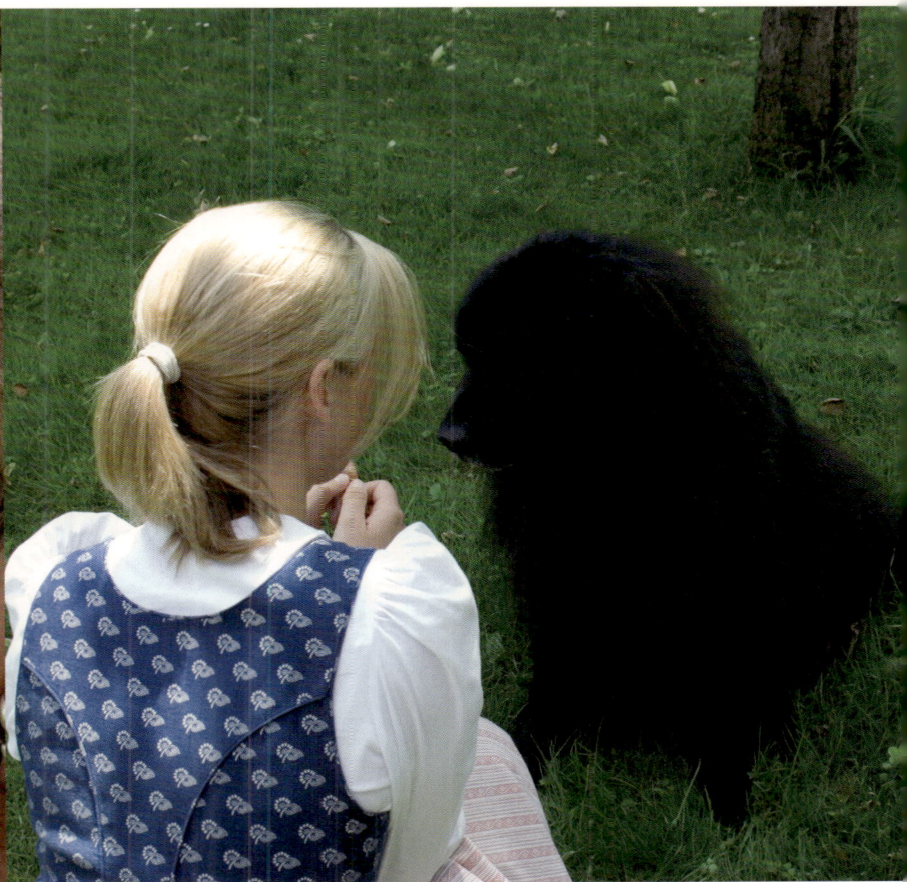

Lisa Neufundländermix

Anna & Gexi Tostmann

Geburtsdatum: 10.03.2005
Familienstand: ledig, nicht kastriert
Herkunft: Neulengbach
Wohnort: Klosterneuburg
Ausbildung: BGH 1
Hobbys: spazieren gehen
Special Skills: „spricht" viel
Besondere Vorlieben: spielen
Besondere Abneigung: Auto fahren
Besonderes Kennzeichen: sehr vorsichtig und überlegt
Reisen/Urlaub: Kärnten, Flachau

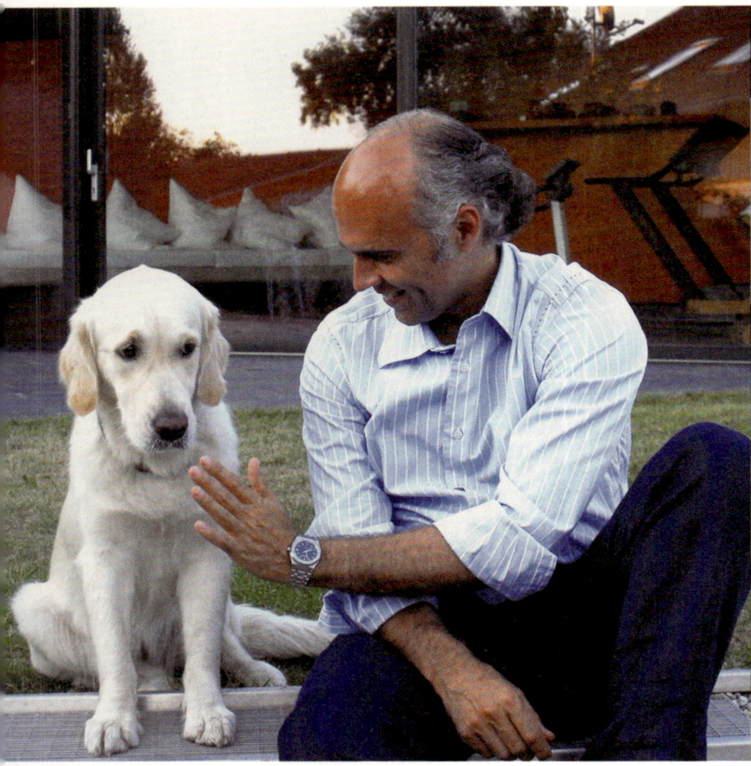

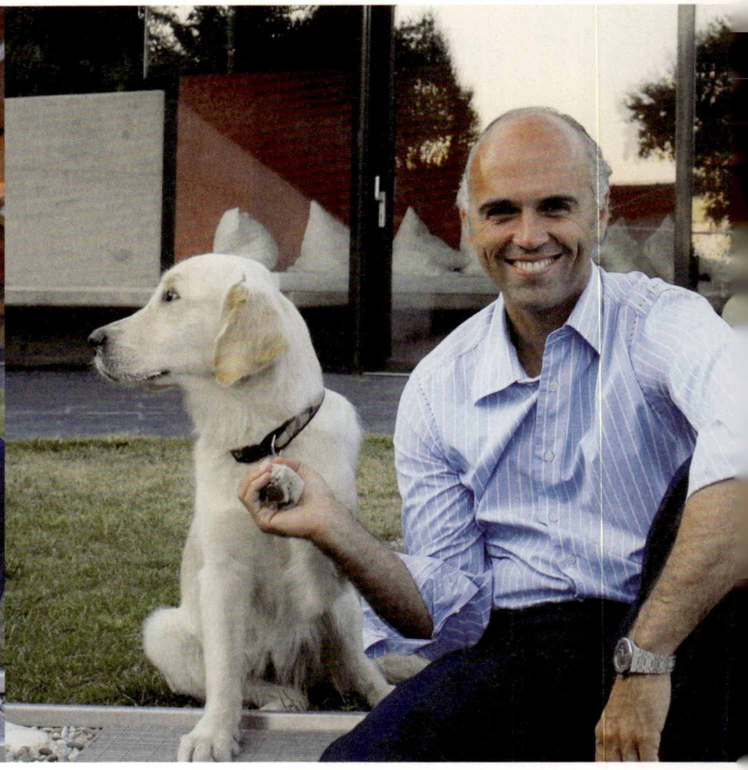

Alles begann mit einer Katze: Nach neun Jahren musste sich Familie Kobza von „ihrem ersten Kind" (O-Ton Frau Kobza) trennen, da die Katzenhaar-Allergie von Werbe-Zampano Rudi immer schlimmer wurde. Der geliebte Zimmertiger lebt seither bei Frau Kobzas Mutter. Durch den Besuch einer Freundin samt Hund kamen sie schließlich auf ebendiesen – da sich herausstellte, dass Rudi ihm keinerlei niestechnische Abwehrreaktionen entgegenbrachte. Und so kam Mala (der Name setzt sich aus den Anfangsbuchstaben der Namen der Söhne, Marc und Laurens, zusammen) ins Haus. „Wir waren von Anfang an begeistert von ihrer Liebenswürdigkeit", erzählt Rudi Kobza, „sie spricht außerdem gern, d. h. sie grummelt ständig irgendetwas vor sich hin!" Frau Kobza korrigiert: „Nein, sie ist einfach sehr gescheit und lernt irrsinnig schnell!" Im Eilzugstempo avancierte Mala auch zur Nr. 1 bei den Kobzas : „Dort, wo früher noch ein Foto von mir hing", erklärt Rudi Kobza amüsiert, „hängt jetzt eines von Mala!"

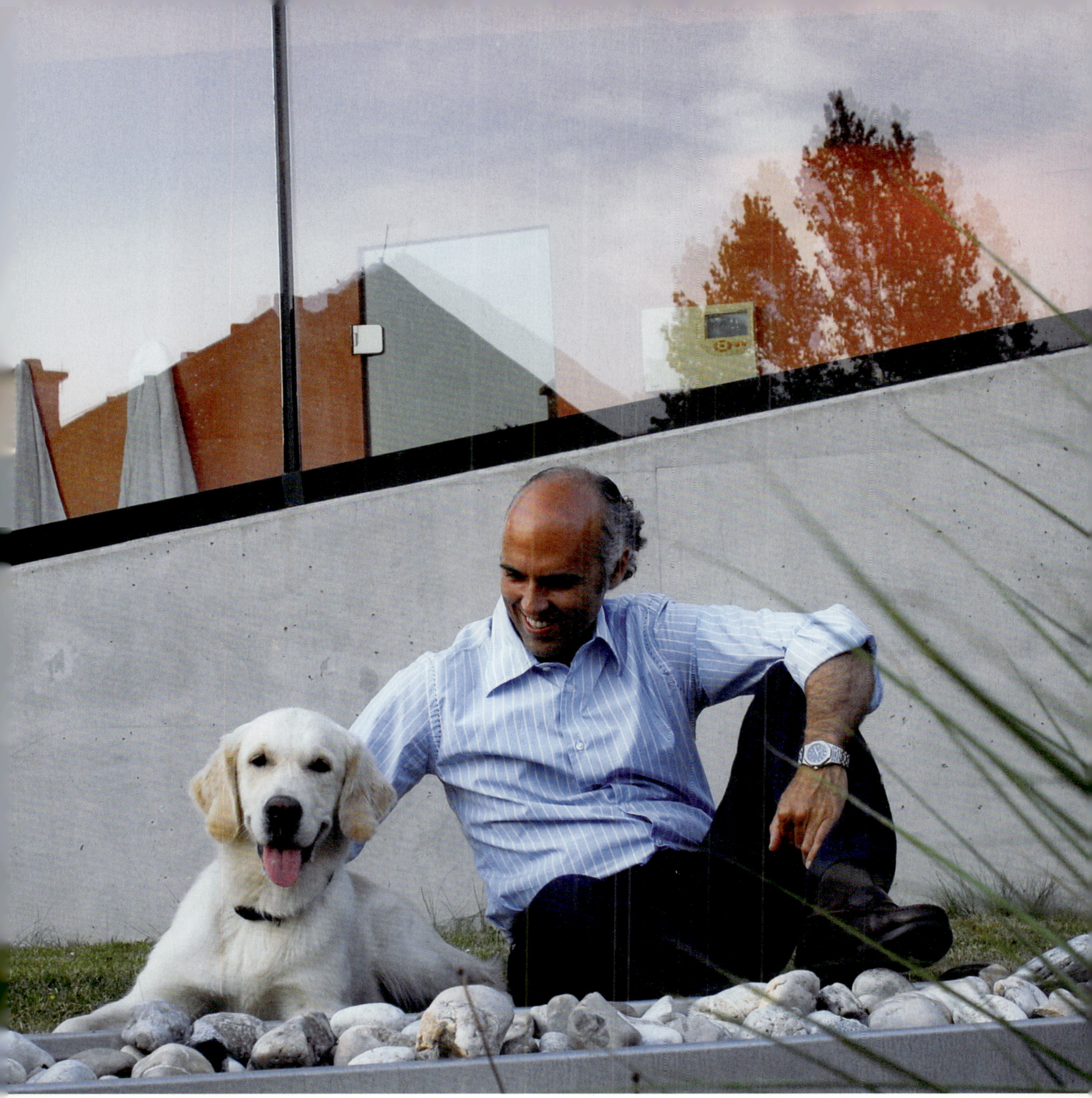

Mala

Golden Retriever

Rudi Kobza

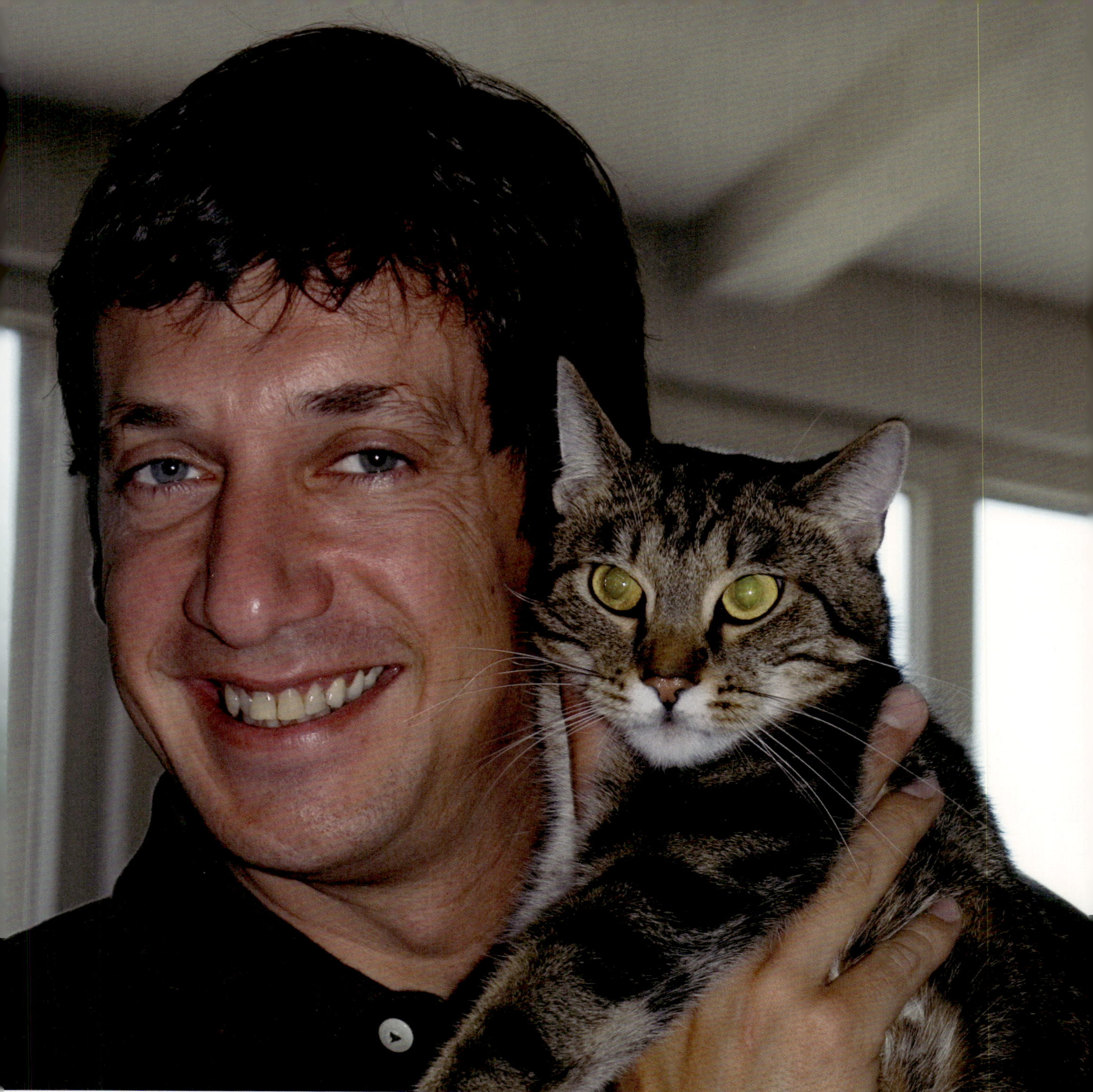

Frodo
Europäischer Kurzhaar-Tabby

Viktor Gernot

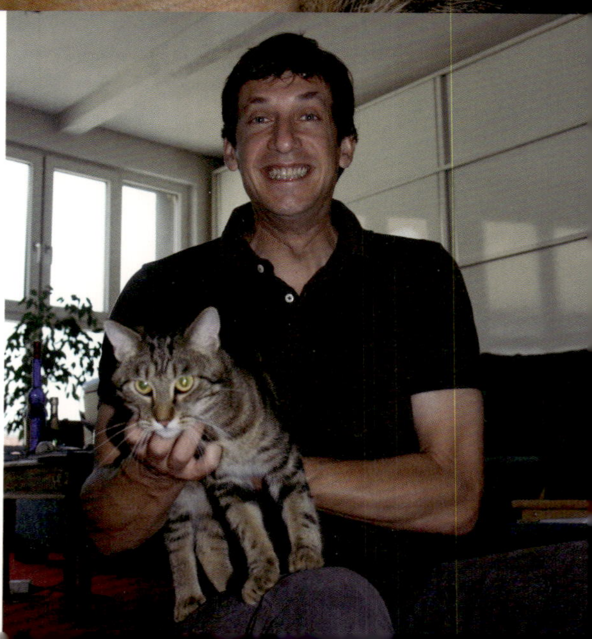

Kater Frodo hat – wie kann es bei einem Herrl wie Kabarettist Viktor Gernot anders sein – ein auffallend lustiges Gemüt. Und das, obwohl er ein Scheidungskind ist: „Ich hatte früher mit meiner Frau zwei Katzen", erzählt Gernot, „eine nahm sie dann mit, Frodo ist bei mir geblieben!" Dafür geht es der „Wohnungskatze" (Zitat Gernot) bei ihrem Herrchen doppelt so gut: In einem Loft im 3. Wiener Gemeindebezirk hat Frodo eine eigene Katzenwelt mit unzähligen Versteckmöglichkeiten – wobei das Podest mit den vielen Schubladen zu seinen bevorzugten Plätzen zählt. Wenn ihm doch einmal langweilig sein sollte, geht's auf Kurzurlaub zu anderen Katzen. „Dort ist er immer gleich der Boss", schmunzelt Gernot, der von sich behauptet, „ein liebevolles, aber doch recht vernünftiges Verhältnis" zu Frodo zu haben. „Ich mag es nicht, wenn Tiere vermenschlicht werden", fügt er noch lächelnd hinzu, „und noch weniger mag ich Unterwürfigkeit, daher bin ich definitiv ein Katzenliebhaber."

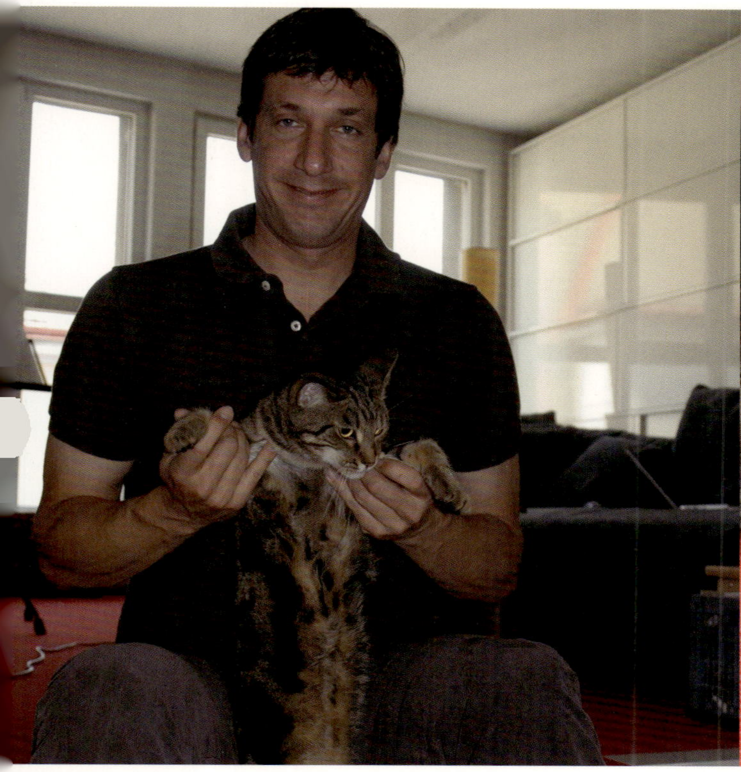

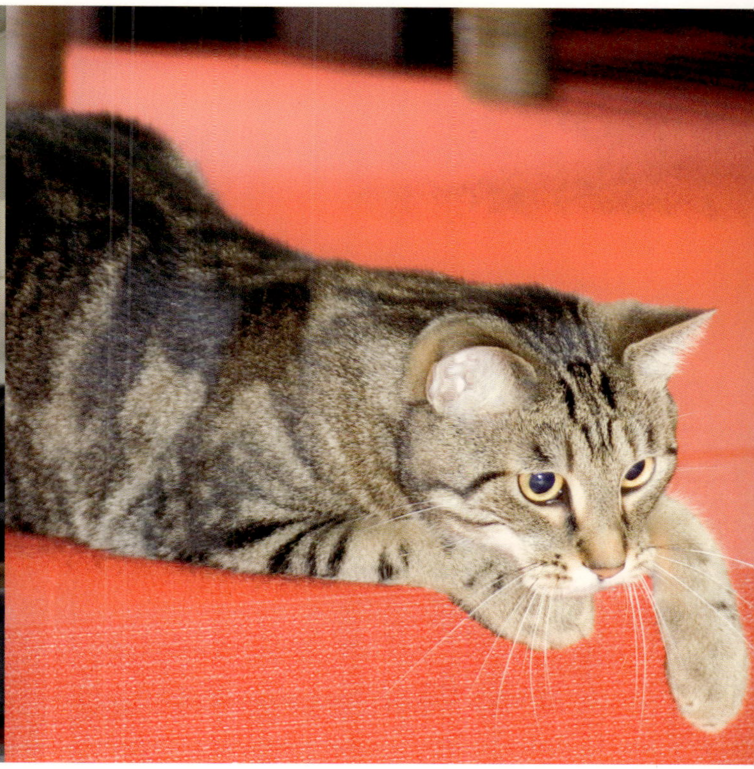

Geburtsdatum:	April 2004
Familienstand:	ledig, kastriert, keine Nachkommen
Herkunft:	vom Tierarzt
Wohnort:	1030 Wien
Ausbildung:	Schulabbrecher
Hobbys:	Laserpoint verfolgen
Special Skills:	kann extrem laut schnurren
Besondere Abneigung:	Kindergekreische
Besonderes Kennzeichen:	lustiges, sanftes Gemüt
Reisen/Urlaub:	Kärnten und einige Wiener Bezirke

Niki Nationale hatte schon in seiner Kindheit nicht nur ein Faible für laute Motoren, sondern auch für Hunde. Einer seiner ersten vierbeinigen Begleiter war ein Boxer (Zufall oder doch eine Anspielung auf Motoren?) namens Emil, der, so Lauda, „eigentlich den ganzen Tag nur vor sich hin geschlatzt hat". Mit Ex-Frau Marlene bekam Familie Lauda nicht nur zweibeinigen Zuwachs, sondern auch jede Menge „armer" Hunde. So wurde Dackel Orlando, der an einer Rückenlähmung laborierte, liebevoll aufgenommen und wieder gesund gepflegt. Im Garten des spanischen Feriendomizils finden alle verstorbenen Hunde der Familie ihre letzte Ruhestätte. Seit einem Jahr residieren im Laudaschen Anwesen in Wien nun die neue Herzensdame Birgt und ihr in die „wilde" Ehe mit eingebrachter Hund Shivas.
Dieser teilt mit seinem Herrl, dem Airline-Boss von „NIKI", ganz offensichtlich die Liebe zur Geschwindigkeit: Ob beim Fliegen, Auto oder Moped fahren, Shivas ist begeistert dabei. Damit beim geliebten Vierbeiner nur ja keine Langeweile aufkommt, ist für Shivas bereits ein passender Spielgefährte im Anflug – der braune Labrador Felix steht kurz vor der Landung in Döbling.

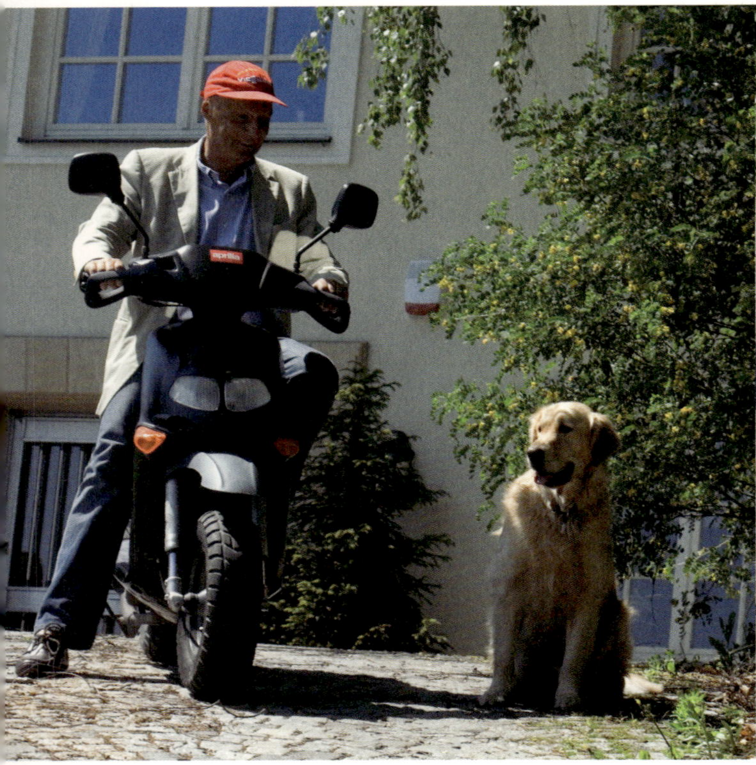

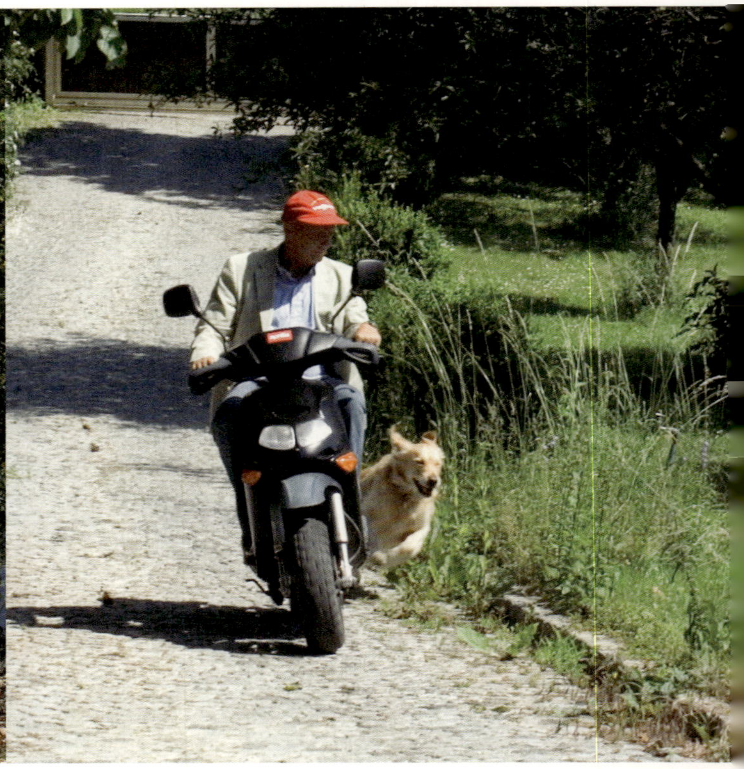

Geburtsdatum:	20. März 2002
Familienstand:	ledig, Zuwachs steht ins Haus
Herkunft:	aus dem Tierheim
Wohnort:	Wien
Ausbildung:	Moped-Schnelllauf
Hobbys:	sanftes Igel-Jagen
Besondere Vorlieben:	alle Zwei- und Vierbeiner
Besondere Abneigung:	Gewitter
Besonderes Kennzeichen:	süß aussehen trotz Delle am Kopf
Reisen/Urlaub:	liebt Moped fahren und natürlich fliegen mit „NIKI"

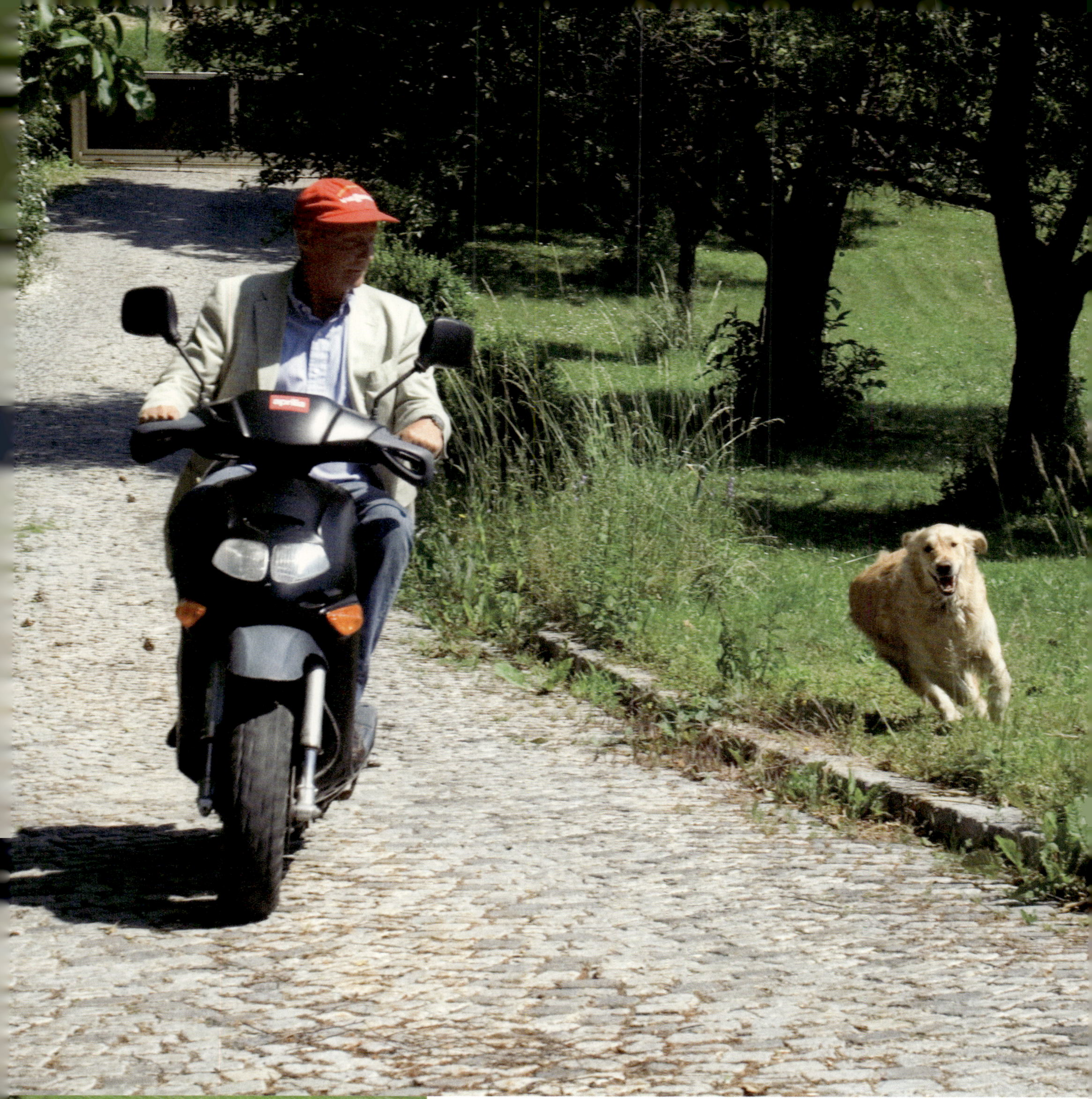

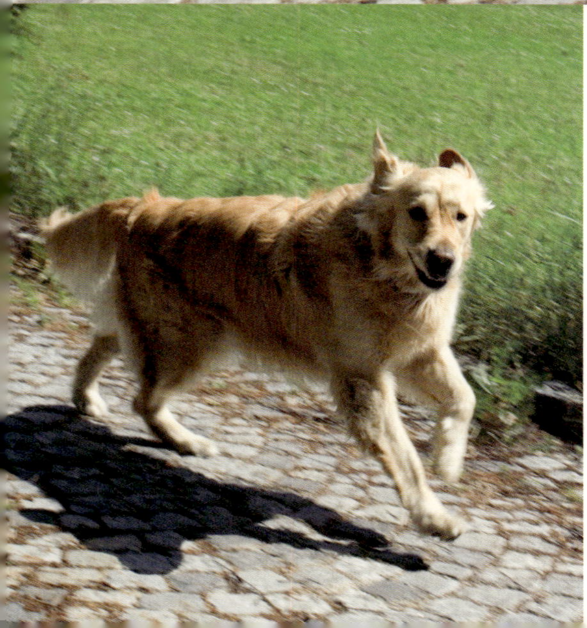

Shivas Golden Retriever

Niki Lauda & Birgit Wetzinger

Stuart & Vanilla

Meerschweinchen

Franz Wohlfahrt

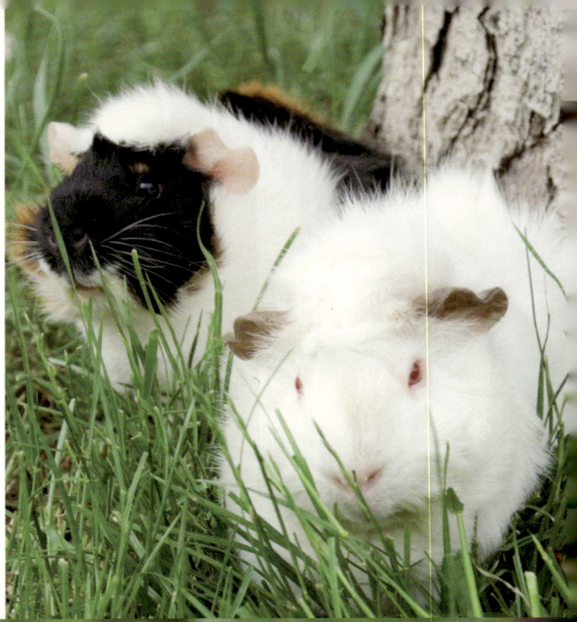

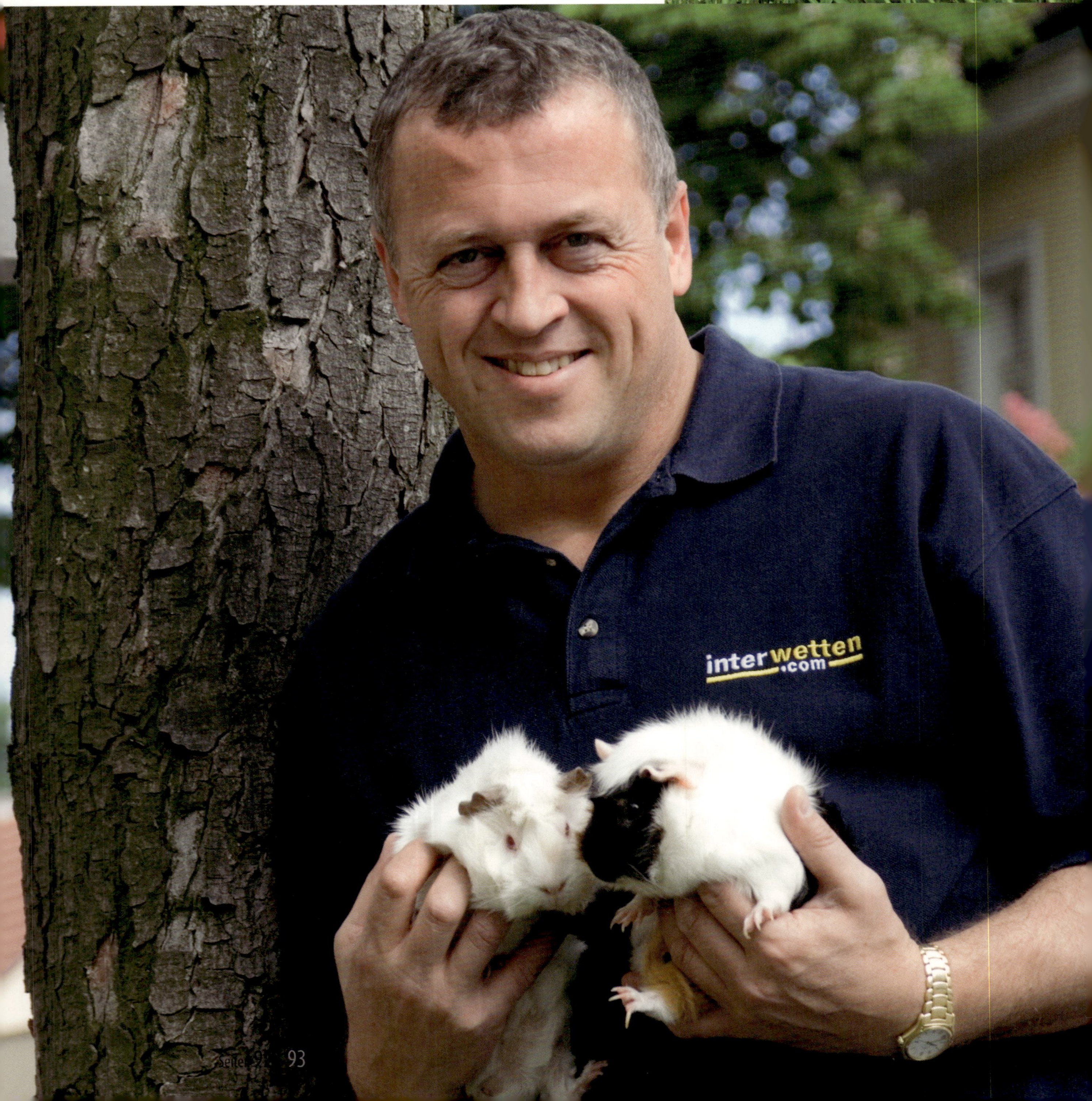

Geburtsdatum: 2003
Familienstand: 7 Junge (alle gut vergeben)
Wohnort: Laxenburg
Ausbildung: noch nicht abgeschlossen
Hobbys: zügelloses Fressen
Besondere Vorlieben: Petersilie
Besonderes Kennzeichen: Stuart ist ein Albino
Reisen/Urlaub: im Freigehege am Teich mit Hasen und anderen Meerschweinchen

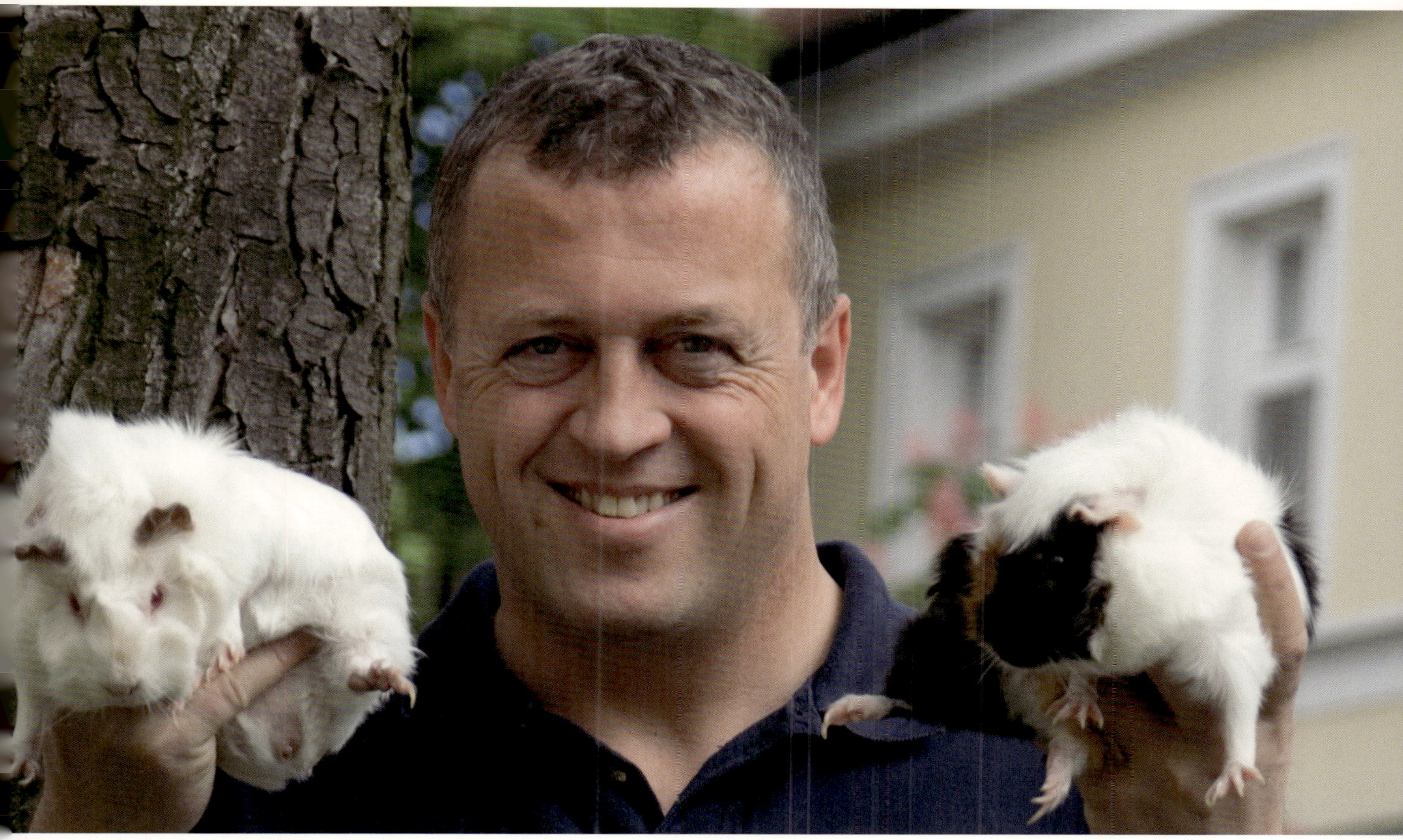

Die Wohlfahrts sind eigentlich „Hunde-narrisch", können dies aber zurzeit aus beruflichen Gründen nicht ausleben. Da die Töchter Gloria und Romy aber nicht ohne Tiere aufwachsen sollen, zogen die zwei Rosetten-Meerschweinchen Stuart und Vanilla in den Wohlfahrtschen Haushalt. So putzig die beiden auch sind, können sie natürlich keinen Hund ersetzen, was die Anekdoten, die Franz Wohlfahrt sofort einfallen, wenn er von Budcuss, dem geliebten Berner Sennenhund, erzählt, unterstreichen. Mit ihm verbrachte die Familie „zwölf wunderbare Jahre". Unzählige Geschichten vom Nachhausetragen der Kindergarten-Taschen der Töchter bis zur Jagd auf – teure – Legehennen sind ihm noch lebendig in Erinnerung. Stuart und Vanilla sind aber auch bereits am besten Wege, sich unvergessen zu machen: „Kaum waren wir eingezogen", erzählt Franz Wohlfahrt, „da entwischten sie ins Kinderzimmer und verschanzten sich 24 Stunden lang hinter einem unverrückbaren Kasten!" Bis die klugen Töchter auf das Wundermittel in Sachen zartester Nagetier-Versuchung stießen: Petersilie!

Geburtsdatum:	5. Juni 2004
Familienstand:	ledig
Herkunft:	Schwanenstadt, OÖ
Wohnort:	Anif
Mitbewohner:	Austro, Weimaraner Rüde, 1 Jahr
Hobbys:	schnell laufen
Special Skills:	75 kmh schnell
Besondere Vorlieben:	Kinder
Besondere Abneigung:	Pferde, ist einmal getreten worden
Besonderes Kennzeichen:	lebende Alarmanlage
Reisen/Urlaub:	bleibt zu Hause

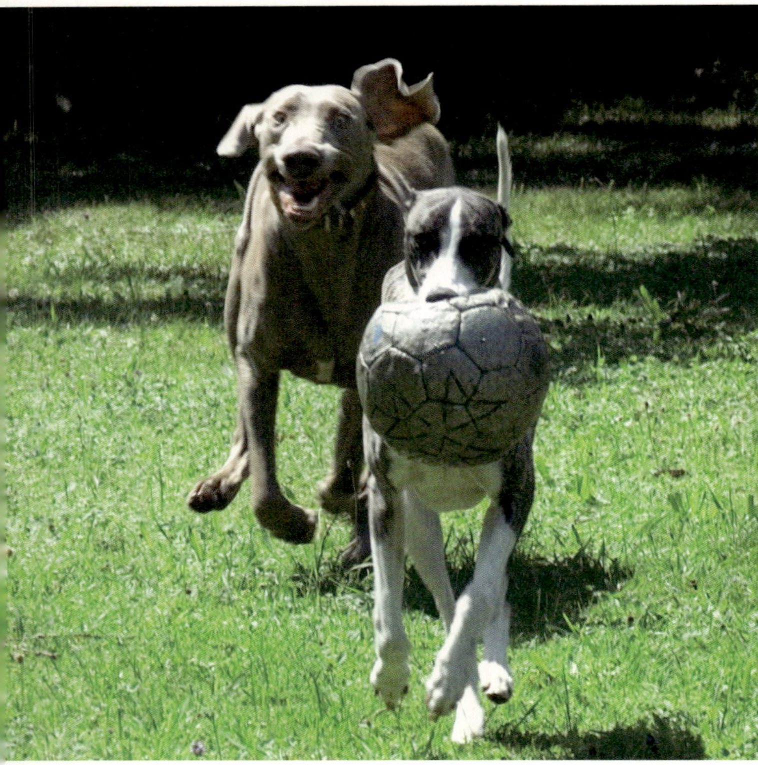

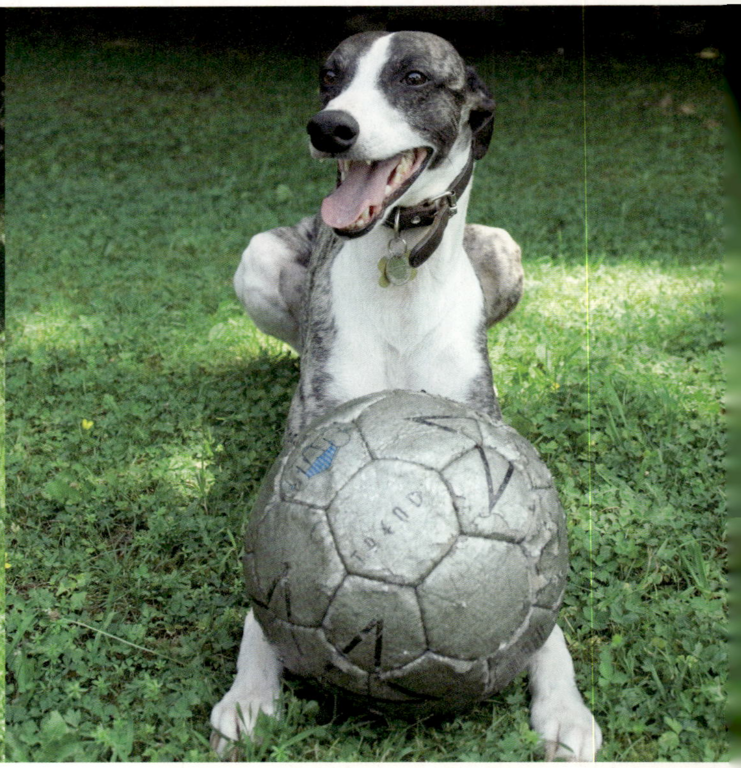

Der Sohn des Edelgastronomen im salzburgischen Anif ist mit Hunden aufgewachsen. „Bei uns gab es immer jede Menge Vierbeiner, Hunde, Katzen und Pferde." Und so ist es selbstverständlich, dass auch seine Kinder Markus jun. und Marlene mit Vierbeinern aufwachsen sollen. Trotz seiner beruflichen Höhenflüge – ob als Rennfahrer oder jetzt als Tankstellenbetreiber und Immobilienfachmann –, abgehoben ist der saloppe Naturbursch niemals – es sei denn, er ist gerade mit seinem besten Freund Ralf Schumacher in dessen Privatjet unterwegs. Ganz klar, dass die Friesacherschen Hunde auch „schnelle" Namen haben: Sir Williams – nach dem Formel 1 Rennstall – und Austro – benannt nach dem Tankstellenimperium des Salzburgers, der Austropetrol. Und Sir Williams macht seinem Namen alle Ehre. „Bei einer Messung lief er stolze 75 Kilometer pro Stunde. Wie sagt schon ein Sprichwort: Wie der Herr, so´s G'schär.

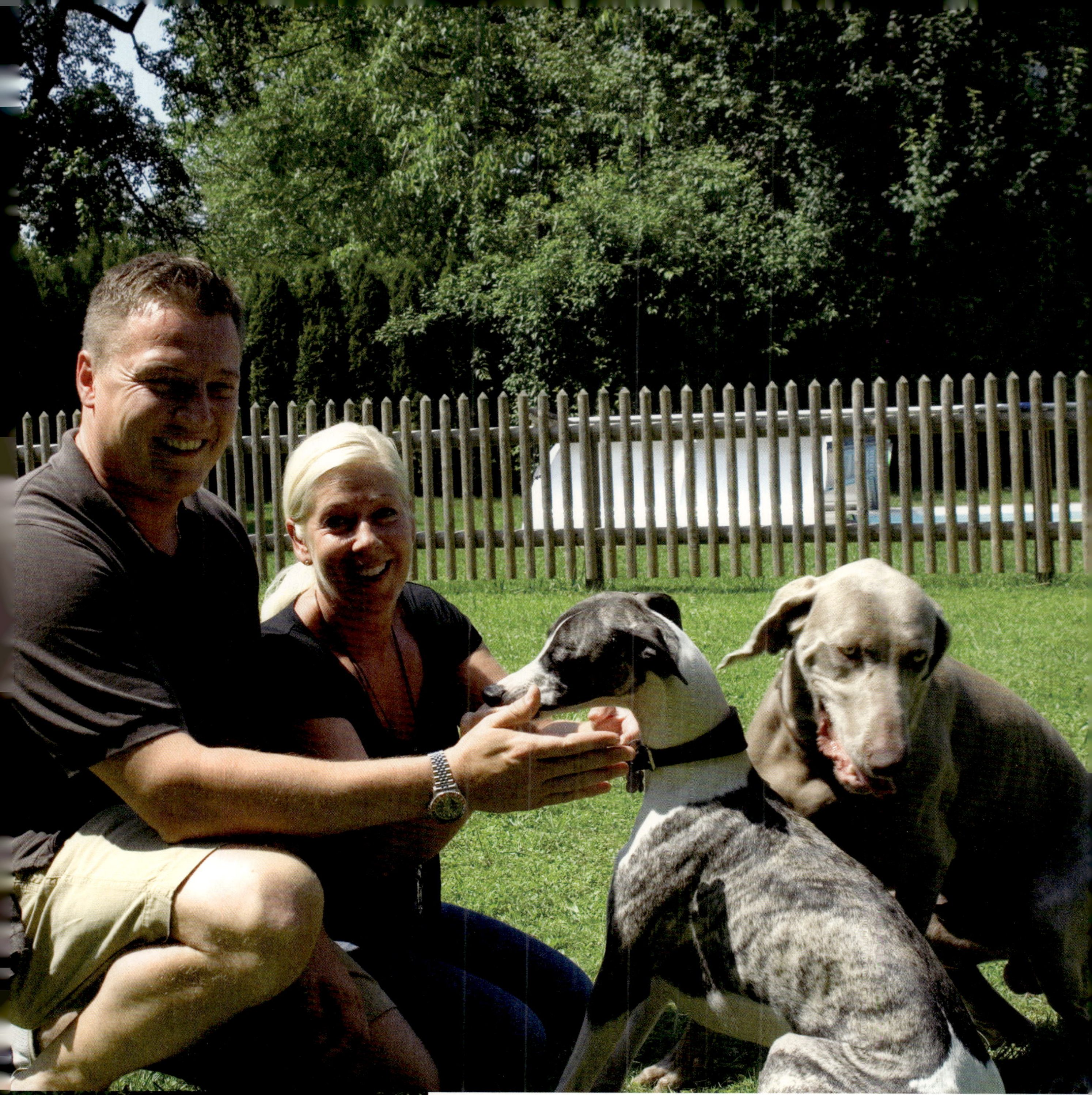

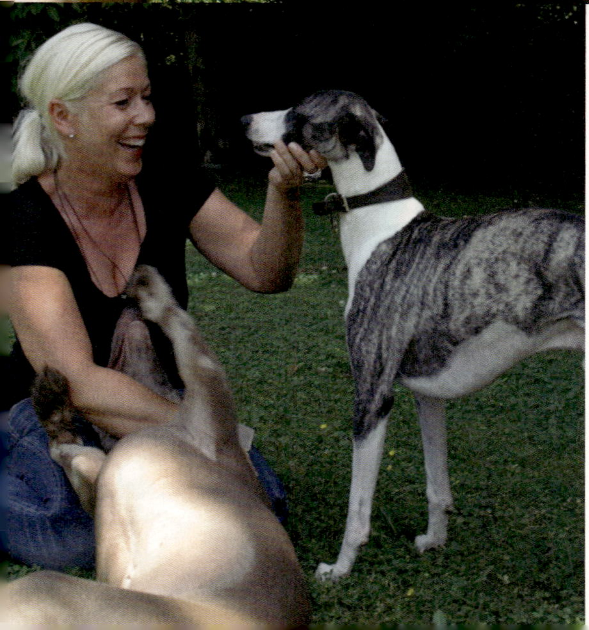

Sir Williams Whippet
Austro Weimaraner
Markus & Martina Friesacher

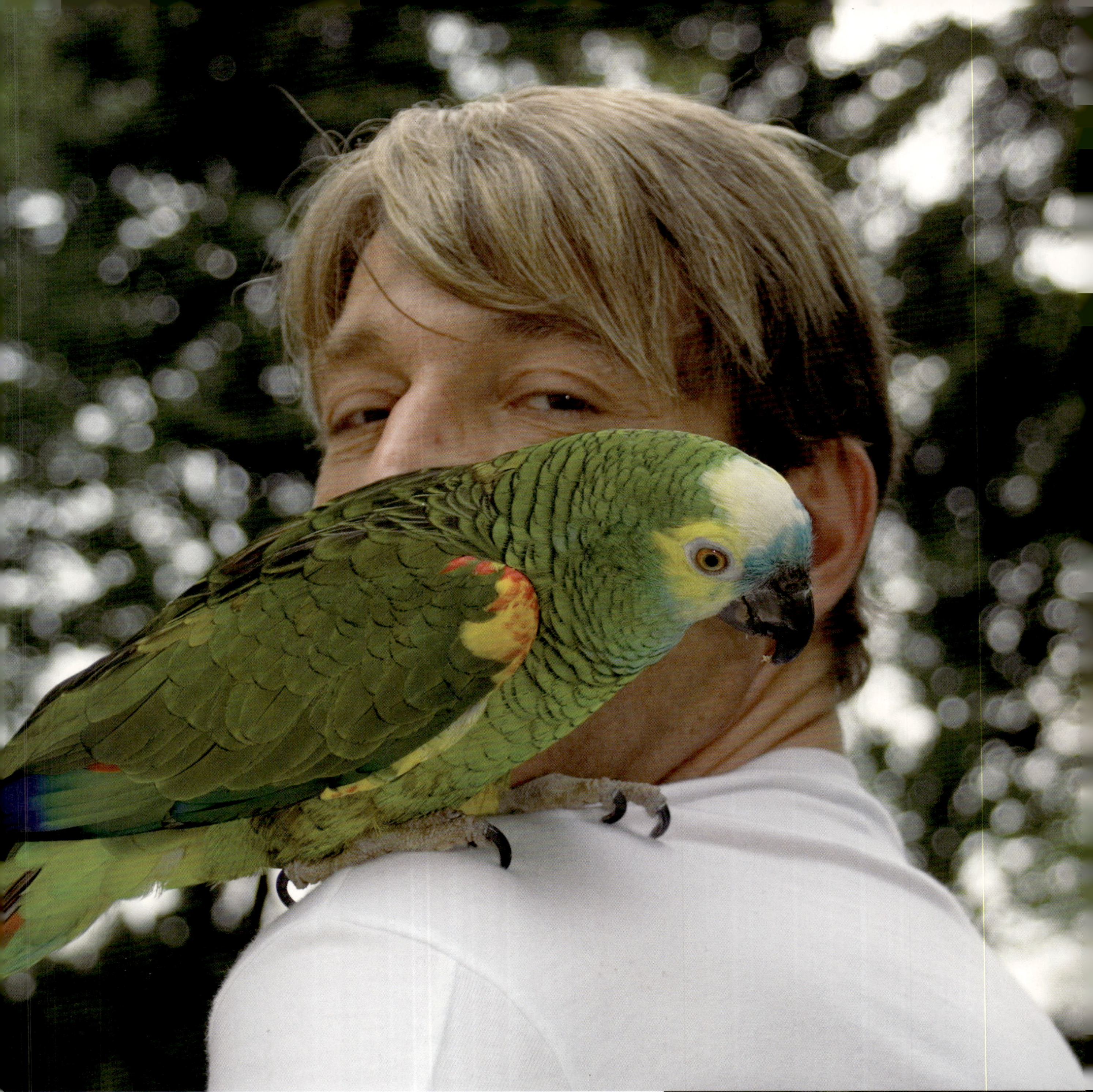

Barnie
Blaustirn-Amazone

Dominic Heinzl

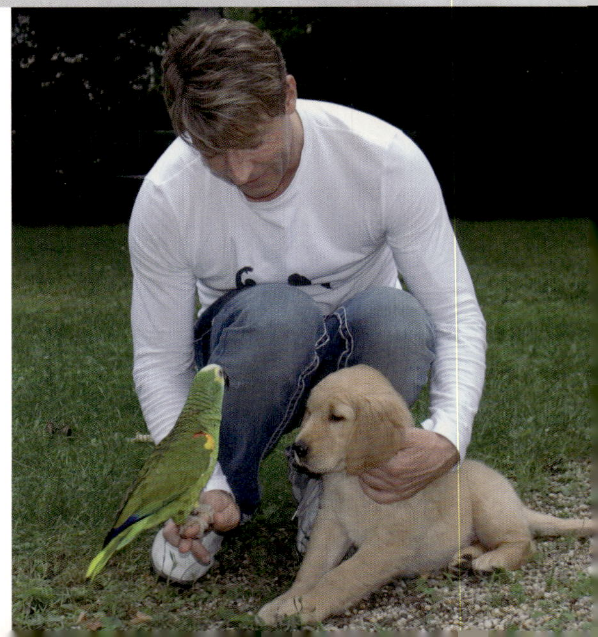

Der Sunnyboy und sein Vogel fanden durch Zufall zueinander. Denn eigentlich war es Barnies Frauchen, das 1997 Dominics Herz im Sturm eroberte. Und mit ihr zog eben auch ein Vogel in Heinzls Wohnung. „Das Groteske war, dass sich Barnie offensichtlich sofort in mich verliebte – oder besser gesagt in meine Stimme“, so der sympathische Moderator. Und die Männerfreundschaft hält! Immer wieder versuchten Dominic und seine Freundin einen passenden gefiederten Gefährten für Barnie zu finden, aber „keiner war für Barnie gut genug, nicht einmal an einer wunderschönen Ara-Dame fand er Gefallen“. Um Barnie die Zeit, in der sein zweibeiniger Partner auf allen großen Festen Österreichs unterwegs ist, so schön wie möglich zu gestalten, wurde ein riesiger Baum extra für ihn angefertigt und mitten ins Wohnzimmer gestellt. „Eigentlich könnte er in der ganzen Wohnung frei herumfliegen, er bleibt aber lieber auf seinen Ästen sitzen“, erzählt Dominic, während er Barnie, der gerade auf seinem „Fernseh-Ast“ sitzt, den Nacken krault. Welche Sendung sich Barnie am liebsten anschaut? Ganz klar: High Society.

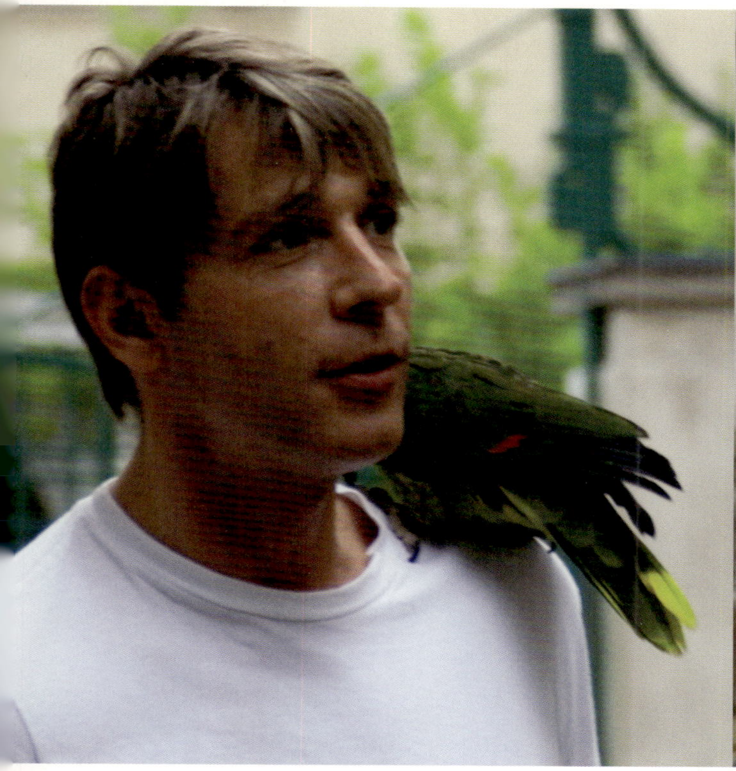

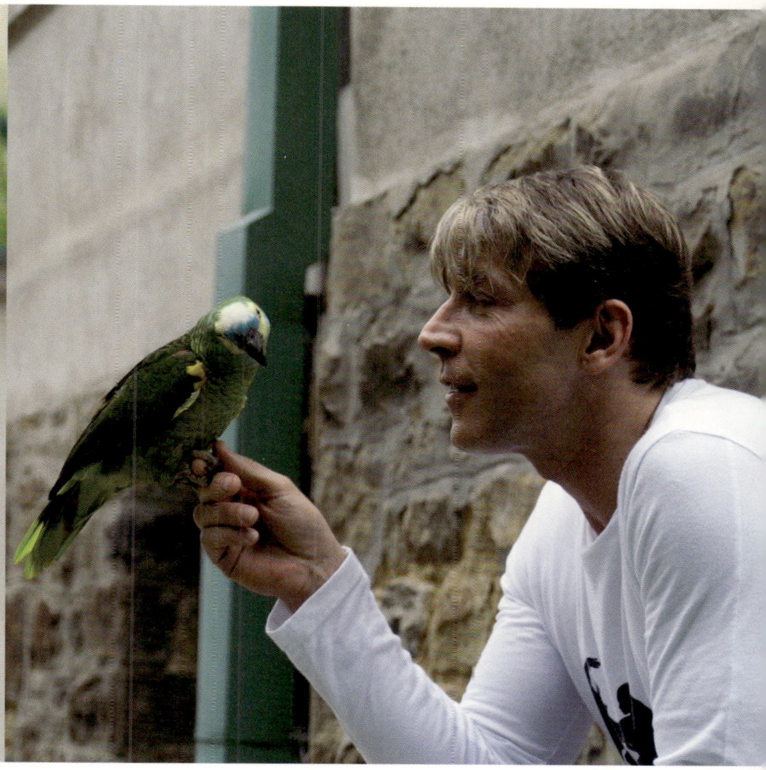

Geburtsdatum: 7.7.1977
Familienstand: ledig, keine Nachkommen
Herkunft: Kärnten
Wohnort: Wien 18
Hobbys: duschen
Special Skills: singen
Besondere Vorlieben: Männerstimmen
Besondere Abneigung: Frauenstimmen
Besonderes Kennzeichen: verzogener Einzelvogel
Reisen/Urlaub: zu Hause am „Urlaubs-Ast“

Frau Mag. Elisabeth Lötsch ist laut Eigendefinition „absolute Hundenärrin". Die beiden Shelties, Cindy und Moni, begleiten sie überall hin. „Sie sind natürlich auch in der Arbeit, in der Apotheke, jeden Tag bei mir!" Prof. Bernd Lötsch, Direktor des Naturhistorischen Museums in Wien, muss sich indes großteils mit ausgestopften Tieren zufrieden geben, er freut sich aber jeden Tag darauf, abends mit den beiden herumzutollen. „Ihre Spezialitäten sind, Rollen machen und einen 8er zwischen unseren Beinen zu rennen", berichtet Bernd Lötsch stolz, „und Mona bringt sogar ihr Schüsserl, wenn sie Hunger hat!" „Außerdem sind sie so liebevoll", fügt Elisabeth Lötsch hinzu, „lediglich Fußballer, Rollerblader und Skateboarder wollen sie gar nicht!" Eines liegt Familie Lötsch in Sachen Hundehaltung besonders am Herzen: „Es ist unverantwortlich, große Hunde in der Stadt zu halten", stellen sie unisono fest, „aber noch viel mehr sind wir gegen aggressive Hunde. Wir sind für Tiere, die nicht wildern!"

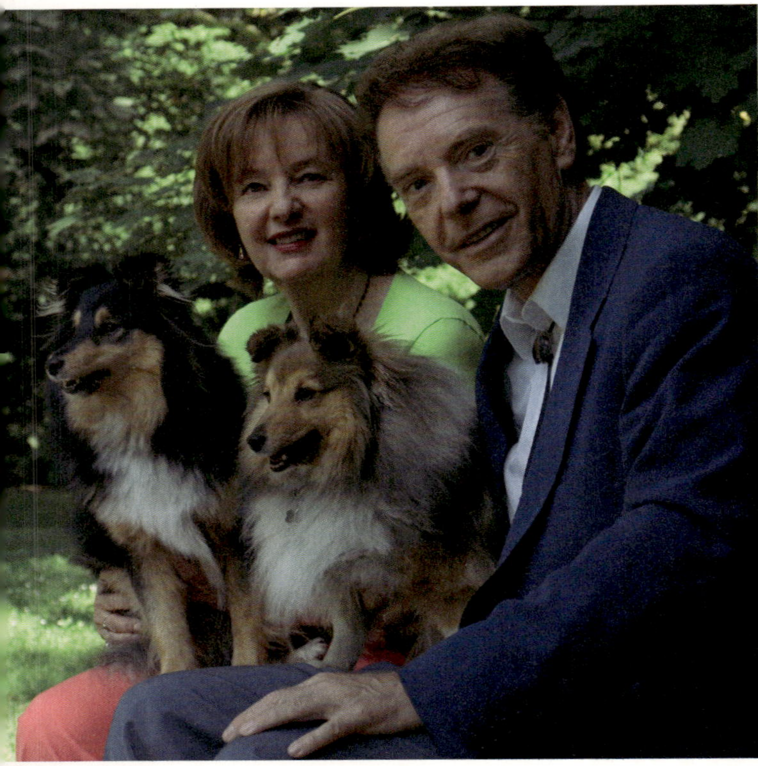

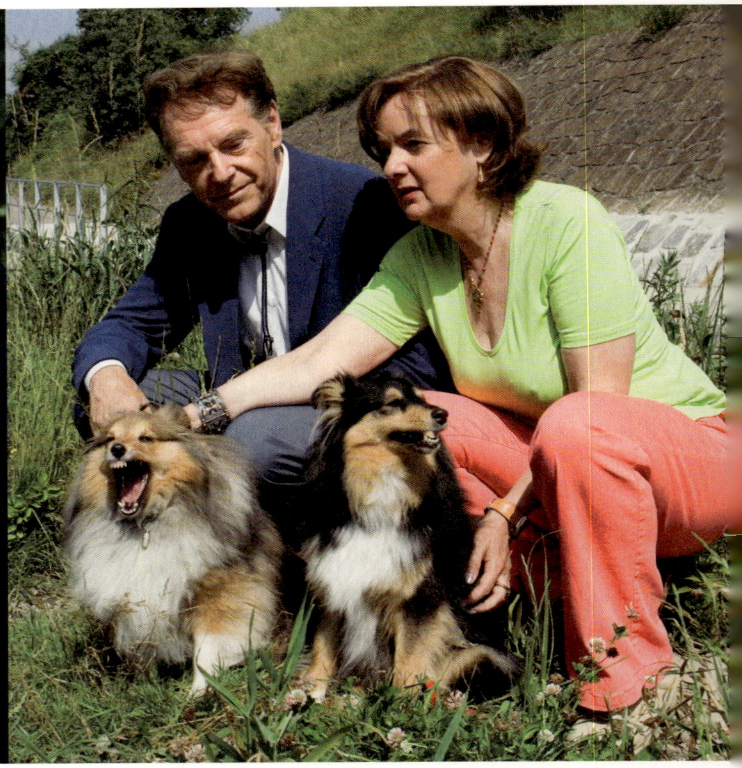

Geburtsdatum:	September 2003, Februar 2005
Familienstand:	ledig, keine Nachkommen
Herkunft:	Luegiboden, Schweiz, Deutschland
Wohnort:	1140 Wien
Ausbildung:	Hundeschule, Agility
Hobbys:	Rolle machen
Special Skills:	Moni bringt ihr Schüsserl, wenn sie Hunger hat
Besondere Vorlieben:	Thunfisch, Leber, dabei sein
Besondere Abneigung:	Fußballer, Rollerblader, Skateboarder, Schäferhunde
Besonderes Kennzeichen:	liebevoll
Reisen/Urlaub:	sind immer dabei

Cindy und Moni

Shelties vom Luegiboden

Bernd & Elisabeth Lötsch

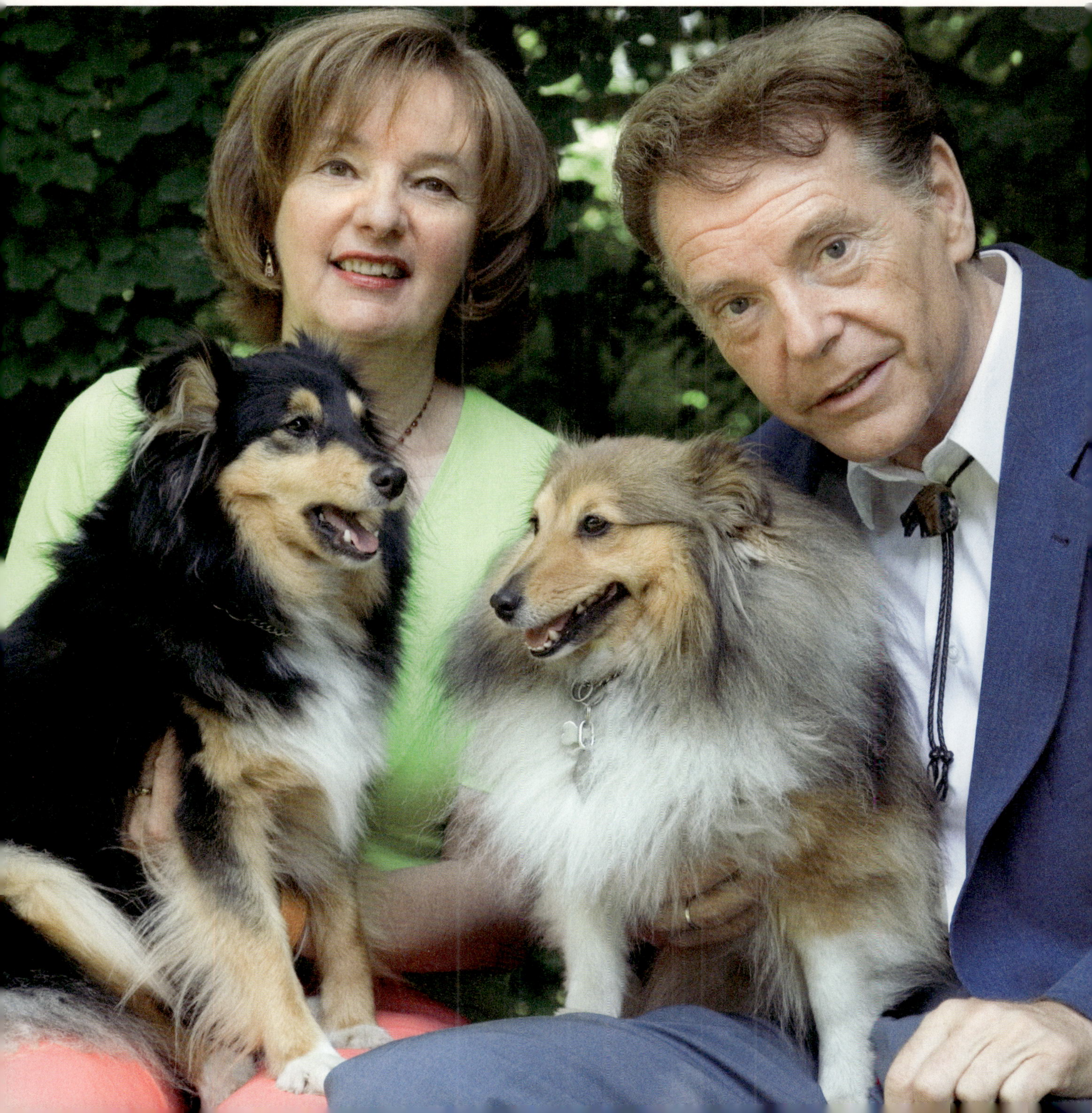

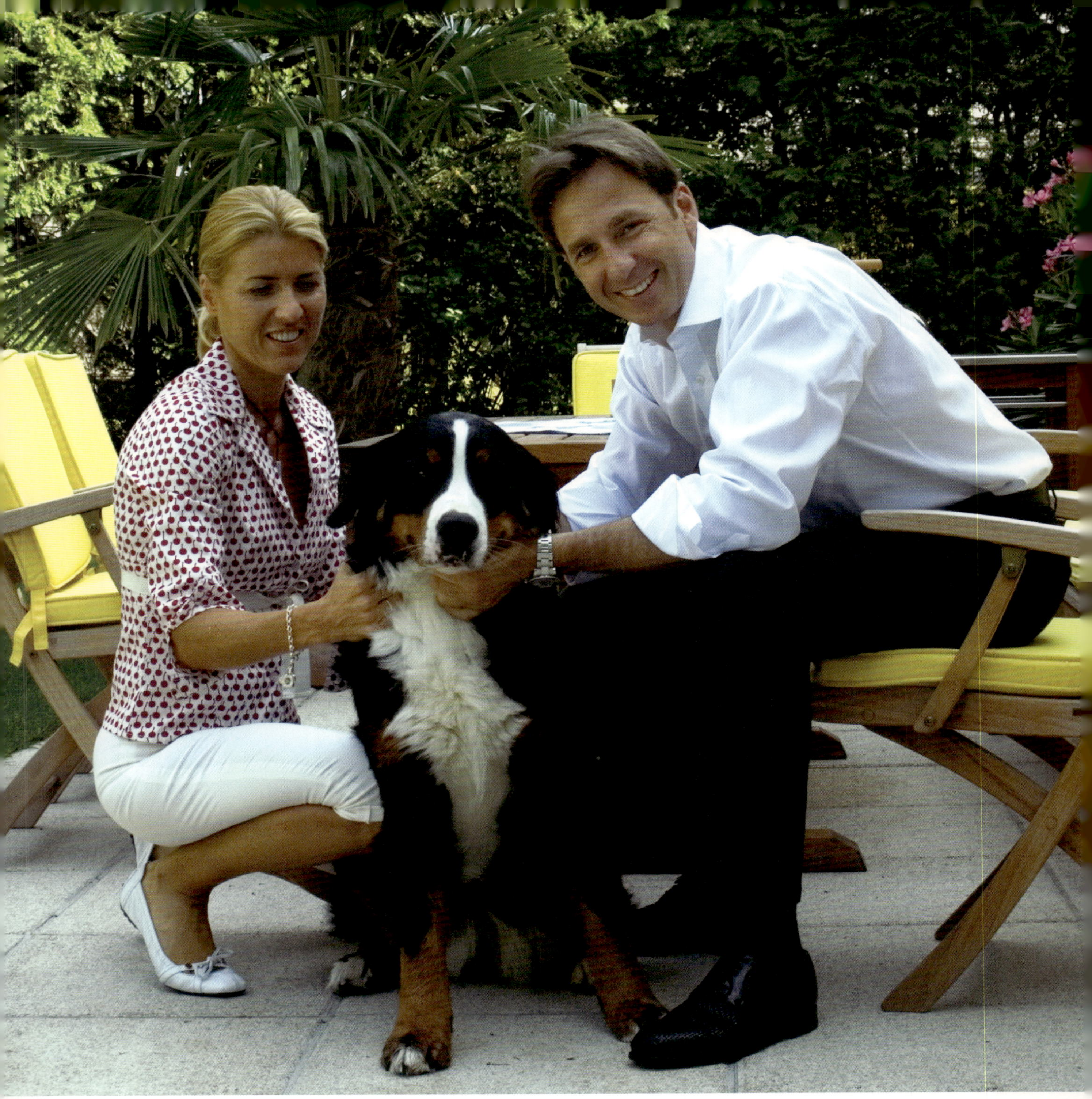

Heidi
Daisy Duck vom Irenental Berner Sennenhund

Mario Plachutta

Geburtsdatum:	16. Januar 2005, wird gefeiert!
Familienstand:	noch ledig
Wohnort:	1130 Wien
Ausbildung:	Hundeschule
Hobbys:	schwimmen, spazieren gehen
Special Skills:	Fleischexpertin
Besondere Vorlieben:	Yorkshire-Terrier-Freundin „Sunny“
Besondere Abneigung:	Hitze, gebadet werden, alleine sein
Besonderes Kennzeichen:	kinderlieb
Reisen/Urlaub:	Hundeferien bei der Züchterin Frau Lassnig-Ita

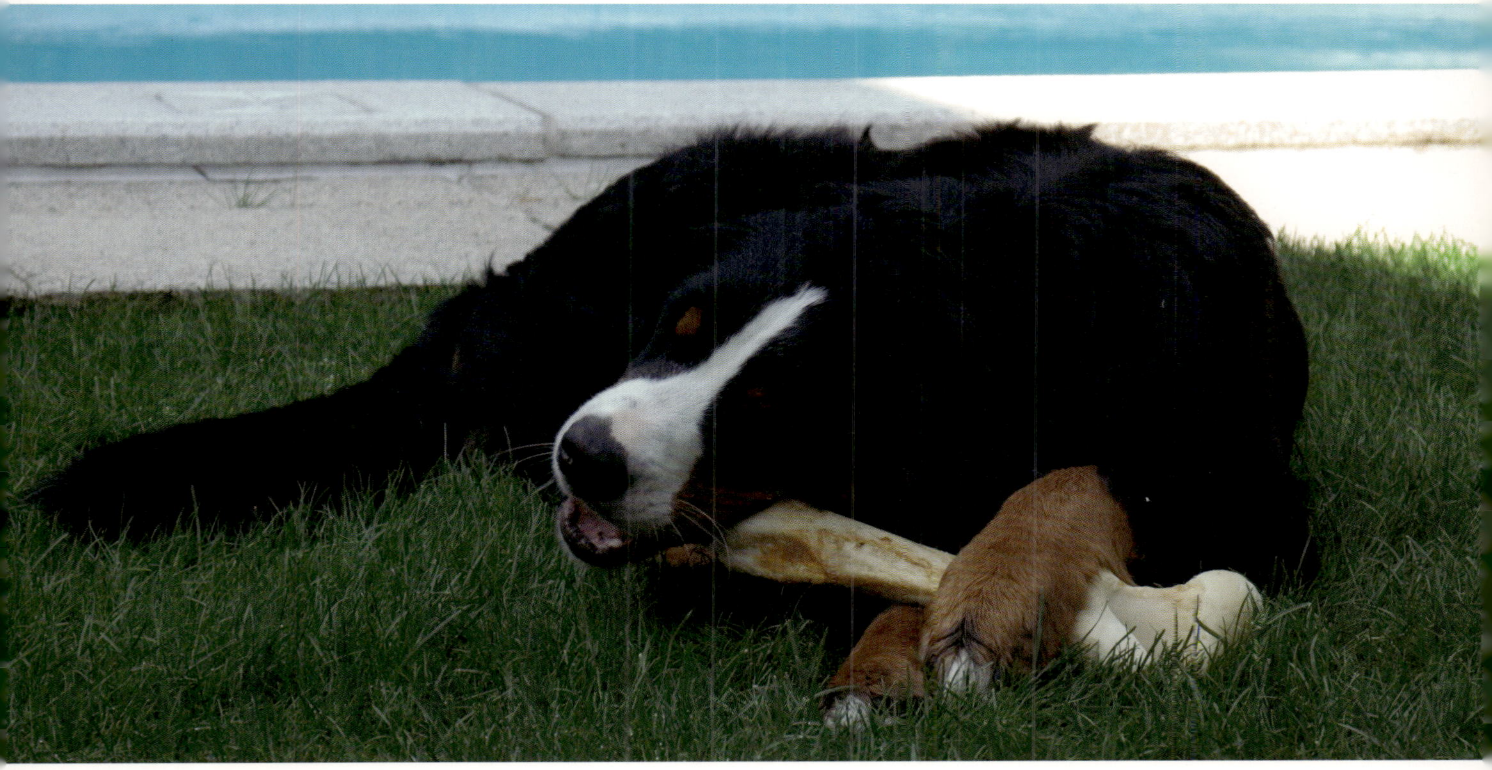

Heidi ist der erste Hund in der Familiengeschichte der Plachuttas und gehört der zehnjährigen Tochter Julia. Deren großer Hundewunsch wurde unter der Bedingung erfüllt, dass sich Julia auch um Heidi kümmert, mit ihr spazieren geht etc., was diese mit Begeisterung auch tut. Durch ihre liebe, unkomplizierte Art ist es für die Plachuttas einfach, Heidi überall hin mitzunehmen, ob ins Büro oder auch ins Restaurant. Das Einzige, was die Hündin gar nicht mag, ist alleine sein, und daher kommt auch Hundefreundin Yorkshire-Dame Sunny regelmäßig zu Besuch. Und weil Heidi auch das Herz der anfangs eher skeptischen Oma im Flug gewann, ist sie mittlerweile einmal pro Woche fix bei den Großeltern zu Gast. Heidi ist aus der Familie nicht mehr wegzudenken, kein Wunder also, dass ihr Geburtstag auch gefeiert wird, ob mit Tafelspitz oder Schulterscherzerl – das Festessen ist bestimmt vom Feinsten.

Woran erkennt man, dass Professor Gottfried Kumpf und seine Frau Guni wahre Tierliebhaber sind? Unter anderem ganz eindeutig daran, dass wir kein einziges Foto von Katze Alma gemacht haben.

Die 22 Jahre alte Katzendame mag es nicht mehr besonders, fotografiert zu werden, und so begnügten wir uns mit liebevollen Erzählungen und den zahlreichen Abbildungen, die es von ihr in Professor Kumpfs Atelier zu sehen gibt. Alma und auch viele andere Tiere, mit denen die Kumpfs im Laufe der Jahre ihr Leben teilten, finden sich auf unzähligen Gemälden und als Skulpturen wieder. Die weiße Chinchilla-Perser-Kätzin Alma war von Beginn an eine sensible, feine Gesellschaftsdame, die, so Guni Kumpf, „nicht ein einziges Mal ihre Krallen ausgefahren hat". Durch ihre sanfte, noble Art kam sie auch mit sämtlichen anderen Haustieren bestens aus. Mischlingshündin Bella, mit der die Kumpfs viele schöne Erinnerungen verbinden, wurde eindrucksvoll sowohl in Gemälden als auch in Bronze verewigt. Eine Hommage an einen vierbeinigen Gefährten, wie sie schöner nicht sein könnte.

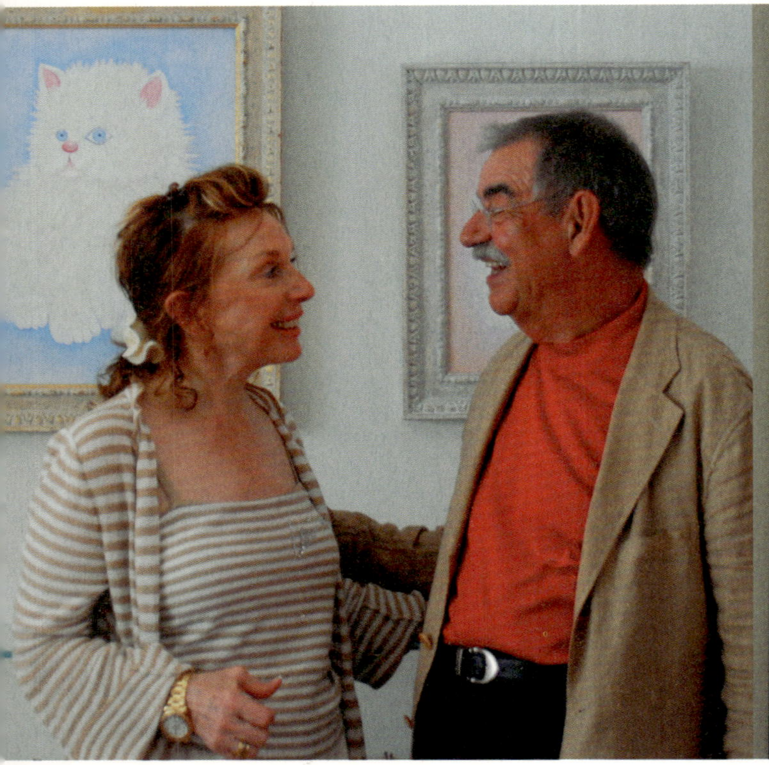

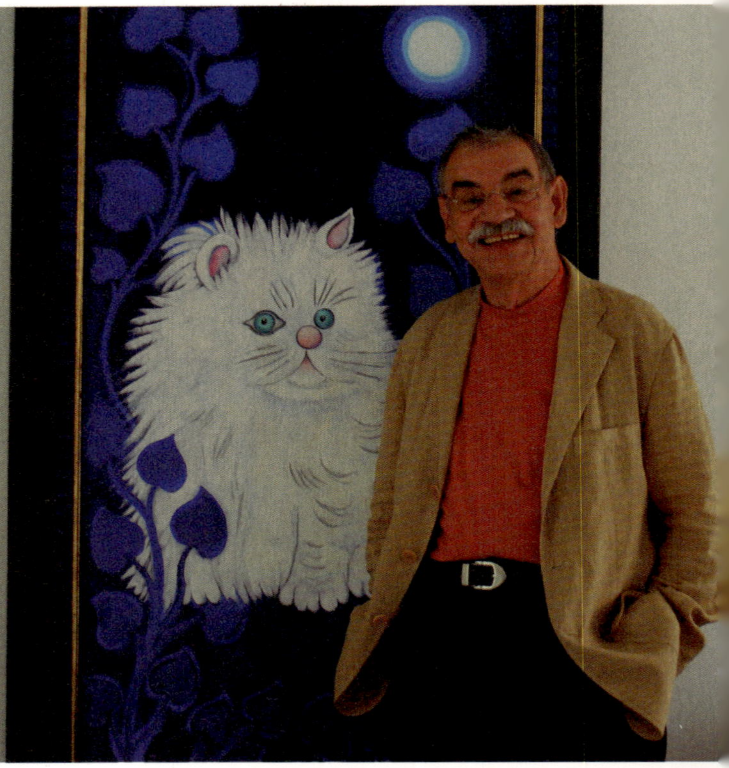

Alma inspiriert von Alma Mahler

Weißer Chinchilla-Perser

Gottfried Kumpf

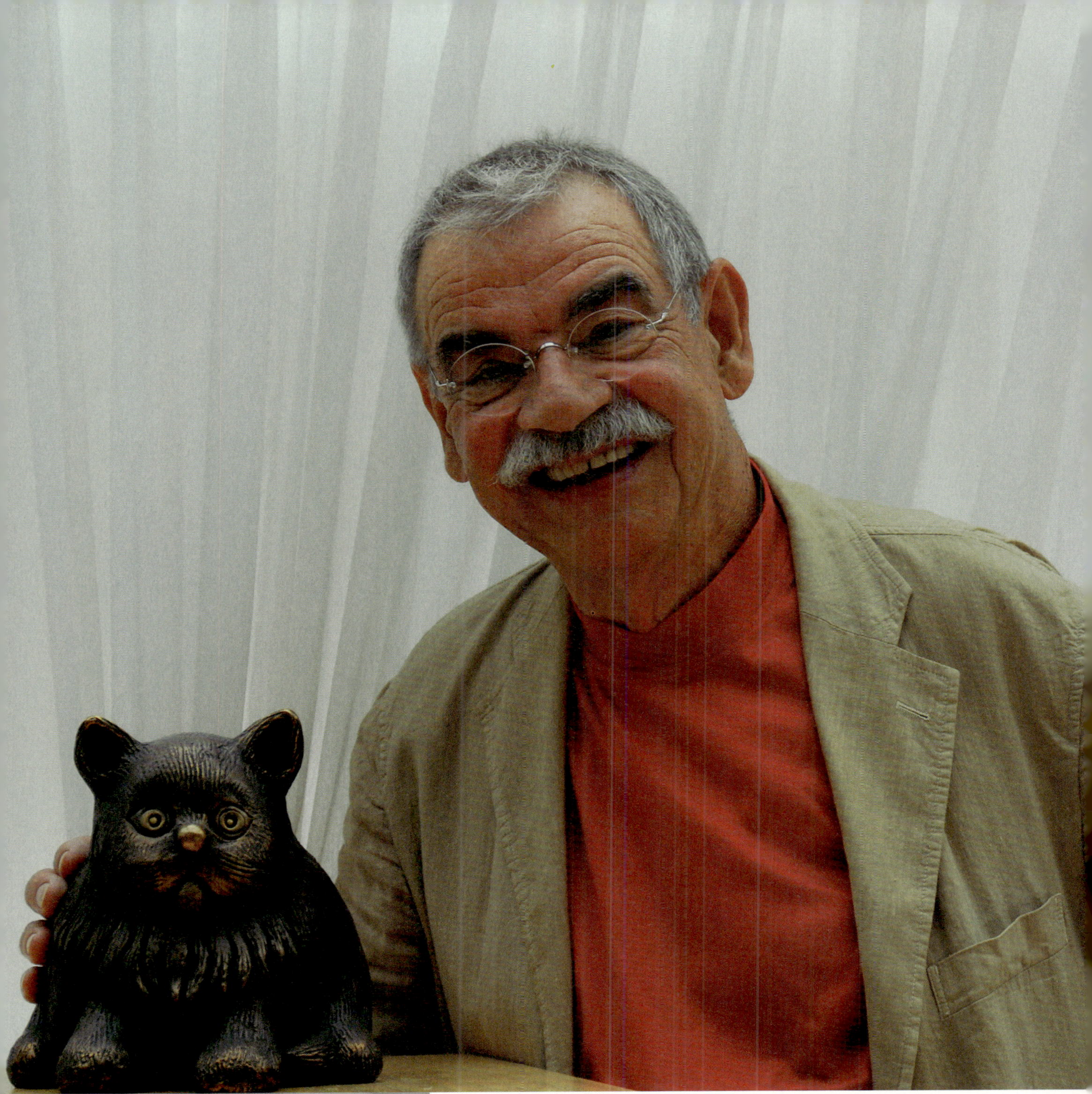

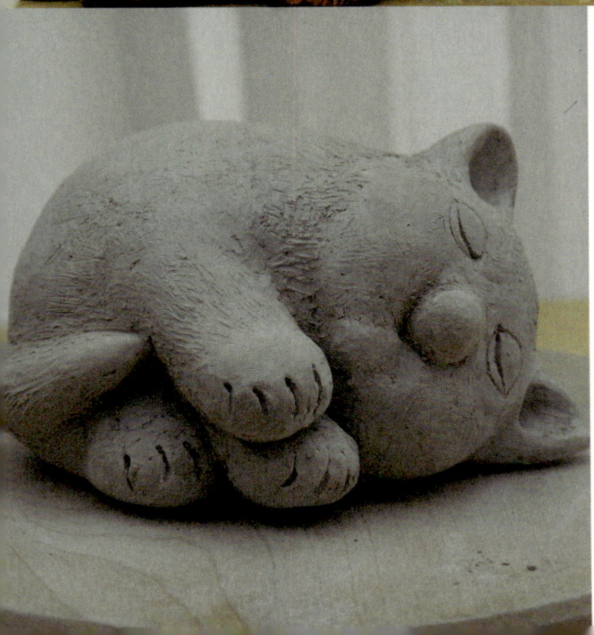

Geburtsdatum:	April 1989
Familienstand:	verwitwet
Wohnort:	Wien und Burgenland
Mitbewohner:	Katzen und Hunde, Esel und Störche
Special Skills:	Bussi geben
Besondere Vorlieben:	fernsehen
Besondere Abneigung:	Lärm, fremde Menschen
Besonderes Kennzeichen:	fährt nie Krallen aus
Reisen/Urlaub:	Alma wird zu Hause betreut

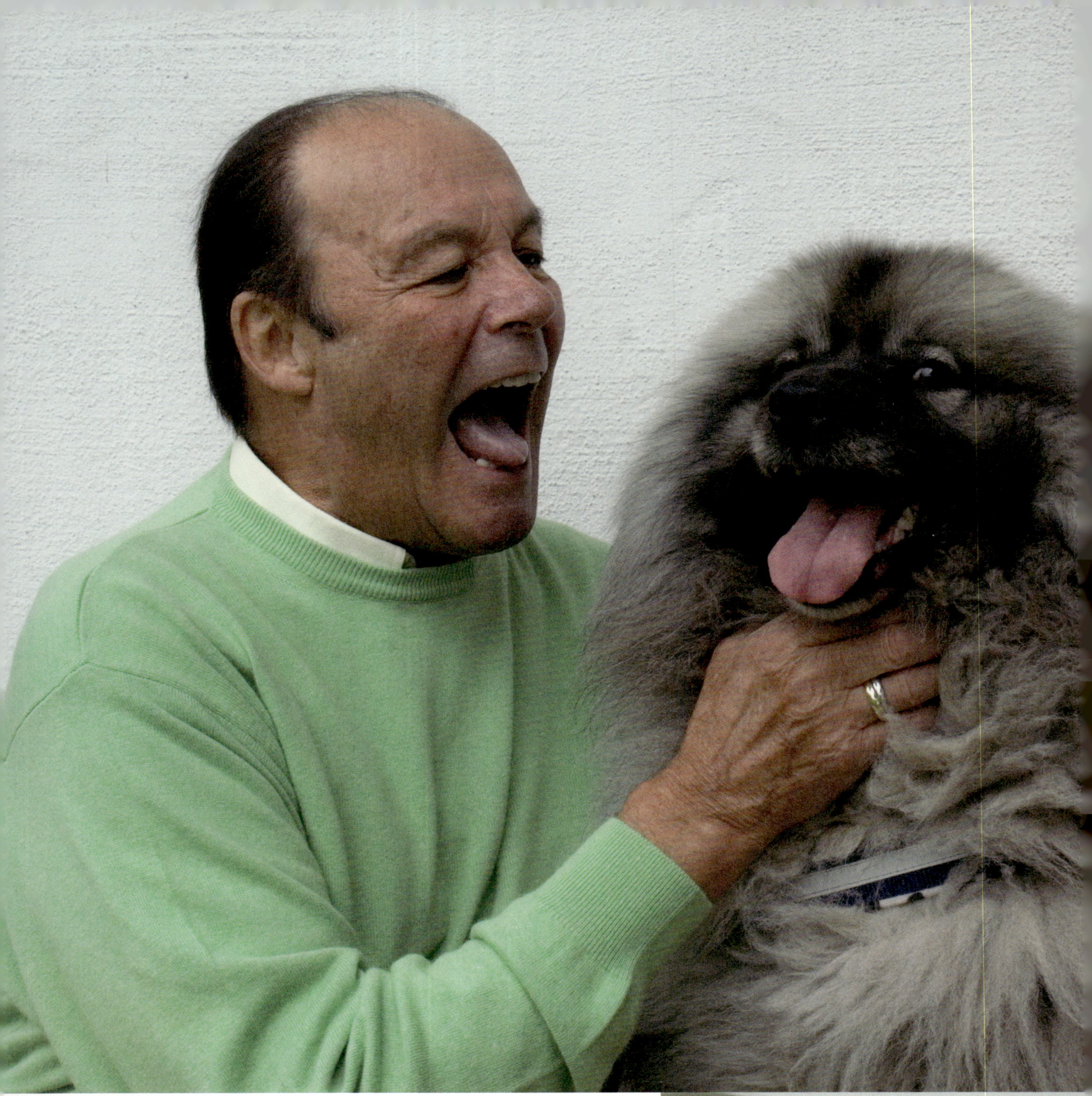

Moritz Wolfsspitz
Toni Sailer

Seiten 104 | 105

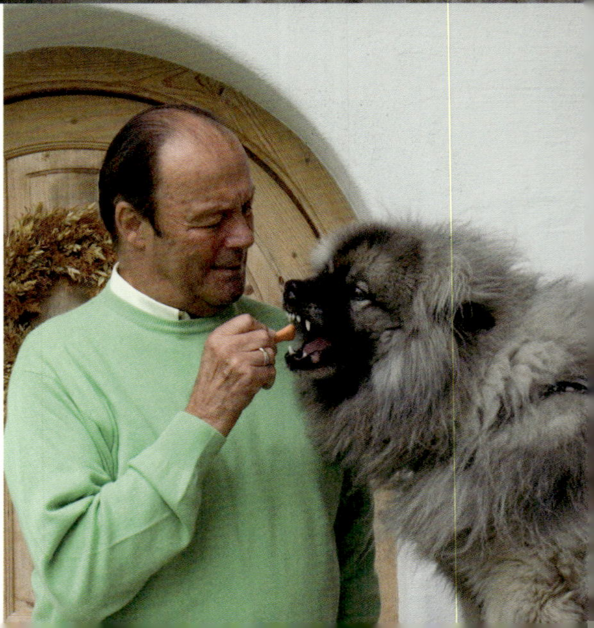

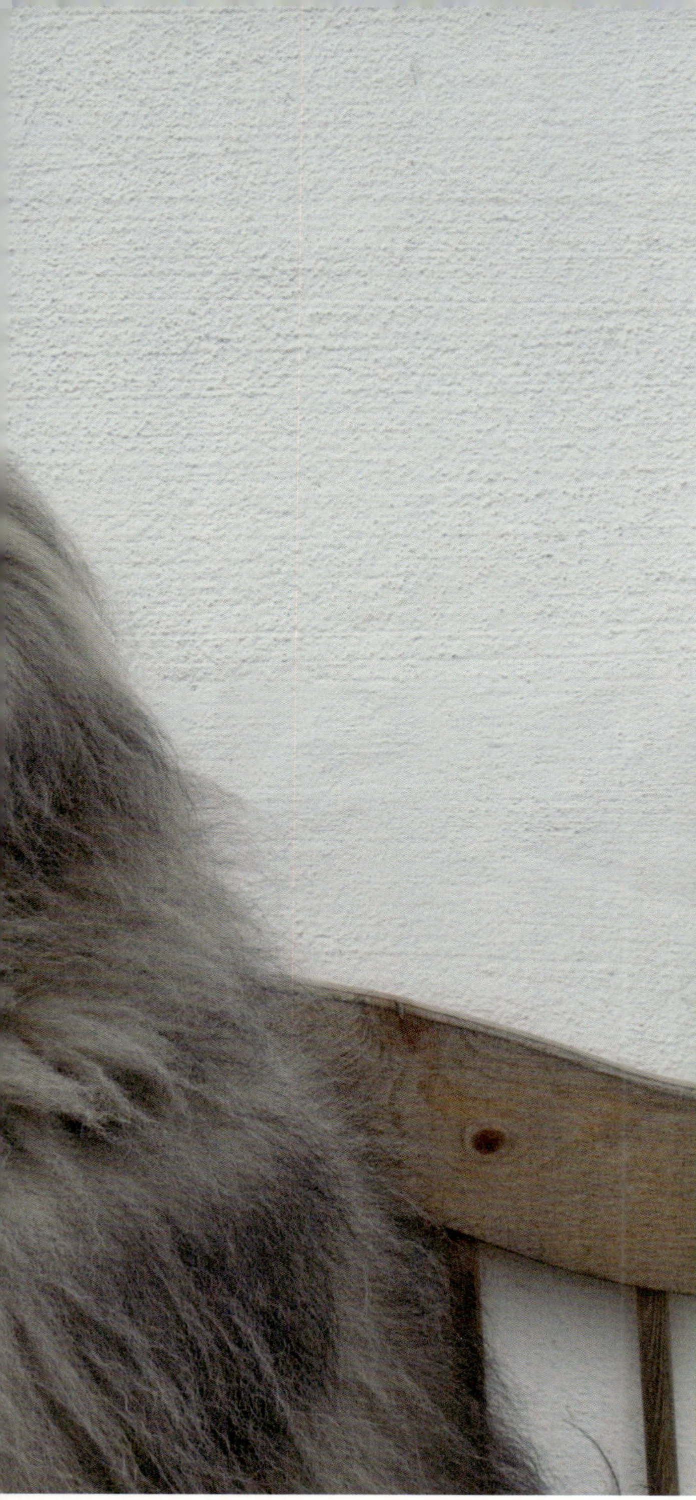

Geburtsdatum:	15.05.1999
Familienstand:	diverse Nachkommen aus Affäre mit weißer Schäferhündin
Wohnort:	Kitzbühel
Mitbewohner:	Bergkauz
Ausbildung:	autodidakt
Besondere Vorlieben:	im Freien sein
Besondere Abneigung:	Wasser
Besonderes Kennzeichen:	Haus und Hof beschützen
Reisen/Urlaub:	bleibt lieber zu Hause und bewacht sein Heim

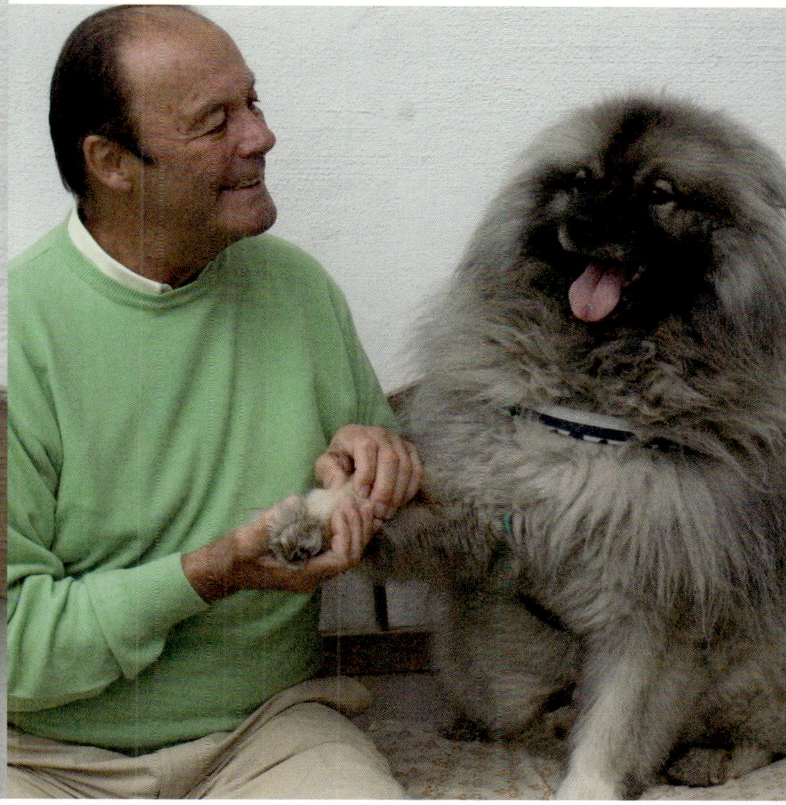

Auf einer kleinen Anhöhe nahe Kitzbühel geht Wolfsspitz Moritz nun schon seit sieben Jahren seiner Lieblingstätigkeit nach: Er wacht über das Sailersche Anwesen. Ob auf der Hausbank sitzend, die laut Sailer „einfach zu einem Tiroler Haus gehört, bei uns allerdings ausschließlich von Moritz genützt wird", oder auf seiner Hundehütte stehend oder liegend hat er die Zufahrt zum Haus perfekt im Blick. Das Einzige, was Moritz noch lieber macht, als Haus und Hof zu beschützen, ist, mit Herrl Toni Sailer auf ausgedehnte Wanderungen zu gehen. Und das nicht, wie man vielleicht annehmen könnte, am Golfplatz, sondern in den umliegenden Bergen. Dabei erlebten die beiden schon so einige Abenteuer, wie Sailer berichtet: „Als Moritz einmal beim Wandern in eine Jauchegrube fiel, dachte ich schon, sein letztes Stündlein hätte geschlagen." Doch Schi-Legende Sailer ließ nichts unversucht, um seinen vierbeinigen Gefährten zu retten, und so kamen beide schließlich – markant „duftend", aber unversehrt – zu Hause an. Dieses Abenteuer kostete Toni Sailer einige Nerven und Moritz seine prachtvolle Mähne, denn die war nicht mal mehr durch ausgiebiges Waschen zu retten.

Geburtsdatum:	Januar 2000
Familienstand:	ledig, keine Nachkommen
Wohnort:	Wien 17
Mitbewohner:	2 Zwerghamster
Ausbildung:	BGH I
Hobbys:	schwimmen, apportieren von Bällen und Stöcken
Special Skills:	rettet alles und jeden aus dem Wasser, ob nötig oder nicht
Besondere Vorlieben:	laufen, laufen, laufen
Besondere Abneigung:	Schäferhunde
Besonderes Kennzeichen:	sehr gutmütig, „singt“ mit den Kirchenglocken
Reisen/Urlaub:	mit Wohnmobil und Auto überall dabei

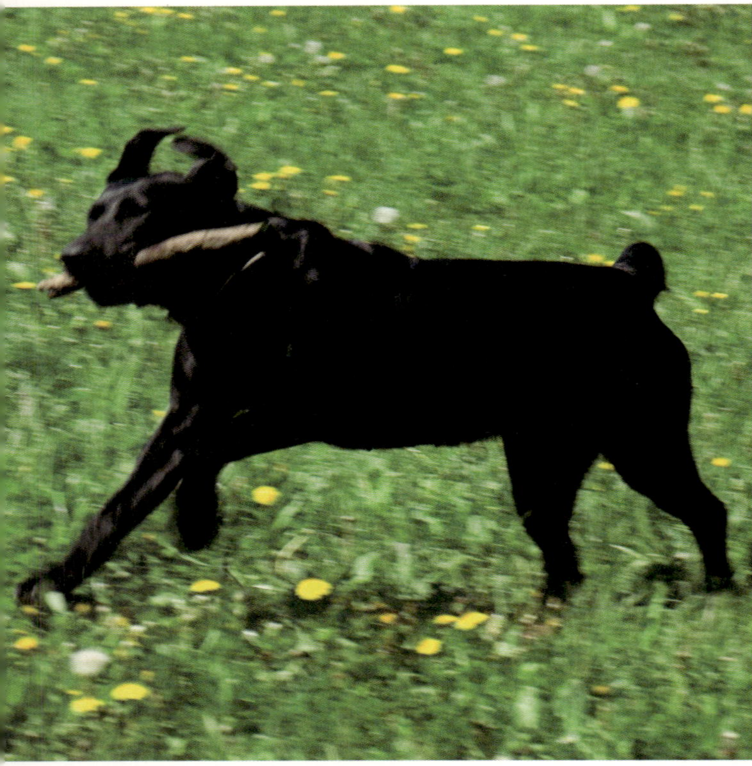

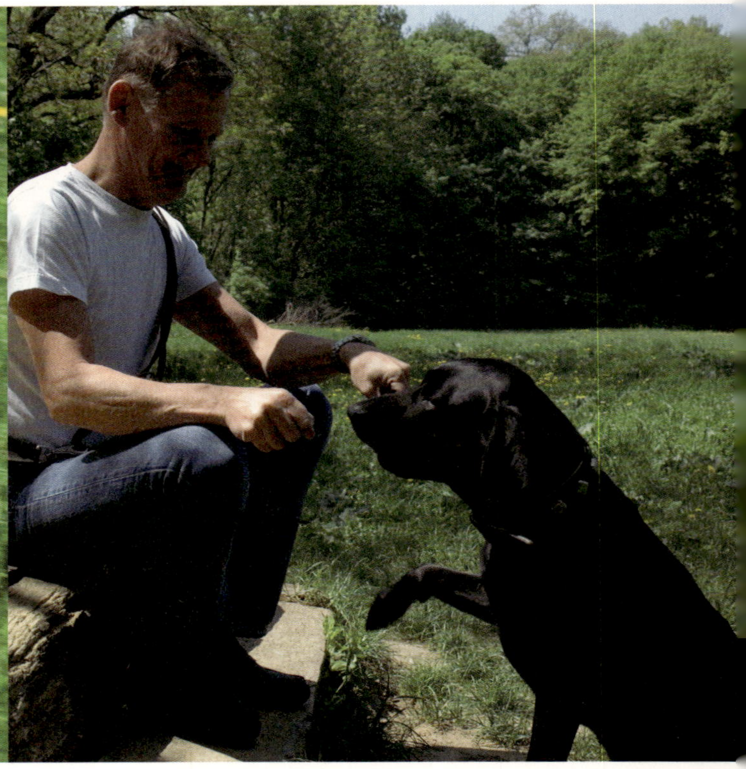

Josef Manner, ein direkter Nachkomme von Josef Manner I., dem Begründer der berühmten österreichischen Süßwaren-Dynastie, erfüllte sich mit Labrador-Hündin Cora einen Kindheitstraum. Zwar hatte sein Großvater Jagdhunde, er jedoch niemals einen eigenen Hund. Also beschloss er mit 44, sich endlich den lang ersehnten Wunsch zu erfüllen: Cora trat in sein Leben und er hat es seither keine Minute bereut. Im Gegenteil – viele Freunde warnten den passionierten Taucher, „wie umständlich und schwierig das Leben mit Hund sein würde, dass er die Reisen dann vergessen könne“, erzählt Manner lächelnd. „Aber nichts davon trifft zu, denn auf Reisen ist Cora entweder einfach dabei oder sie bleibt gerne bei den Menschen, die sie mag. Dank ihrer Gutmütigkeit und Bravheit ist das alles kein Problem.“ Inzwischen wurde Josef Manners Hundewunsch mehr als erfüllt, denn um Cora sammelte sich ein ganzes Rudel: Seine Lebensgefährtin brachte gleich noch einen Bullterrier und einen Hirtenhund in die Beziehung mit. Und auf der letzten Italienreise – im hundefreundlichen Wohnmobil, versteht sich – wurde dann auch noch ein kleiner Mischling gerettet.

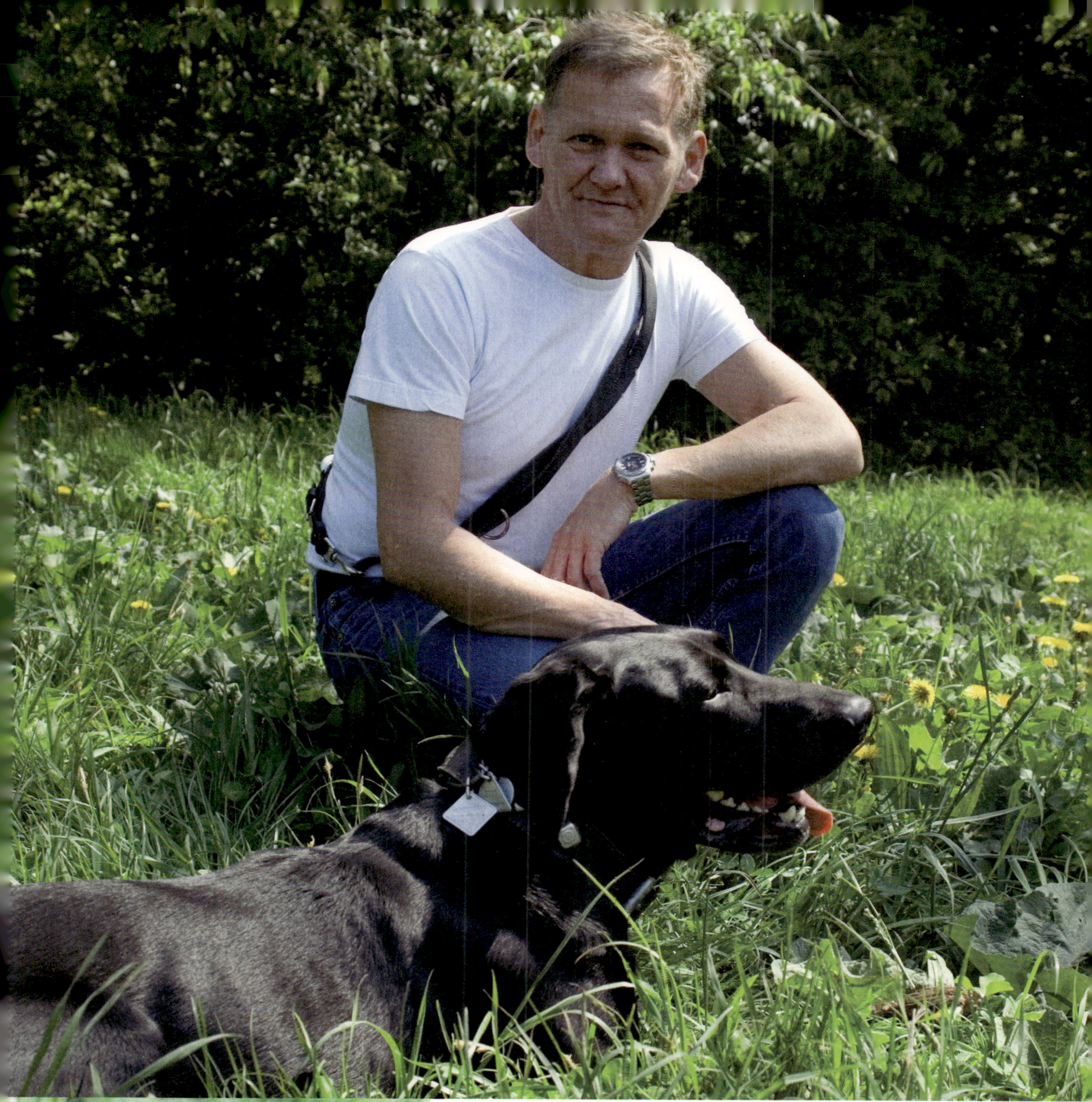

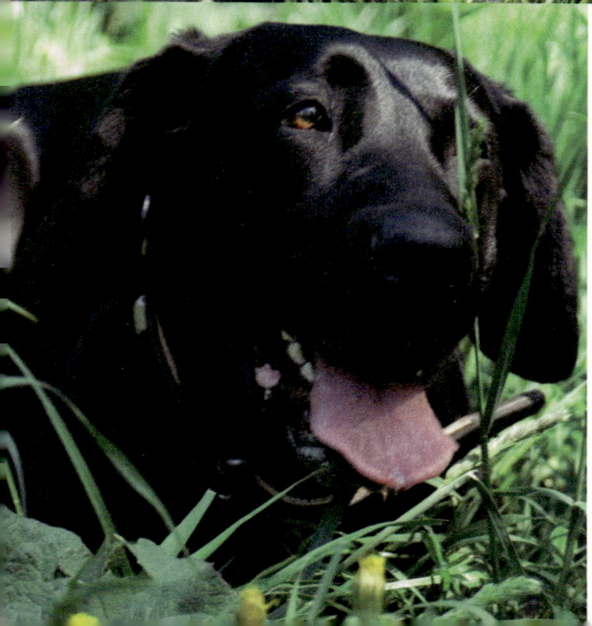

Cora Labrador

Josef Manner

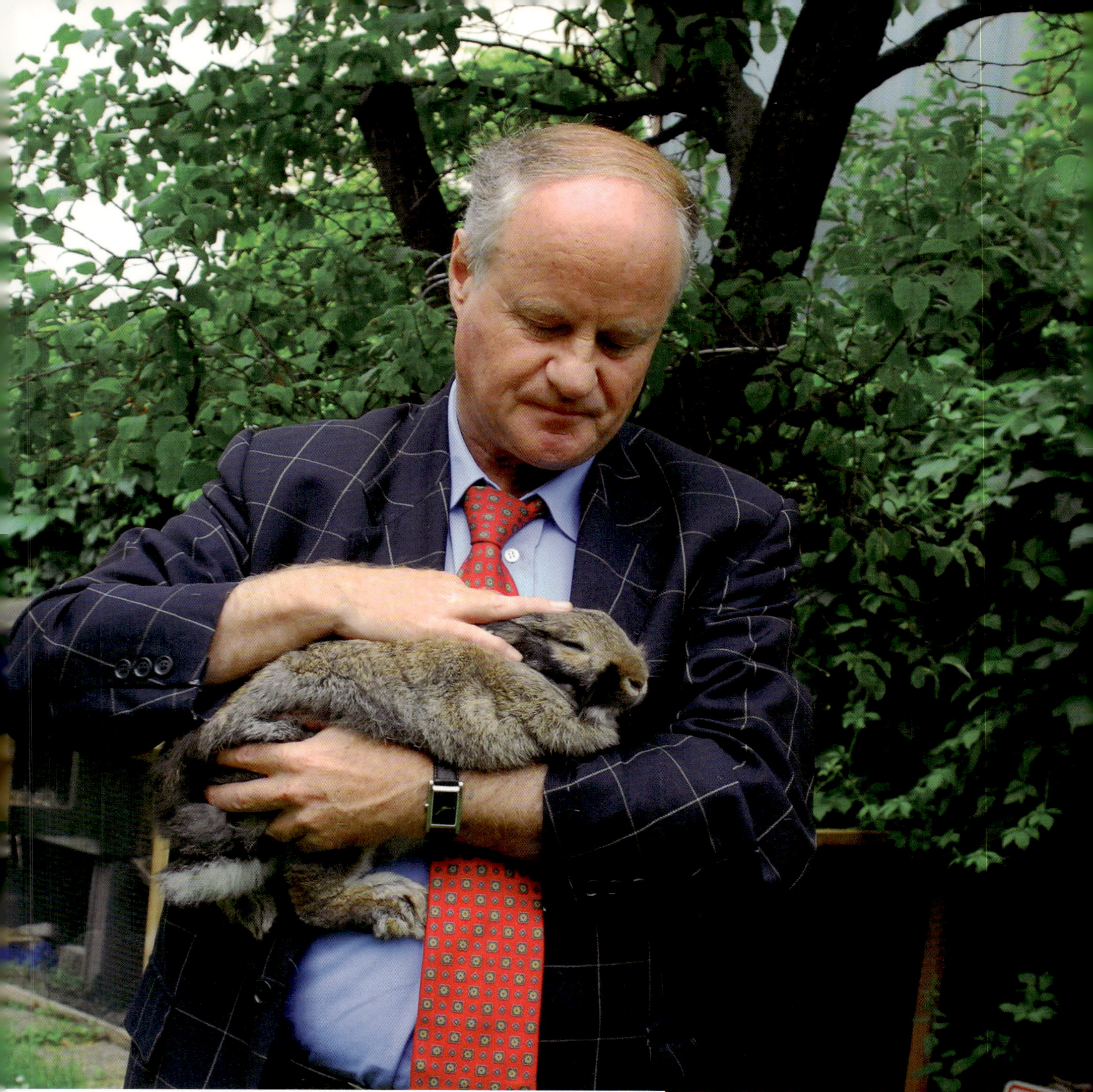

Stupsi Kaninchen

Georg Wailand

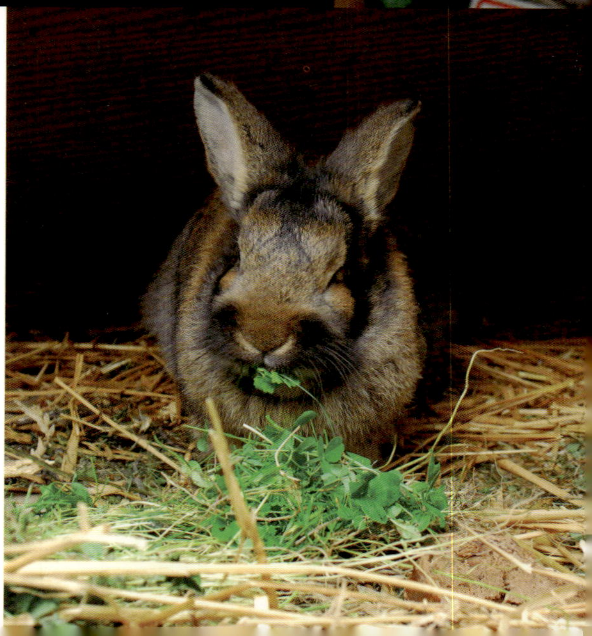

Seiten 108 | 109

Vor vielen Jahren beschlossen Carla und Georg Wailand (stellvertretender Chef-Redakteur der „Kronen Zeitung" und „Gewinn"-Herausgeber), Kaninchen als tierische Spielkameraden für ihre Kinder aufzunehmen. „Da es einfacher ist, während des Urlaubes eine Betreuungsperson für ein Kaninchen zu finden als für einen Hund", erinnert sich der stets freundliche Journalist. Ein Luxusdomizil mit Außengehege wurde angeschafft. Die Kinder zogen aus – die Tiere blieben. Seit einem Jahr wohnt Rammler Stupsi im großzügigen Kaninchenhaus. Seine bisherige Partnerin starb und deshalb kamen zwei neue Kaninchen zu ihm ins Gehege. Doch die erste Zusammenführung endete im Chaos: „Wir mussten sofort zum Tierarzt, um die Wunden zu versorgen, die sie sich gegenseitig zugefügt hatten." Ganz nebenbei wurde Stupsi auch gleich kastriert. Nun hofft man auf Frieden im Wailandschen Garten – und eines ist ganz klar: das Leben dort ist jedenfalls für alle Tiere ein GEWINN.

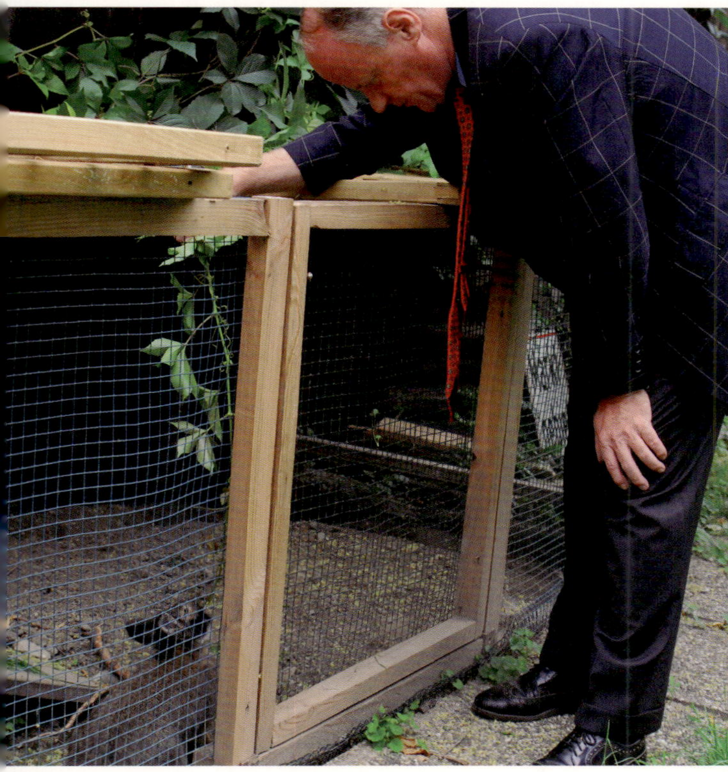

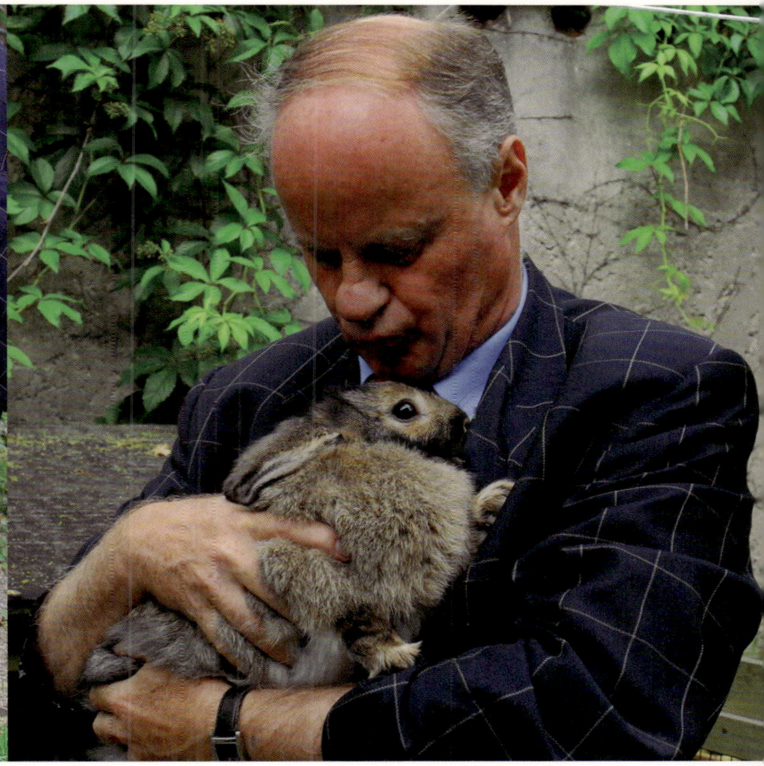

Geburtsdatum:	2005
Familienstand:	ledig
Herkunft:	Niederösterreich
Wohnort:	Wien 19
Mitbewohner:	Emma und Robin, ebenfalls Kaninchen
Hobbys:	Karotten nagen
Special Skills:	Männchen machen
Besondere Vorlieben:	Löwenzahn
Besondere Abneigung:	Regenwetter
Besonderes Kennzeichen:	struppig
Reisen/Urlaub:	zu Hause

Geburtsdatum:	November 2005
Familienstand:	keine Nachkommen bisher
Herkunft:	Steiermark
Wohnort:	St. Margarethen im Burgenland
Ausbildung:	Hundeschule
Besondere Vorlieben:	Fährte aufnehmen und suchen, Wasser (!!), Äpfel
Besondere Abneigung:	Langeweile
Besonderes Kennzeichen:	sehr auf Menschen fixiert, sehr liebesbedürftig
Reisen/Urlaub:	Italien, Kroatien etc. im Auto immer dabei

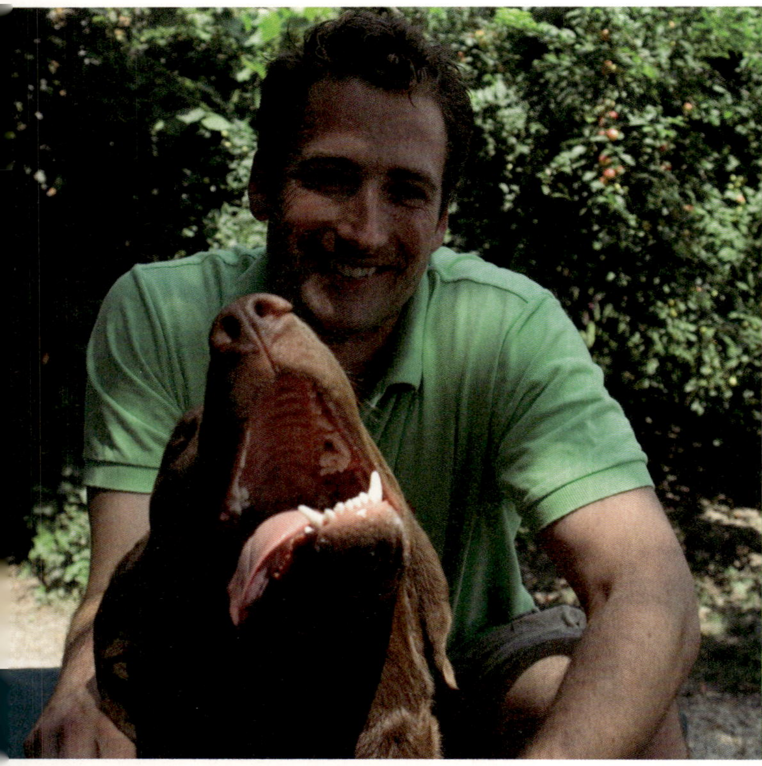

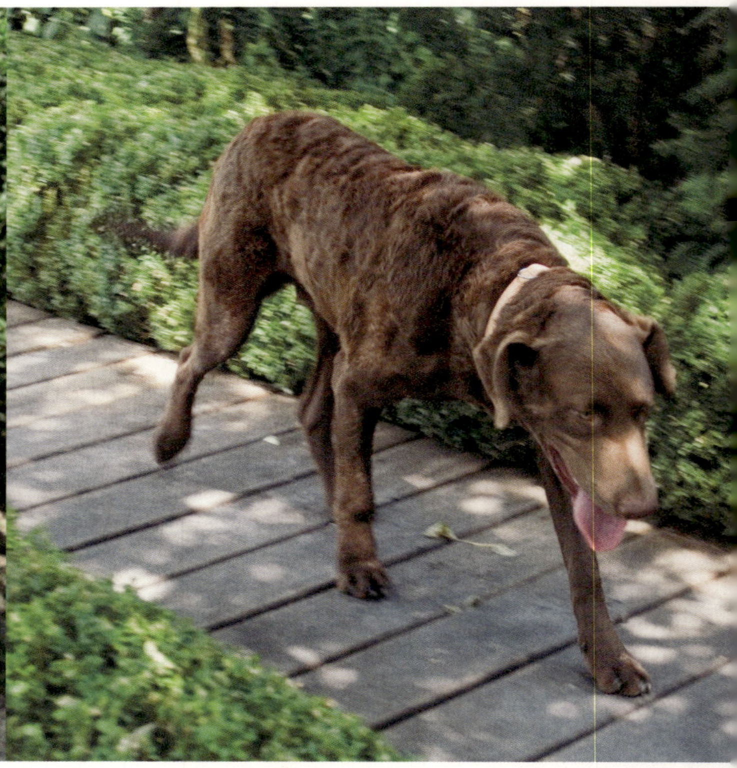

Vor einiger Zeit begab sich Winzer Edi Tscheppe auf die Suche nach einem familientauglichen Hund, ein brauner Labrador hätte es werden sollen. Gefunden hat er aber dann eine Hunderasse, die in Österreich noch so gut wie unbekannt ist: den Chesapeake Bay Retriever. Diese seltene Rasse geht vermutlich auf die kleinen Wasserhunde Neufundlands zurück und ist vor allem an den entenreichen Küsten der Chesapeake Bay, aber auch überall sonst in den USA, in Kanada, Skandinavien und Großbritannien anzutreffen. Zu einer solch exklusiven Herkunft gehört natürlich auch ein besonderer Name: Douro, nach dem portugiesischen Weinanbaugebiet, aus dem Edi Tscheppe einen seiner Rotweine bezieht. Und damit Douro auch ohne das ihm schon in die Wiege gelegte Enten-Jagen nicht langweilig wird, verbringt er viel Zeit mit Edra, der äußerst lebhaften Entlebucher Sennenhündin der Eselböcks.

Douro
Chesapeake Bay Retriever

Familie Tscheppe-Eselböck

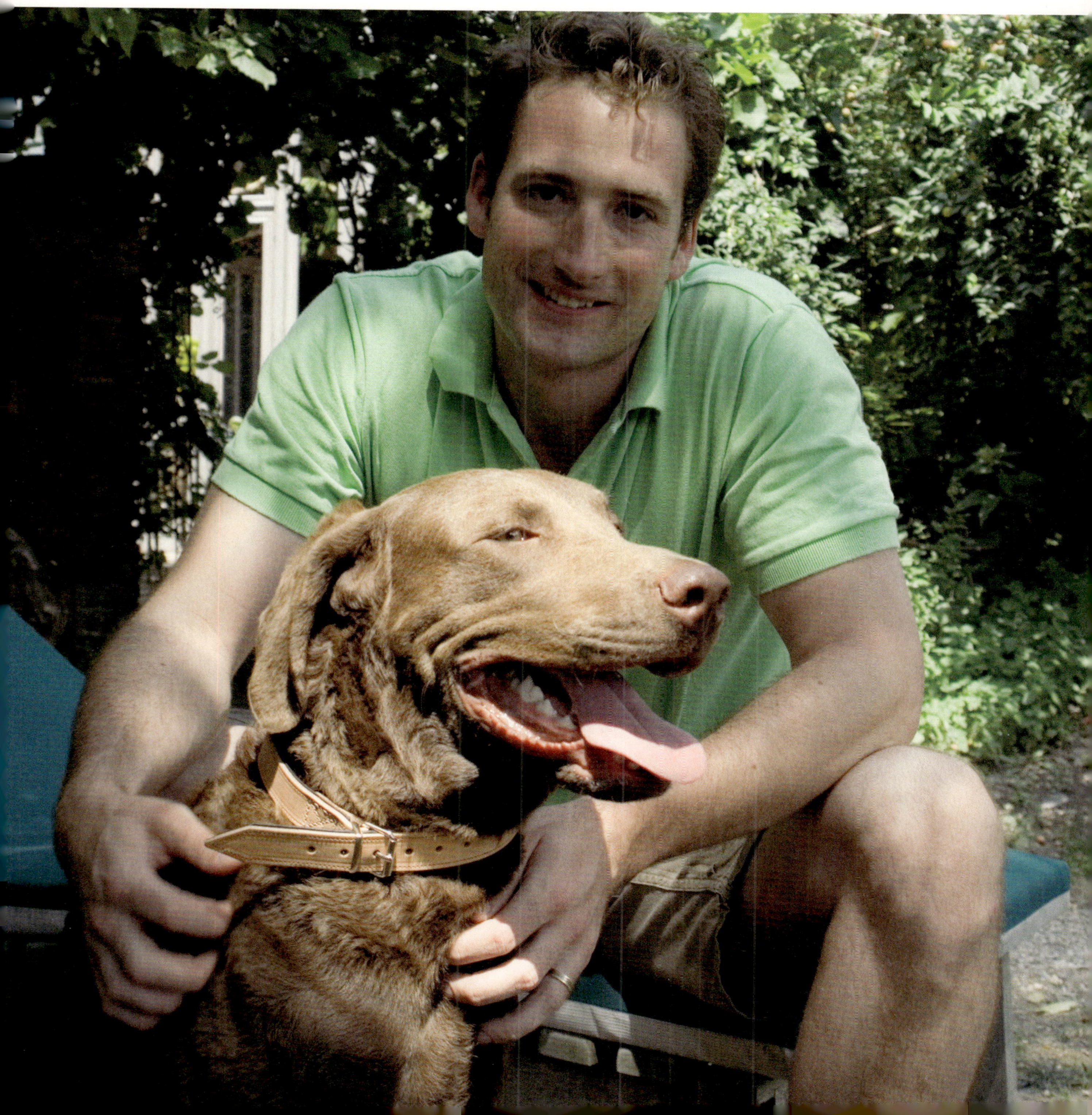

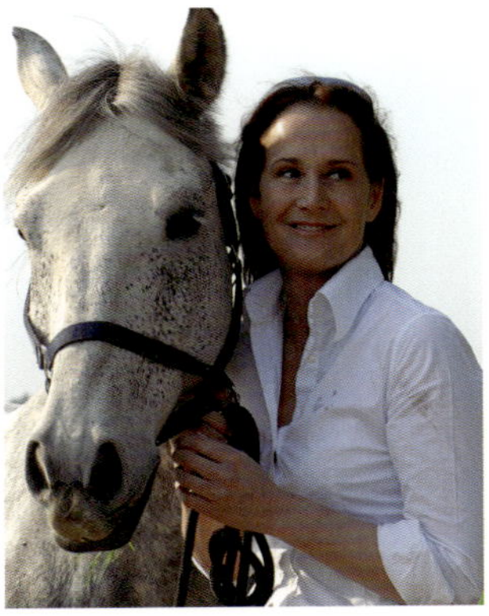

MAGGIE ENTENFELLNER

Geboren in Niederösterreich, seit 1999 Tierressort-Leiterin der „Kronen Zeitung", Vorstandsmitglied des Tierschutzvereins „Freunde der Tierecke", Moderatorin von „Tierleben" auf TW1 und „Tierzuliebe" ORF-NÖ. Von Maggie Entenfellner sind bereits „Hundkatzevogelmaus" und „Krone-Wissen Tiere" erschienen. Sie lebt mit ihrem Ehemann, der kleinen Tochter und zwei Katzen namens Hubert und Gustav in Wien. Pferd Conte wurde von Nichte Victoria übernommen und ist jetzt im Reitclub Stössing gut untergebracht.

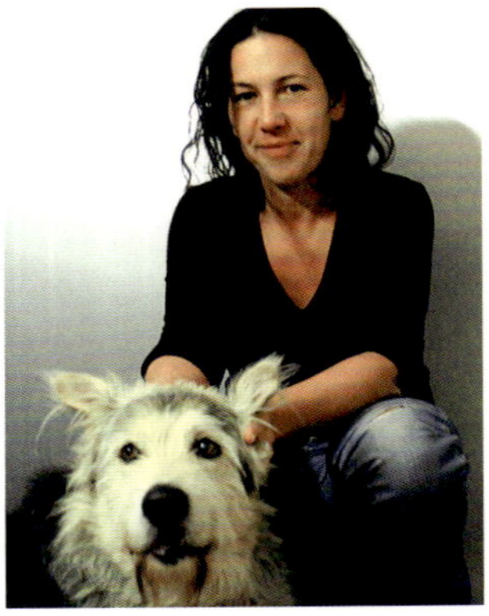

KATHARINA SCHOBER

Geboren 1968 in Oberösterreich. Nach mehreren Jahren als Texterin und Konzeptionistin in renommierten Werbeagenturen studierte sie Fotografie und Graphic Design an der Gerrit Rietveld Academie in Amsterdam. Die Fotografin, Ideengeberin und Autorin des Buches lebt und arbeitet als freie Konzeptkünstlerin in Wien und Spanien. (www.cmore.at) Aufgewachsen mit Riesenschnauzern, wird sie seit nunmehr 13 Jahren von Soul, einem „reinrassigen Hirtenhund-Mischling", durchs Leben begleitet.

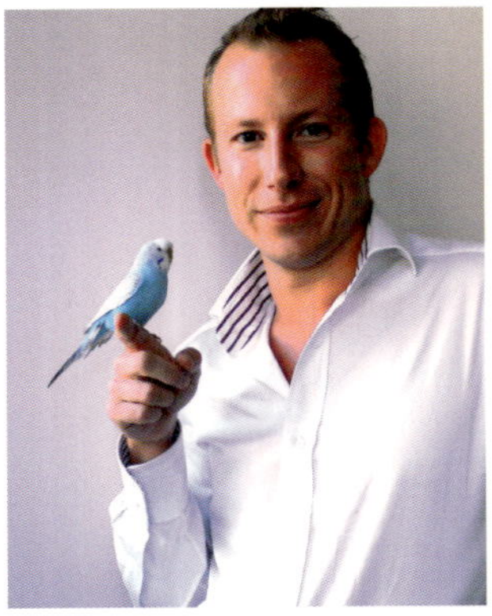

STEFAN WEINBERGER

Geboren am 22. 11. 1973, ist Absolvent der Wirtschaftsuniversität Wien. Seit 1998 ist er Mitarbeiter der „Kronen Zeitung" in den Redaktionen „Krone bunt" und „Fernsehen". Seit 2002 gestaltet er das tägliche „Krone"-Quiz-Rätsel, das 2002 auch als Buch erschienen ist. Seinen zehn Jahre alten Wellensittich trainiert er täglich zu neuen akrobatischen Höchstleistungen. Spezialität: „Wasserglastauchen" und „Streichholzschachteln ausleeren".